KREISLAUF-BÜCHEREI

KREISLAUF-BÜCHEREI

HERAUSGEGEBEN IN VERBINDUNG MIT DER
DEUTSCHEN GESELLSCHAFT FÜR KREISLAUFFORSCHUNG

BAND 15

KLINISCHE
VEKTORKARDIOGRAPHIE

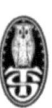

DR. DIETRICH STEINKOPFF VERLAG
DARMSTADT 1969

KLINISCHE VEKTORKARDIOGRAPHIE

Von

Prof. Dr. RUDOLF WENGER

Vorstand der 3. Medizin. Abteilung der Krankenanstalt Rudolfstiftung der Stadt Wien

Mit Beiträgen

Die technischen Grundlagen der Vektorkardiographie

von Primarius Dr. KLEMENS HUPKA

Sonderheilanstalt für Herz- und Kreislauferkrankungen Bad Tatzmannsdorf

und Dr. HARALD KAROBATH

3. Medizin. Abteilung der Krankenanstalt Rudolfstiftung der Stadt Wien

sowie

Von den Elektroden zum Computerergebnis

von Dr.-Ing. R. KOECHLIN, Paris

und einem Geleitwort von

Prof. Dr. ERWIN DEUTSCH

Vorstand der I. Medizin. Univ.-Klinik Wien

2. neu bearbeitete und erweiterte Auflage

Mit 74 Abbildungen in 132 Einzeldarstellungen und 2 Tabellen

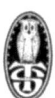

DR. DIETRICH STEINKOPFF VERLAG

DARMSTADT 1969

© 1969 by Dr. Dietrich Steinkopff Verlag, Darmstadt

Softcover reprint of the hardcover 1st edition 1969

ISBN 978-3-642-51128-8   ISBN 978-3-642-51127-1 (eBook)
DOI 10.1007/978-3-642-51127-1

Gesamtherstellung: Fränkische Gesellschaftsdruckerei Würzburg

Geleitwort

Die erste Auflage der Klinischen Vektorkardiographie meines früheren Ober-
arztes und jetzigen Vorstandes der III. Medizinischen Abteilung der Krankenanstalt Rudolfstiftung in Wien, Herrn Prof. Dr. RUDOLF WENGER, hat ihre Feuer-
probe bestanden. Als sie vor nunmehr zwölf Jahren publiziert wurde, schien es – wie
Prof. Dr. E. LAUDA in seinem Geleitwort zum Ausdruck brachte – ein Wagnis zu
sein, diesem jungen Wissensgebiet eine Monographie zu widmen. Die Tatsache,
daß WENGERS klinische Vektorkardiographie im deutschen Sprachraum die bisher
einzige geblieben ist, bedeutet nicht, daß die Vektorkardiographie bedeutungslos
ist, sondern betont die Stärke, die in WENGERS Arbeit gelegen war. Inzwischen hat
das Wissen wesentlich zugenommen. Durch neue technische Verfahren und durch
eine Vielzahl von inzwischen erschienenen Einzelarbeiten sind wesentliche neue
Tatsachen erarbeitet worden, die die Neuauflage des Buches rechtfertigen. Eine
Vermehrung der Seiten und der Zahl der Abbildungen war unvermeidlich. Durch
Hinzuziehen zweier neuer Mitarbeiter konnte sowohl das technische Kapitel weiter
ausgebaut (Dr. H. KAROBATH) als auch die moderne Datenverarbeitung mit herangezogen werden (Dr. Ing. R. KOECHLIN). Das Grundlegende an der Entwicklung
der letzten Jahre ist aber, daß es sich eindeutig herausgestellt hat, daß die Vektorkardiographie nicht auf der konventionellen Elektrokardiographie aufbaut, sondern
die Grundlage und Voraussetzung bildet, aus der sich die Kenntnis der konventionellen Elektrokardiographie ableitet. So hat sich gezeigt, daß die Arbeit WEN-
GERS nicht einem Nebengeleise, sondern der Basis der Elektrokardiographie
gewidmet war und ist. Möge dieser zweiten Auflage der „Klinischen Vektorkardiographie" ein gleicher Erfolg wie der ersten beschieden sein.

Wien, Herbst 1968   E. DEUTSCH

Aus dem Vorwort zur ersten Auflage

Ein Buch über „Klinische Vektorkardiographie" zu schreiben, mag in mehrfacher Hinsicht als Wagnis erscheinen. Noch ist die Frage der Bedeutung der Vektorkardiographie vielfach umstritten. Es fehlt vor allem auch noch eine einheitliche, allgemein anerkannte Methodik, woraus sich manche Unterschiede der Auffassungen und Befunde einzelner Autoren erklären.

Schon aus dem Titel soll hervorgehen, daß auch vektorkardiographische Untersuchungen nur in engem Zusammenhang mit der Klinik durchgeführt werden sollen. Wenn schon zahlreiche elektrokardiographische Befunde nur im Rahmen der Klinik richtig gedeutet werden können, so gilt dies noch viel mehr für die Vektorkardiographie. Ihre Methode ist erst im Aufbau begriffen, und die bisherigen vektorkardiographischen Untersuchungsergebnisse entsprechen nur einem Bruchteil der Erfahrung, als deren Niederschlag das schon beinahe unübersehliche elektrokardiographische Schrifttum anzusehen ist. Entsprechend der Tatsache, daß bisher die Beschäftigung mit der Vektorkardiographie in allen Forschungszentren sozusagen aus dem Studium der Elektrokardiographie herauswuchs, setzt auch dieses Buch grundlegende Kenntnisse der Elektrokardiographie voraus. Es sei jedoch darauf hingewiesen, daß auch nach unserer Erfahrung der Unterricht in Elektrokardiographie wesentlich erleichtert wird, wenn schon zu dessen Beginn der Besprechung vektorkardiographischer Gesichtspunkte ein entsprechender Platz eingeräumt ist.

Auf die bei den einzelnen Fällen erhobenen Befunde konnte im allgemeinen nur kurz eingegangen werden. Dasselbe gilt für die Elektrokardiogramme, die nur soweit beschrieben oder bildlich dargestellt wurden, als es für das Verständnis des Ganzen unbedingt notwendig zu sein schien. Eine gewisse Schematisierung der Darstellung war in manchen Fällen, vor allem auch angesichts der Notwendigkeit, den Umfang des Buches beschränkt zu halten, nicht zu vermeiden.

Angesichts der Tatsache, daß viele Fragen der Vektorkardiographie noch umstritten sind, erschien es zweckmäßig, andere Autoren in verhältnismäßig großer Zahl zu zitieren. Das Buch soll sozusagen einen Querschnitt durch das derzeitige Wissensgut geben.

Es sei auch an dieser Stelle betont, daß eine Vereinheitlichung der Methodik dringend notwendig erscheint. Erst dann wird eine vollkommene Auswertung der von zahlreichen Autoren erhobenen Befunde möglich sein. Das Vektorkardiogramm bietet durch seine größere Anschaulichkeit dem Ekg gegenüber in zahlreichen Fällen gewisse Vorteile, die seine Verwendung als zusätzliche Methode rechtfertigen. Die Anwendungsmöglichkeiten liegen sowohl auf klinisch-diagnostischem, als auch auf didaktischem und theoretischem Gebiet. Möge das vorliegende Buch als Anregung zu weiterer Beschäftigung mit der Vektorkardiographie dienen.

Wien, 1956   R. Wenger

Vorwort zur zweiten Auflage

In dem seit dem Erscheinen der 1. Auflage verstrichenen Zeitraum bestätigten zahlreiche Autoren, daß die Vektorkardiographie als Ergänzung zur Elektrokardiographie in bestimmten Fragestellungen, so z. B. bei Hypertrophie, bei Reizleitungsstörungen, bei umschriebenen myokardialen Veränderungen sowie bei bestimmten kongenitalen Anomalien diagnostische Bedeutung besitzt. Darüber hinaus kommt ihr sicherlich ein erheblicher didaktischer Wert zu, da die Ausbildung des Mediziners auf dem Gebiete der Elektrokardiographie durch Einbeziehung einer vektoriellen Darstellung des elektrischen Geschehens wesentlich erleichtert wird. An Stelle einer „Zackendiagnostik", die vielfach rein empirisch bleiben mußte, bewährte sich die Berücksichtigung vektorkardiographischer Gesichtspunkte bereits an vielen Ausbildungszentren.

Obwohl der Text der 1. Auflage gestrafft wurde und aus ihm manches Überholte ausgeschieden werden konnte, war es doch nicht zu vermeiden, den Umfang des Buches zu erhöhen. Die vektorkardiographischen Methoden wurden ergänzt, wobei die Methoden nach FRANK, SCHMITT-SIMONSON, McFEE und PARUNGAO, HUPKA und WENGER, AKULINITSCHEV, LAUFBERGER, H. und Z. KOWARZYK, RIJLANT sowie Methoden zur Körperoberflächenpotentialaufzeichnung neu aufgenommen wurden. In das Kapitel über das Vektorkardiogramm bei Säuglingen, Kindern und Jugendlichen wurde ein Abschnitt über die physiologischen Veränderungen des Neugeborenen-Vkg während der ersten Lebenstage einbezogen. Im Rahmen der Besprechung der Kammerhypertrophie wird ein neues Kapitel über die Differentialdiagnose tiefer S-Zacken in linksthorakalen Ableitungen geboten. Neu sind außerdem Abschnitte über das Vektorkardiogramm bei erworbenen Klappenfehlern, bei Periinfarction-Block, WPW-Syndrom, Myokarditis sowie verschiedenen anderen Zuständen wie ERBscher progressiver Muskeldystrophie, elektrischem Schrittmacher, Trichterbrust und Fibroelastose.

Das Kapitel über das Vektorkardiogramm bei angeborenen Anomalien des Herzens und der großen Gefäße wurde beträchtlich erweitert, ein Abschnitt über die Veränderungen des Vektorkardiogramms nach operativer Behandlung angeborener Anomalien des Herzens und der großen Gefäße wurde ihm angeschlossen. Die wichtig erscheinende erreichbare Literatur wurde weitgehend berücksichtigt. Die Zahl der Abbildungen mußte von 52 auf 74 erhöht werden, wobei verschiedene Abbildungen der 1. Auflage durch neue ersetzt wurden. Grundsätzlich liegt den Abbildungen weiterhin das Ableitungssystem nach POLZER und SCHUHFRIED zugrunde, es wurden aber zum Teil auch die neueren Methoden nach FRANK und McFEE verwendet. Die brennende Frage einer Standardisierung der Ableitungstechnik ist leider noch weiterhin ungelöst. Bei der Zitierung fremder Arbeiten wurde aus Raumgründen die verwendete Ableitungstechnik nur in jenen Fällen angegeben, in denen es besonders wichtig erschien.

Als Autor des einleitenden Beitrags „Die technischen Grundlagen der Vektorkardiographie" zeichnet nunmehr neben Prim. Dr. K. HUPKA auch mein Mitarbeiter Dr. H. KAROBATH. Angesichts neuer Entwicklungen erschien es zweckmäßig, auch ein Kapitel über die Datenverarbeitung in der Elektrovektorkardiographie aufzunehmen. Ich verdanke es Herrn Dr.-Ing. R. KOECHLIN, Paris, der seit vielen Jahren auf diesem neuen Gebiete tätig und an dessen Entwicklung maßgeblich beteiligt ist. Für die Übersetzung dieses Abschnittes ebenso wie für wesentliche Mitarbeit an meinem eigenen Kapitel über die verschiedenen Methoden der Darstellung des Vektorkardiogramms danke ich Herrn Dr. H. KAROBATH.

Es wird für die weitere Entwicklung der Vektorkardiographie unerläßlich sein, daß möglichst genaue pathologisch-anatomische bzw. pathologisch-histologische Kontrollen der Befunde erhoben werden. Es war auch bei der Bearbeitung der 2. Auflage mein Bestreben, diesem Grundsatz zu folgen. Ich darf dem Vorstand des Pathologisch-anatomischen Universitätsinstitutes Wien, Herrn Prof. Dr. H. CHIARI sowie seinem Mitarbeiter Herrn Prof. Dr. L. KUCSKO für die Überlassung der Befunde herzlich danken. Mein Dank gebührt auch Herrn Doz. Dr. F. HELMER, II. Chir. Univ.-Klinik Wien für die Überlassung herzchirurgischer Operationsbefunde.

Es erschien zweckmäßig, den Kapiteln dieser Auflage kurze Zusammenfassungen in englischer Sprache anzufügen. Darüber hinaus weisen auch die Abbildungstexte der vorliegenden Neuauflage englische Zusammenfassungen auf. Ich hoffe, damit die Verwendbarkeit des Buches – über den deutschen Sprachraum hinaus – zu erhöhen.

Schließlich ist es mir eine angenehme Pflicht, meinem Verleger, Herrn JÜRGEN STEINKOPFF, für Hilfe und Verständnis, vor allem auch im Hinblick auf die notwendig gewordene Vermehrung des Textes und der Abbildungen, aufrichtig zu danken.

Wien, Herbst 1968   R. WENGER

Inhaltsverzeichnis

1. Die technischen Grundlagen der Vektorkardiographie

Im Jahre 1843 konnte MATTEUCCI (416) als erster feststellen, daß bei jeder mechanischen Kontraktion des Herzens elektrische Phänomene auftreten. R. A. KÖLLIKER und H. MÜLLER (364) entdeckten den monophasischen Aktionsstrom am Herzen und D. WALLER (657) verdanken wir die erste Registrierung der Herzströme auf der Körperoberfläche des Menschen.

a) Registrierung von Elektrokardiogrammen

Die Verwendung verschiedener Galvanometer, zunächst des Kapillargalvanometers, dann des Saiten- und Schleifengalvanometers gestattete es, eine zunehmend trägheits- und verzerrungsfreiere Aufzeichnung der Herzstromkurven zu erhalten. Die Entwicklung von Verstärkeranlagen, anfänglich von Röhrenverstärkern, ermöglichte die Verwendung von weniger empfindlichen und dabei leichteren Galvanometern. Die heute verwendeten Geräte entsprechen im Prinzip dem Schleifengalvanometer. Der Einbau von Transistoren anstelle von Elektronenröhren in die verwendeten Verstärker ermöglichte es, wesentlich leichtere und weniger reparaturanfällige Verstärker zu bauen. Elektrokardiographische Kurven werden im Routinebetrieb heute meist mit direktschreibenden Geräten registriert. Diese zeichnen ohne den Umweg über den belichteten und entwickelten Filmstreifen das Ekg auf ein mit wärmeempfindlichem Kunststoff überzogenes Papier auf. Ein elektrisch erhitzter Zeiger schmilzt bei seinen Ausschlägen die Kunststoffschicht weg und legt damit den andersgefärbten Papieruntergrund frei. Außerdem zeigen diese Geräte eine gewisse, jedoch unerwünschte Trägheit des Zeigerausschlages. Empfindlicher und genauer sind Systeme, die mit Düsenschreibern arbeiten. Bei diesen Geräten ist eine Schreibdüse mit dem Galvanometer verbunden, aus der unter hohem Druck eine Spezialtinte gegen das Registrierpapier gespritzt wird. Die bewegten Massen und damit die Trägheit sind noch geringer, die Wiedergabe auch hochfrequenter Schwingungen, z. B. phonokardiographischer Kurven, ist damit möglich.

Für die Zwecke der Vektorkardiographie wird jedoch in der Regel die Braunsche Röhre verwendet.

b) Die Braunsche Röhre und die Vektorkonstruktion

Die Aufzeichnung der Kurven geschieht bei der Braunschen Röhre nahezu trägheitslos. Die Abb. 1 zeigt im Rahmen der Darstellung eines Vektorkardiographen eine Skizze der Braunschen Röhre. Rechts sehen wir auf dieser Abbildung drei Röhren im Längsschnitt (PR). Eine zweite Reihe von drei schematisch im Querschnitt dargestellten Röhren ist mit „BR" bezeichnet. Die Braunsche Röhre ist ein evakuierter Glaskolben von bestimmter Form mit eingeschmolzener Kathode und Anode. Das Gitter wurde durch eine sogenannte Elektronenblende ersetzt, die zur Bündelung des Elektronenstrahls dient. Der Glasballon wurde zusätzlich mit vier Ablenkplatten (VA und HA) und einem Fluoreszenzschirm (F. Sch.) versehen.

Die glühende Kathode sendet einen Elektronenstrom aus. Dieser wird durch die vorher erwähnte Blende (B) eng gebündelt und fällt als elektronenreicher Strahl auf den Fluoreszenzschirm. Infolge der hohen (1000 Volt und mehr betragenden) Anodenspannung erreichen die sich geradlinig fortbewegenden Elektronen eine

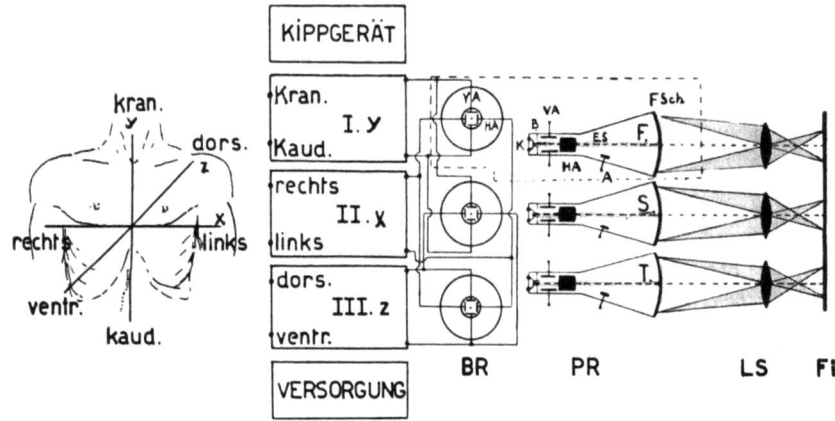

Abb. 1. *Prinzipschaltung eines modernen Vektorkardiographen mit Beschreibung der Kathodenstrahlröhre:* Auf der linken Seite der Abbildung ist die Ansicht eines Thorax von der Ventralseite dargestellt. Die Hauptachsen des räumlichen Koordinatensystems y (= kraniokaudale Achse), x (= Links-Rechts-Achse) und z (= dorsoventrale Achse) sind eingezeichnet. – I, II und III = Verstärker für die Potentialschwankungen in den drei Hauptachsen des Raumes. – BR = Reihe der drei Betrachtungsröhren, PR = Reihe der drei Röhren, F, S und T bezeichnen die Bildröhren, die zur Registrierung der frontalen, sagittalen und transversalen Vektorschleifen dienen. – LS = Linsensystem, Fi = Film. – In dem strichlierten Rechteck ist eine Kathodenstrahlröhre im Quer- (BR) und im Längsschnitt (PR) dargestellt. – VA = Ablenkplatten für die vertikale Ablenkung, HA = Ablenkplatten für die horizontale Ablenkung, K = Kathode, A = Anode, B = Elektronenblende, ES = Elektronenstrahl, FSch = Fluoreszenzschirm (s. Text).

Fig. 1. Position of the axes (left side of the picture). Vectorcardiograph and cathode ray tube (right side of the picture). I.y = amplifier of the y-axis, I.x = amplifier of the x-axis., I.z = amplifier of the z-axis, BR = cathode ray tube (longitudinal section), PR = cathode ray tube (cross section), K = cathode, B = electron focusing, VA, HA = deflecting plates, FSch = fluorescent screen, LS = lens, Fi = film.

Endgeschwindigkeit, die mehrere 10000 km pro Sekunde beträgt. Die hohe kinetische Energie der Elektronen verursacht an der Stelle des Aufpralles der Elektronen am Fluoreszenzschirm ein helles punktförmiges Aufleuchten. Der geradlinige Flug der Elektronen kann durch elektrostatische bzw. elektromagnetische Kraftfelder abgelenkt werden. Auf dem Weg zwischen Elektronenblende und Fluoreszenzschirm durchquert der Elektronenstrahl den kanalförmigen Raum zwischen den vier Ablenkplatten. Die zwei horizontalen Platten dienen der vertikalen, die zwei vertikalen der horizontalen Ablenkung. Die elektrische Aufladung der oberen, der vertikalen Ablenkung dienenden Platte (VA) und eine ebenso große gegenpolige Aufladung der unteren Platte (VA) läßt im Raum zwischen den Ablenkplatten ein elektrisches Feld entstehen, dessen Richtung eine entsprechende

Ablenkung des Elektronenstrahles bewirkt. Die horizontale Ablenkung des Elektronenstrahles wird durch die Ablenkplatten HA bewirkt. Die vorher betonte nahezu trägheitslose Arbeitsweise des Instrumentes gestattet es, rasch eintretende Potentialschwankungen oder Umpolungen der Ablenkplatten in Form von Kurven oder Schleifen am Fluoreszenzschirm zu beobachten. Eine wirkungsvolle Ablenkung des Elektronenstrahles erfordert Spannungen von etwa 50 Volt an den Ablenkplatten.

Nachdem die Braunsche Röhre in der Technik zur Analyse zweier elektrischer Komponenten durch automatische Aufzeichnung einer sich aus ihnen ergebenden Resultante allgemein Eingang gefunden hatte, führte sie Schellong (549–554) zur direkten Aufzeichnung des Vektorgeschehens in die Kardiologie ein. Durch entsprechende Anlage von Elektroden am menschlichen Körper und sinngemäße Polung der Verstärkereingänge kann man dem Braunschen Rohr die sich aus der Erregung des Herzmuskels ergebenden Potentialdifferenzen verstärkt zuführen und so die Richtung und die Größe der elektromotorischen Kräfte in Form einer Schleife auf einem Filmstreifen festhalten. Der Vektorkardiograph kann, wie beschrieben, ohne Zuhilfenahme umständlicher geometrischer Konstruktionen das Vektorgeschehen direkt aufzeichnen, während der Elektrokardiograph lediglich Potentialdifferenzzacken registriert, aus denen unter Berücksichtigung der Zeitkomponente eine Vektorkonstruktion erst zeichnerisch möglich ist. Bei der Darstellung von vektorkardiographischen Kurven handelt es sich nicht nur darum, die Ablenkung des Zeigers entsprechend der elektrischen Herzaktion linear auf das Registrierpapier aufzutragen, sondern es ist auch notwendig, Kurven räumlich darzustellen, die sich aus der flächenhaften Aufzeichnung im karthesischen Koordinatensystem x, y, z entwickeln. Das normale Extremitäten-Ekg wird in der x, y-Ebene aufgezeichnet, wobei die x-Achse den zeitlichen Ablauf darstellt und in

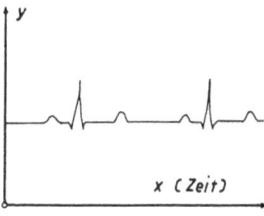

a

Abb. 2. a) y: Achse, entlang der die linearen Galvanometerausschläge aufgetragen werden. x: Zeitachse. Die Zeit wird automatisch durch den Papiertransport registriert.

b) Auf den Achsen x und y sind gleichzeitig registrierte Elektrokardiogramme aufgetragen, aus denen sich (unter Berücksichtigung des Zeitablaufes) die Flächenprojektion eines Vektors konstruieren läßt.

Fig. 2. a) Registration of an ECG. The y-axis corresponds to the amplitude of the ECG. The x-axis corresponds to the time.

b) Each of the x and y-axes shows an ECG, recorded simultaneously. The resulting curve is a VCG in the frontal (x, y) plane.

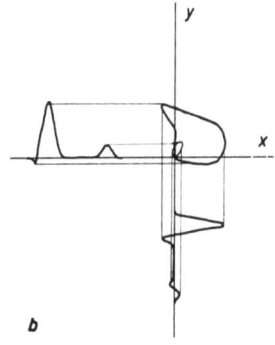

b

der y-Achse die Aktionspotentiale aufgetragen sind, die von zwei am Körper liegenden Elektroden abgenommen werden (s. Abb. 2a). Das normale Ekg stellt also
eine im Rhythmus des Herzschlages laufend wiederholte Registrierung der linear
abgeleiteten Aktionspotentiale des Herzens dar. Die Vektorkardiographie verzichtet
primär auf die Zeitkomponente und stellt die Herzaktionspotentiale räumlich im
karthesischen Koordinatensystem dar (s. Abb. 2b). Zur praktischen Ausführung
wird hierbei die xy-Fläche der Frontalebene des menschlichen Körpers zugeordnet,
die yz-Fläche der Sagittalebene und die xz-Fläche der transversalen Ebene. Zur
flächenhaften Darstellung der xy-(Frontal-)Ebene werden Elektroden einerseits
am Körper kranial und kaudal sowie andererseits links und rechts angelegt. Die
x-Achse wird durch die linke und die rechte, die y-Achse durch die kraniale und die
kaudale Elektrode repräsentiert. Analog wird die xz-(Transversal-)Ebene durch
Elektroden links und rechts sowie ventral und dorsal am Thorax erfaßt, die yz-
(Sagittal-)Ebene durch Elektroden kranial und kaudal sowie ventral und dorsal
(s. Abb. 1 links).

In der Praxis hat sich für die Zwecke der Vektorkardiographie die Braunsche
Röhre als am besten geeignet erwiesen. Mit der Braunschen Röhre läßt sich auch
ein normales Ekg aufzeichnen. Legt man nämlich an das eine Ablenkplattenpaar
die Herzaktionspotentiale an und an das andere Ablenkplattenpaar eine zeitlich
linear verlaufende Ablenkspannung (sägezahnartiger Spannungsverlauf, sogenannte
Kippspannung), so wird das normale Ekg zur Ansicht gebracht. Legt man jedoch
anstelle der genannten Zeitablenkspannung an das zweite Plattenpaar ebenfalls
Herzaktionspotentiale an, so entsteht am Bildschirm der Braunschen Röhre eine
resultierende Kurve, die bei jedem Herzschlag in gleicher Form wiederholt wird.
Diese Kurve entspricht dem Verlauf der Spannungsdifferenzen in der durch die
Anlage der Elektroden ausgewählten Körperebene (Abb. 2b). Werden in der
beschriebenen Art nach dem räumlichen Koordinatensystem drei zueinander
senkrecht stehende Körperebenen gewählt, so entsprechen die drei flächenhaften
Darstellungen dem Grundriß, Aufriß und Kreuzriß einer im Raum verlaufenden
Vektorkurve.

c) Verstärker

Zum Betrieb der Braunschen Röhre sind Verstärker erforderlich, welche die von
den Elektroden abgenommenen Potentialdifferenzen (in der Größenordnung von
etwa einem Millivolt) auf die zum Betrieb der Braunschen Röhre erforderliche
Steuerspannung von etwa 50 Volt verstärken. Dies entspricht einer etwa 50000-
fachen Verstärkung. Dies wurde anfänglich und zum Teil auch heute noch mit
Röhrenverstärkern bewerkstelligt. Im Zuge der Fortentwicklung der Transistor-
technik werden allerdings die Röhrenverstärker in zunehmendem Maße durch
Transistorverstärker verdrängt. Im folgenden werden die Arbeitsweisen beider
Verstärkertypen beschrieben.

α) Der Röhrenverstärker

Das verstärkende Element des Röhrenverstärkers ist die Elektronenröhre
(Abb. 3a). Sie enthält in ihrer einfachsten Form in einem Hochvakuumglasballon
(der Druck beträgt etwa 10^{-6} Torr) drei eingeschmolzene Elektroden. Die Kathode, welche Elektronen emittiert, eine Anode, welche den Elektrodenstrom auf-
nimmt und das Gitter, welches den Elektronenstrom steuert. Die Kathode besteht

aus einem Wolfram- oder Thoriumdraht, der durch eine Stromquelle zum Glühen gebracht wird. Es gibt auch indirekt geheizte Kathoden. Sie bestehen in der Regel aus einem Nickelröhrchen, welches durch einen im Inneren befindlichen Glühfaden elektronisch geheizt wird und an der Außenseite eine elektronenemittierende Schichte aus Bariumoxyd und Strontiumoxyd besitzt. Die Anode ist ein gegenüber der Kathode auf positives Potential gebrachter Blechmantel, der die Kathode um-

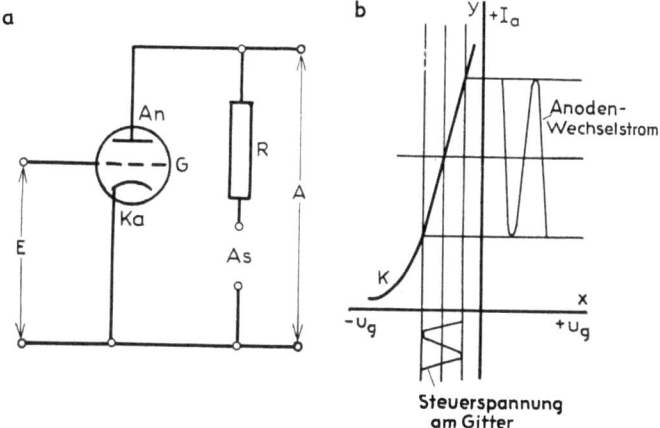

Abb. 3. a) *Elektronenröhre:* An = Anode, G = Gitter, Ka = Kathode, AS = Anodenspannung, R = Widerstand, E = Eingang, A = Ausgang.
b) *Röhrenkennlinie:* $-u_g$, $+u_g$ = Gittervorspannung (negativ bzw. positiv), $+I_a$ = Anodenstrom, K = Kennlinie der Röhre.

Fig. 3. a) An = anode, G = grid, Ka = cathode, AS = anode potential, R = resistor, E = input, A = output.
b) $+I_a$ = anode current, u_g = grid voltage, Anodenwechselstrom = anode current, Gittersteuerspannung = grid potential, K = characteristic of the tube.

gibt. Zwischen Anode und Kathode liegt das Gitter in Form einer Spirale oder eines Drahtnetzes. Die Elektronen, die, wie bekannt, negative Elementarteilchen darstellen, müssen die Maschen des Gitters passieren, um die Anode zu erreichen. Dieses wirkt jedoch, wenn es gegenüber der Kathode negativ aufgeladen ist, auf die Elektronen abstoßend. Je nach der Größe der am Gitter liegenden negativen Spannung erreicht eine geringere oder größere Anzahl von Elektronen die Anode. Eine sehr hohe negative Spannung des Gitters kann sogar alle Elektronen, die die Kathode verlassen, am Erreichen der Anode hindern und so den Anodenstrom vollkommen blockieren. Positive Spannungen des Gitters gegenüber der Kathode sollen vermieden werden, weil sonst ein Teil der Elektronen direkt auf das Gitter gelangt und damit die Steuerung des Anodenstromes durch das Gitter nicht mehr leistungslos erfolgen kann. Im negativen Spannungsbereich des Gitters ist es möglich, an das Gitter angelegte Wechselspannungen in formgetreue Anodenstromänderungen umzusetzen. Der schwankende Anodenstrom erzeugt am Arbeitswiderstand „R" (Abb. 3a) der Anode – nach dem Ohmschen Gesetz – entsprechende Spannungsschwankungen, die völlig formgetreu der angelegten Gitterwechselspannung verlaufen. Die Amplitude der erzielten Anodenwechselspannung ist aber wesentlich höher als die zur Steuerung der Elektronenröhre angelegte Gitterwechselspannung. Die Steuerung am Gitter erfolgt praktisch leistungslos und die Energie für die Anodenwechselspannung wird von der Anodengleichstrom-quelle geliefert. Die sogenannte *Röhrenkennlinie* (Abb. 3b), die den Anodenstrom als Funktion der Gitterspannung darstellt, gibt über die Steuerung des Anoden-stromes (I) durch die Gitterspannung Aufschluß. Man kann aus der Abb. 3b ent-nehmen, daß im mittleren Teil der Kennlinie der Anodenstromzuwachs dem Git-terspannungszuwachs proportional ist.

Der Österreicher R. von Lieben war der Erfinder der Elektronenröhre, er baute 1906 durch Aneinanderreihung und entsprechende Koppelung mehrerer Elek-tronenröhren den ersten Röhrenverstärker. Die Elektronenröhre wurde in der Folgezeit fortentwickelt und arbeitet in der Praxis vielfach mit mehreren Gittern, um die Leistungs- und Verstärkereigenschaften der Röhre zu verbessern. Wenn ein Verstärker ungewöhnlich langsame Spannungsschwankungen übertragen soll, ist eine galvanische Koppelung der einzelnen aufeinanderfolgenden Verstärkerstufen notwendig. Der sogenannte Gleichstromverstärker arbeitet nach diesem Prinzip. Er ist wegen der Spannungsbedingungen der einzelnen Röhren in seinem Aufbau sehr kompliziert und kostspielig. In der klinischen Kardiologie werden im allge-meinen nur kurzdauernde Spannungsschwankungen beobachtet. In diesem Fall ist die Verwendung eines *R. C. (resistance capacity)*-*Verstärkers* zweckmäßig und allge-mein üblich, auf dessen Wirkungsweise wir kurz eingehen wollen (s. Abb. 4). Die vom Patienten abgegriffene Herzaktionsspannung u_e wird dem Gitter der ersten Röhre zugeführt. Sie überlagert sich der über den Widerstand R_1 zugeleiteten

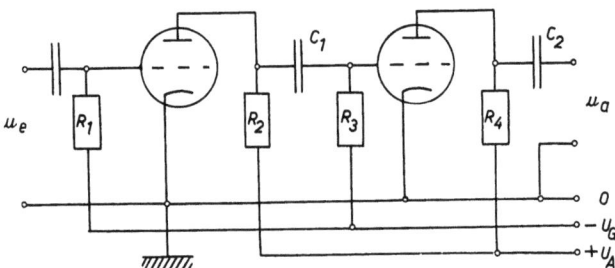

Abb. 4. *Röhrenverstärker:* u_e = Eingangswechselspannung; u_a = Ausgangswechselspannung; R_1, R_3 = Gittervorwiderstände; R_2, R_4 = Anodenwiderstände; C_1, C_2 = Kondensatoren; $-U_G$ = negat. Gittervorspannung; $+U_A$ = Anodenstromversorgung.

Fig. 4. Valve amplifier: u_e = input a.-c. voltage; u_a = output a.-c. voltage; R_1, R_3 = grid resistors; R_2, R_4 = anode resistors; C_1, C_2 = capacitors; $-U_G$ = negative grid voltage; $+U_A$ = anode battery.

festen negativen Gittervorspannung U_G. Der damit gesteuerte Anodenstrom ruft am Anodenwiderstand R_2 eine formgetreue Wechselspannungsschwankung hervor, die über den Kondensator C_1 dem Gitter der zweiten Röhre zugeführt wird und in gleicher Weise den Anodenstrom der zweiten Röhre steuert. Am Anodenwider-stand R_4 entsteht daher eine weiter verstärkte, der Eingangsspannung des Ver-stärkers u_e formgetreue Ausgangsspannung, die über den Kondensator C_2 dem Oszillographen zugeführt werden kann. Es ist verständlich, daß durch Aneinander-reihen mehrerer Röhren ein den jeweiligen Erfordernissen entsprechender Ver-stärkungsgrad erreicht werden kann.

β) *Der Transistorverstärker*

Die Vorteile des Transistors gegenüber der Elektronenröhre sind im wesentlichen das geringere Gewicht, die kleineren Ausmaße und die längere Lebensdauer. Der Transistor benötigt keine Heizstromquellen und die Betriebsspannungen sind vergleichsweise niedrig, was zur Folge hat, daß die im Transistorverstärker eingesetzten Schaltelemente (Kondensatoren, Widerstände usw.) weniger spannungsbelastet sind. Ein wichtiger Bestandteil des Transistors ist vierwertiges Germanium, das in einem bestimmten Ausmaß durch Fremdatome verunreinigt ist. Der Einbau

Abb. 5. *Transistor und transistorisierter Verstärker:* a) *Aufbau eines Transistors:* p = Schichte mit Überschuß von Defektelektronen, die sich wie positive Ladungsträger verhalten, n = Schichte mit Überschuß von Valenzelektronen.
b) *Schaltbild zur Erklärung der Transistorfunktion:* E = Emitter, B = Basis, C = Kollektor, R = Außenwiderstand des Kollektorstromkreises, B_1 und B_2 = Gleichstromquellen.
c) *Schaltsymbole des Transistors* mit Bezeichnung von Emitter (E), Kollektor (C) und Basis (B).
d) *Schaltschema eines Transistorverstärkers:* T_1, T_2 = Transistoren, R_1–R_4 = Widerstände, C_1, C_2 = Kondensatoren, E = Eingang, A = Ausgang.

Fig. 5. *Transistor and transistorised amplifier:*
a) structure of a transistor with components p and n.
b) circuit, showing transistor function: E = emitter, B = base, C = collector, R = resistance, B_1, B_2 =batteries.
c) symbol of transistor and its components: emitter (E), base B) and collector (C).
d) circuit of a transistorised amplifier: T_1, T_2 = transistors; R_1–R_4 = resistors; C_1, C_2 = capacitors; E = input; A = output.

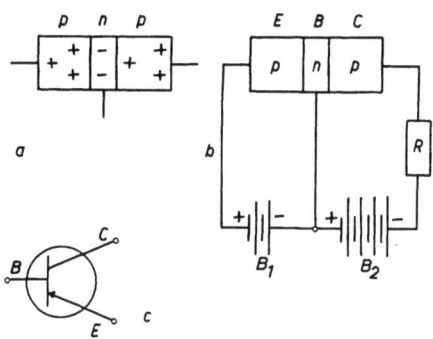

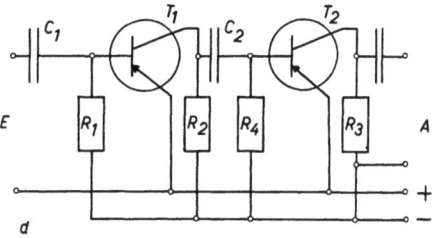

von Atomen, die mehr Valenzelektronen als das Germanium besitzen, erzeugt einen Elektronenüberschuß, wodurch eine Vielzahl von negativen Ladungsträgern zur Verfügung steht. Atome mit weniger Valenzelektronen als im Germanium bedingen einen Elektronenmangel. Dies wirkt sich in der Praxis so aus, als wären positive Ladungsträger vorhanden. Die Bindungen, in denen Elektronen fehlen, haben sogenannte „Defektelektronen". Germaniumschichten mit Elektronenüberschuß heißen n-Schichten, solche mit Defektelektronen p-Schichten (s. Abb. 5a). Legt man an die als „Basis" und „Emitter" bezeichneten Schichten (s. Abb. 5b) eine Stromquelle B_1, so werden die Elektronen der Basis vom negativen Pol der Batterie B_1 und die Defektelektronen vom positiven Pol der Stromquelle abgestoßen. An der Grenzfläche der genannten Schichten findet sich eine große Menge von Ladungsträgern, so daß ein erheblicher Stromfluß durch diese Grenzschichte zustandekommen wird. Vom positiven Pol der Batterie B_2 werden dagegen die Basiselektronen angezogen, desgleichen wandern die Defektelektronen des „Kollektors" zum negativen Pol der Batterie B_2. Aus diesem Grund verarmt die Grenzschichte zwischen Basis und Kollektor an Ladungsträgern, der Widerstand dieser Schichte steigt, so daß ein nennenswerter Stromfluß nicht zustandekommt. Die vom positiven Pol der Batterie B_1 kommenden Defektelektronen fließen jedoch nur zum Teil über die Basis zur genannten Stromquelle zurück, ein großer Teil wird vom negativen Pol der zweiten Stromquelle über den Kollektor angezogen, falls man die Basisschichte geeignet dimensioniert. Der Kollektorstrom verdankt sein Entstehen somit der Stromquelle B_1 und ist von der höher gewählten Spannung von B_2 unabhängig. Legt man in den Kollektorkreis einen Außenwiderstand R, so tritt an dem Widerstand ein Spannungsabfall auf, der dem Kollektorstrom proportional ist. Ändert man die Spannung von B_1, so schwankt gleichzeitig der Emitterstrom und damit auch der Kollektorstrom, die mit Hilfe der geeigneten Stromquelle B_2 an dem Außenwiderstand R wesentlich größere Spannungsänderungen ergeben als die Änderungen der Spannung von B_1 waren. Ein Transistorverstärker kann nach dem Schaltschema der Abb. 5d konstruiert werden. Die Steuerspannung für den Emitterstromkreis des Transistors T_1 wird über den Kondensator C_1 zugeführt. Die aus dem Kollektorstromkreis abgeleiteten Spannungsschwankungen, die am Widerstand R_2 entstehen, werden über den Kondensator C_2 dem zweiten Transistor T_2 zugeführt. Vom Kollektor des Transistors T_2 werden die neuerlich über einen Außenwiderstand R_3 erzeugten Spannungsschwankungen dem Verbraucher zugeleitet.

Die Kombination der für die Vektorkardiographie notwendigen Verstärker mit den Braunschen Röhren ist in Abb. 1 zur Ansicht gebracht.

d) Verwendung der Verstärkereinrichtung

Der Verstärker I führt die Potentialschwankungen an der Körperoberfläche in der y-Achse (kranial-kaudal) den vertikalen Ablenkplatten der ersten Betrachtungsröhre (BR) und Photoröhre (PR) zu. Die Potentialschwankungen der x-Achse (rechts-links) werden von den in dieser Achse liegenden Elektroden an den Verstärkereingang II geschaltet. Der Verstärker II steuert die horizontale Ablenkung dieser (ersten) Röhren (in der Abb. 1 rechts unten). Durch die gleichzeitige Übermittlung erfolgt die Aufzeichnung des vektoriellen Geschehens in der Frontalebene. Die zweite Bildröhre und die zweite Photoröhre (in der Abb. 1 rechts Mitte) dienen der Beobachtung und Aufzeichnung der Vektorschleifen in der Sagittalebene. Der Verstärker I steuert auch hier die vertikale Ablenkung. Die Potentialschwankungen in der z-Achse, von den ventral und dorsal gelegenen Elektroden abgegriffen, steuern über den dritten Verstärker III die horizontalen Ablenkplatten der zweiten Röhren und die vertikalen Ablenkplatten der dritten Röhren. Die horizontale Ablenkung des Strahles in den dritten Röhren (in der Abb. 1 rechts unten) erfolgt durch den parallelen Abgriff der Ablenkspannungen am Verstärker II. Die dritte Bildröhre und Photoröhre (in der Abb. 1 rechts oben) zeichnen die Vektorschleifen der Transversalebene.

Die Möglichkeit, die Schleifen und Kurven in den Leuchtschirmen der Sichtröhren zu verfolgen, bietet große Vorteile. Die Kurven erscheinen auf einem über kurze Zeit nachleuchtenden Fluoreszenzschirm, wobei sie entsprechend entstört und eingestellt werden können. Des weiteren kann man auf Grund der beobachteten Auffälligkeiten das vorgesehene Aufnahmeprogramm modifizieren und gegebenenfalls erweitern. Während die Betrachtungsröhren die in die Verstärker einfallenden Ströme ohne Unterbrechung aufzeichnen, werden die Elektronenstrahlen der

Photoröhren nur im Bedarfsfall durch das willkürliche Betätigen einer Taste ausgelöst. Die Filmexposition kann auf einem vorbeilaufenden oder auf einem stehenden Filmstreifen erfolgen. Synchron zum Filmantrieb mit einstellbarer Ablaufgeschwindigkeit wird eine elektronische bzw. mechanische Zeitmarkierung in Betrieb gesetzt. Die zum Filmstreifen quer gesetzten Lichtmarken gestatten es, den zeitlichen Ablauf der Kurven zu erfassen. Besteht der Wunsch nach einer genaueren zeitlichen Differenzierung der Umlaufgeschwindigkeiten der ohne gleichzeitigen Filmtransport gefilmten Vektorschleifen in allen drei Ebenen, können die Elektronenstrahlen der Photoröhren mittels eines Generators zusätzlich dunkel gesteuert werden. Diese Vorrichtung sperrt mit entsprechend bemessenen Spannungsimpulsen die Elektronenstrahlen der Photoröhren in einer bestimmten Frequenz. Die in Form von Strichen gesetzten Zeitmarken ermöglichen es, die Umlaufgeschwindigkeit der Schleifen zu berechnen. Mit Hilfe elektronischer Kunstgriffe kann man die strichförmige Aufzeichnung der Zeitmarken in eine tropfenförmige verwandeln, die dann durch ihre verdünnten Enden auch bei Aufzeichnung ohne gleichzeitigen Papiertransport den *Umlaufsinn* der Vektorschleifen anzeigt. Die zweite Art, den Umlaufsinn der Vektorschleifen zu bestimmen, ist durch die Aufnahme bei gleichzeitigem Papiertransport gegeben (s. Abschnitt 7), wobei man die Entwicklung der Schleifen deshalb besser beurteilen kann, weil sie in graduell bekanntem Ausmaß weit auseinandergezogen sind.

2. Der Begriff des Vektorkardiogramms

Seit Beginn der Elektrokardiographie wird der Begriff der „elektrischen Achse" verwendet. Bei normalem Ablauf der Erregung wird zur Zeit der Spitze der R-Zacke eine verhältnismäßig starke, etwa gegen die Herzspitze gerichtete elektrische Kraft offenbar, die im EINTHOVENSchen Dreieck als „elektrische Achse des Herzens" – genauer als „elektrische Achse der R-Zacke" – eingezeichnet werden kann. Genau so wie zur Zeit der Spitze der R-Zacke läßt sich im EINTHOVENSchen Dreieck für jeden anderen Zeitpunkt eine Resultierende der augenblicklichen bioelektrischen Kräfte konstruieren, die eine bestimmte Größe, eine in Winkelgraden definierbare Richtung, sowie eine Polarität (positiv oder negativ) hat. Diese drei Eigenschaften, nämlich Größe (Länge), Richtung (Lage im Koordinatensystem) und Polarität kennzeichnen den physikalischen Begriff „Vektor". Wenn man nun die zeitlich nacheinander auftretenden Resultierenden der bioelektrischen Kräfte (= Momentanvektoren) im EINTHOVENSchen Dreieck in Form von Pfeilen einzeichnet und die Pfeilspitzen miteinander verbindet, erhält man eine schlingenförmige, in sich geschlossene Linie, das *Vektorkardiogramm* (= Vkg). Dieses ist daher als der geometrische Ort der Endpunkte der Projektionen der einzelnen Momentanvektoren auf die Frontalebene zu bezeichnen. Das Vkg gibt an, in welcher Richtung und mit welcher Intensität die Aktivierung in jedem Augenblick vorwiegend stattfindet.

Abb. 6 soll diese Verhältnisse veranschaulichen. An den Seiten eines EINTHOVENschen Dreieckes sind die Standardableitungen aufgezeichnet. Die Ableitung I zeigt ein kleines Q sowie eine R-Zacke mäßiger Höhe. Der Kammerkomplex der Ableitung II weist gleichfalls ein kleines Q auf. Sein R ist hoch, die Amplitude von R_{II} entspricht der Summe von R_I und R_{III}. Innerhalb des Dreieckes ist die zugehörige

Vektorschlinge aufgezeichnet. Sie entspricht der Ebene der Standard- (und unipolaren Extremitäten-)ableitungen, nämlich der Frontalebene. Die Vektorschlinge
geht von einem „Nullpunkt" aus und kehrt zu ihm zurück. Wie schon aus der Tatsache, daß am Beginn der Kammerkomplexe Q-Zacken in den Ableitungen I und II
vorhanden sind, hervorgeht, ist die Erregung zunächst nach rechts kranial gerichtet (Die Seitenangaben beziehen sich stets auf den Patienten, der der rechten
Schulter entsprechende Eckpunkt des Dreieckes ist auf der Abbildung links oben).
Dem entspricht eine anfängliche Ausziehung der frontalen Vektorschleife nach
rechts kranial. Der zur Zeitmarke 0,01 hinweisende Pfeil entspricht dem Momentanvektor, der 0,01 Sek. nach Beginn der Kammererregung gültig ist. Die Projektionen dieses Momentanvektors auf die Ableitungen I und II ergeben die Amplituden der Q-Zacken in diesen Ableitungen. Innerhalb der Vektorschlinge sind einige
weitere Momentanvektoren eingezeichnet. Sie zeigen an, in welcher Richtung und
mit welcher Intensität die Resultanten der bioelektrischen Kräfte in jedem Hun-
dertstel einer Sekunde nach Beginn der Kammererregung wirksam sind. Die
Momentanvektoren 0,02 und 0,03 weisen schon ungefähr in die Richtung der elektrischen Herzachse, sind jedoch noch ein wenig weiter nach rechts gerichtet. 0,035
Sek. nach Beginn des QRS-Komplexes weist der Momentanvektor in einem Winkel
von 60 Graden zur Horizontalen nach links kaudal und entspricht so der Achse
von R. Die Projektionen dieses Vektors, des „Integralvektors von R" (SCHAEFER),
auf die Seiten des EINTHOVENschen Dreieckes entsprechen den Amplituden der
R-Zacken in den Standardableitungen. Da die Achse von R, die die Richtung der
vorwiegenden Erregungsausbreitung 0,035 Sek. nach Beginn des Kammerkom-
plexes anzeigt, der Ableitung II parallel ist, wird sie in ihrer vollen Länge auf diese
Ableitung projiziert. Daraus ergeben sich die hohen R-Zacken in der Ableitung II.
Die Momentanvektoren 0,04, 0,05 und 0,06 weisen eine fortschreitende Richtungs-
verlagerung nach links kranial auf. Der letzte, nach kranial gerichtete Teil der
Vektorschlinge projiziert sich auf die Ableitung III derart, daß eine negative

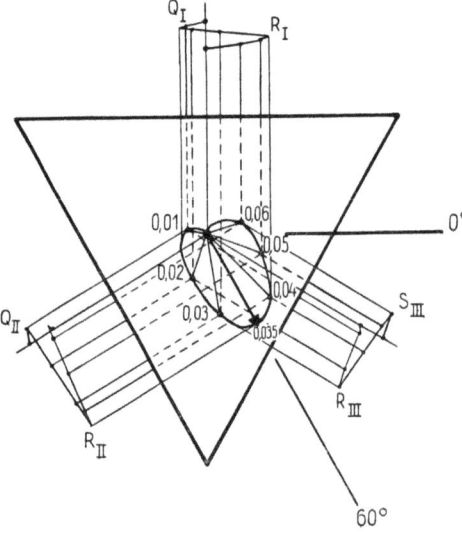

Abb. 6. *Die frontale QRS-Schlinge im Einthovenschen Dreieck.* An den Seiten eines
EINTHOVENschen Dreieckes sind die
Kammerkomplexe der Standardableitungen eingezeichnet. Im Inneren des
Dreieckes ist die zugehörige QRS-Vektorschlinge der Frontalebene dargestellt.
An der Vektorschlinge sind die Endpunkte der Momentanvektoren, die den
Zeitpunkten 0,01, 0,02, 0,03 Sek. usw.
nach Beginn der Kammererregung entsprechen, vermerkt. Die Projektionen
einzelner Momentanvektoren auf die
Standardableitungen zeigen, wie die Ekg
aus dem Vkg, bzw. umgekehrt dieses aus
den Standardableitungen konstruiert
werden kann.

Fig. 6. *Frontal QRS-loop within Einthovens'
triangle.* The relations between „momen-
tary vectors" and standard leads, are
shown.

Schwankung entsteht. Es schließt sich daher in dieser Ableitung dem nach abwärts gerichteten Schenkel von R (0,035–0,045 Sek.) eine S-Zacke an. Sie ist dadurch bedingt, daß während des letzten Teiles der Kammererregung bioelektrische Kräfte überwiegen, die nach kranial, also gegen die Kammerbasen zu gerichtet sind. 0,07 Sek. nach Beginn von QRS kehrt der nach aufwärts gerichtete Schenkel von S zur Nullinie zurück. Gleichzeitig schließt sich die frontale Vektorschlinge.

Aus Abb. 6 geht hervor, daß die frontale Vektorschlinge als geometrischer Ort der Endpunkte (Pfeilspitzen) der einzelnen Projektionen der Momentanvektoren auf die Frontalebene angesehen werden kann. Die Vektorschlingen wurden deshalb auch als „Umhüllungskurven" bezeichnet. Während, wie oben bereits ausgeführt, Vektoren durch die Eigenschaften der Größe, der Polarität und der Richtung gekennzeichnet sind, weisen Skalaren, aus denen die Ekg abgeleitet werden, nur Größe und Polarität, jedoch keine Richtung auf, das Vkg kann daher auch als eine Linie definiert werden, auf der alle Punkte Endpunkte zeitlich nacheinander auftretender Vektoren darstellen. Größe und Richtung dieser Vektoren ändert sich ständig. Während das Ekg nur die Projektion eines Vektors auf eine Ableitungsachse darstellt, registriert der Vektorkardiograph die Projektionen eines Vektors auf zwei Achsen gleichzeitig. Die Amplitude jedes an der Körperoberfläche uni- oder bipolar abgeleiteten Ekg ist der Projektion der Vektorschlinge auf die entsprechende Ableitungslinie direkt proportional.

Es wurden bisher nur die Beziehungen zwischen dem Ekg und dem Vkg der Kammerkomplexe dargestellt. Es können jedoch in gleicher Weise wie für die Kammerkomplexe auch Vektorschlingen der P-, T- und U-Zacken registriert werden. Auch Abweichungen der Zwischenstücke von der isoelektrischen Linie finden ihren entsprechenden vektorkardiographischen Ausdruck.

Während in den bisherigen Ausführungen gezeigt wurde, daß die frontale Vektorschlinge insofern über die Darstellungsmöglichkeiten einzelner Ekg-Ableitungen hinausreicht, als sie das bioelektrische Geschehen in einer Ebene veranschaulicht, muß jetzt noch auf eine weitere, entscheidende Eigenart des Vkg eingegangen werden, nämlich auf die Möglichkeit räumlicher Darstellung: Vkg werden nicht nur in der frontalen, sondern auch in der transversalen und sagittalen Ebene registriert. Das frontale Vkg wird so betrachtet, als ob man von vorn auf den Patienten sähe. Das transversale Vkg entspricht der Projektion auf einen transversalen Thoraxquerschnitt und wird von kranial betrachtet, wobei die untere Begrenzung der vektorkardiographischen Abbildung der Ventralseite des Patienten entspricht. Das sagittale Vkg betrachtet man, als ob der Beschauer auf der rechten Seite des Patienten stünde und auf dessen rechte Thoraxwand blickte. Durch die Betrachtung der in den drei Ebenen registrierten Vkg ergibt sich ein anschauliches *räumliches Bild* der Erregungsvorgänge im Herzen. Man kann nach dem Studium der den einzelnen Ebenen zugehörigen Vektorschlingen ein Drahtmodell konstruieren, das mit einem Blick den räumlichen Erregungsablauf von Vorhofaktivierung sowie Kammerde- und -repolarisation zu erfassen gestattet. Derartige Drahtmodelle, die besonders für das Studium der Vektorkardiographie geeignet sind, werden in diesem Buche gezeigt.

Wie Abb. 6 zeigt, kann aus elektrokardiographischen Ableitungen die zugehörige QRS-Vektorschlinge konstruiert werden. Also aus den Standard- bzw. unipolaren Extremitätenableitungen die frontale, aus den Brustwandableitungen die transversale QRS-Vektorschlinge. Allerdings liegen die Ableitungsstellen der gebräuchlichen Brustwandableitungen nicht in einer transversalen Ebene und,

worauf später noch näher eingegangen wird, auch nicht in der Höhe des Ausgangspunktes der QRS-Vektorschlinge. Um ein Vkg ohne größere Fehler aus elektrokardiographischen Ableitungen zu konstruieren, braucht man eine große Zahl
derartiger Ableitungen und muß eine höhere Papiergeschwindigkeit verwenden,
als sie üblich ist. Denn schon Veränderungen, die sich in so kurzen Zeitabständen
wie einer Millisekunde abspielen, können den Verlauf der Vektorschleife wesentlich beeinflussen und entgingen unserer Beobachtung, falls die eben genannten Voraussetzungen nicht zuträfen. Zur Konstruktion von Vkg bzw. einzelner räumlicher
Vektoren aus dem Ekg wurden verschiedene Methoden und Apparate angegeben
(54, 55, 373, 580, 587, 595, 598). Umgekehrt ist es auch möglich, aus einer vorliegenden Vektorschleife alle in der betreffenden Ebene liegenden elektrokardiographischen Ableitungen zu konstruieren. Auf die Frage, inwieweit an der Gestaltung herznaher elektrokardiographischer Ableitungen möglicherweise noch aus
der Umgebung (d. h. von elektrodennahen Herzmuskelpartien) stammende
Potentiale mitwirken, wird später noch eingegangen werden (s. Abschn. 5).

3. Zur Geschichte der Vektorkardiographie

Schon EINTHOVEN und seine Mitarbeiter zeigten im Jahre 1913 Richtung und
Größe elektrischer Potentialveränderungen mit Hilfe von 10 Punkten an und erhielten damit eigentlich ein Vkg der Frontalebene (196). Im Jahre 1914 konnte
WILLIAMS mit Hilfe zweier gleichzeitig registrierter Ableitungen zeigen, daß die
Spitzen der R-Zacken in den Standardableitungen nicht gleichzeitig auftreten und
erklärte diese Tatsache mit dem vektoriellen Charakter der im Herzen entstehenden elektrischen Kräfte (695). FAHR erkannte im Jahre 1920 auf Grund vektorkardiographischer Analysen den damals bestehenden Irrtum hinsichtlich der Lokalisation von Schenkelblocken (206). MANN konstruierte 1920 das „Monokardiogramm", das eine ziemlich glatte Kurve darstellte und von ihm als „Kombination
der drei Ekg-Ableitungen in einer einzigen Kurve" bezeichnet wurde (406). Dieser
Autor sah auch voraus, daß aus Ableitungen in der Transversalebene ein „transversales Monokardiogramm" konstruiert werden könnte. Er veröffentlichte „Mo-
nokardiogramme" von Links- und Rechtshypertrophien, sowie von Kammerextrasystolen. MANN verwendete – als erster – auch schon eine Apparatur, die auf optisch-
magnetischem Wege Vektoren darstellte, wobei aber noch große technische
Schwierigkeiten vorhanden waren. Auf die Bedeutung der Berücksichtigung der im
Raume erfolgenden Potentialveränderungen wies HOLZMANN schon seit dem Jahre
1932 hin, indem er die Verwendung einer dorsoventralen Ableitung empfahl (290).
    Entscheidend beeinflußte SCHELLONG die Entwicklung der Vektorkardiographie,
der 1936 mit Hilfe einer von ihm konstruierten Apparatur und eines neuen Ableitungssystems Vkg von Normalfällen sowie von Fällen mit Linksablenkung und
Linkshypertrophie zeigte (549). Er wies auch darauf hin, daß die klinische Lei-
stungsfähigkeit der Vektorkardiographie vor allem in ihrer Anschaulichkeit begründet sei (552). In den Jahren 1937 und 1938 wurden weitere Ableitungssysteme von
WILSON, JOHNSTON und BARKER (696, 697) sowie von HOLLMANN, HOLLMANN und
GUCKES (288, 289) angegeben („Triogramm").
    Nach einer längeren Pause während und nach dem zweiten Weltkrieg setzte eine
neue Periode intensiver Beschäftigung mit der Vektorkardiographie ein. Grund-

legende Veröffentlichungen darüber erschienen im Jahre 1949 von DUCHOSAL und SULZER aus Genf (187), im Jahre 1950 von DONZELOT, MILOVANOVICH und KAUFMANN aus Paris (173), von JOUVE und BUISSON (324) sowie schließlich von ABILDSKOV, BURCH, CONWAY und CRONVICH (7, 141, 460). SPANG zeigte Mängel der WILSON-schen Deutung der Brustwandableitungen, so insbesondere bei Kammerhypertrophien auf und betonte die Wichtigkeit vektoranalytischer Betrachtung (615–617). SCHAEFER legte 1951 in seinem Buche, zum Teil auf Grund eigener, gemeinsam mit TRAUTWEIN durchgeführter experimenteller Untersuchungen mit Mikroelektroden (541, 542), ein umfassendes und grundlegendes Konzept des Erregungsablaufes im Herzen vor. Er zeigte, daß sich aus der geometrischen Addition einzelner Spannungsgradienten ein „Integralvektor" ergibt und gab dem neuerlichen Interesse für die „vektorielle Betrachtungsweise" starke Impulse (539).

Im Jahre 1951 beschrieben POLZER und SCHUHFRIED in Wien ein neues Ableitungssystem, das von uns selbst weitgehend verwendet und auch den Abbildungen dieses Buches zugrunde gelegt wurde (485, 486). Seit dem gleichen Jahre erschienen aus dem Laboratorium GRISHMANS in New York verschiedene wertvolle Beiträge zur klinischen Vektorkardiographie (257–263, 386–390, 557–561).

GRANT verwendete in seiner „Vektorelektrokardiographie" die Vektoren, die 0,04 und 0,08 Sek. nach Beginn von QRS auftreten und zeichnete „Nullkonturen" an die Thoraxoberfläche, deren Verbindungsflächen auf den Vektoren senkrecht stehen (249, 250). GILLMANN behandelte in einer Monographie (241) eingehend die Beziehungen zwischen Ekg und Vkg. Sein „Optimalenschema" zeigt, welche Ableitungspunkte für die elektrokardiographische Darstellung bestimmter Vektoren bzw. für bestimmte Fragestellungen besonders gut geeignet sind (237, 238).

Zahlreiche Autoren beschäftigten sich mit vektorkardiographischen Untersuchungen im *Tierexperiment*, so z. B. mit dem Vergleich des Neugeborenen-Vkg mit dem von Rattenembryonen (578) oder mit den Veränderungen des Ratten-Vkg nach Erzeugung subendokardialer Infarkte durch Injektion hochmolekularer Substanzen (534). An Katzen wurde das Vkg bei experimentell erzeugtem Vorhofflattern studiert (605).

Die meisten tierexperimentellen Untersuchungen wurden an Hunden durchgeführt. Neben der Beschreibung des normalen Hunde-Vkg (269, 278, 299) sei auf Untersuchungen hingewiesen, bei denen das Vkg mit epi- und endokardialen Elektrogrammen verglichen wurde (190, 609). Andere befaßten sich mit den Auswirkungen von Lageveränderungen des Herzens (277), mit dem Vkg bei Schenkelblock (608), mit der Erklärung der Vkg-Veränderung bei Ostiumprimum-Defekt (190) sowie mit den vektorkardiographischen Veränderungen nach Koronargefäßunterbindung (276) oder lokalisierter Zerstörung des Myokards (298, 300).

Gleichfalls am Hunde untersuchte man die Veränderungen des Vkg nach der Ligatur großer Gefäße (415), nach venöser Luftembolie (275), sowie nach experimenteller Erzeugung von Kammerextrasystolen (64).

Affen dienten als Versuchstiere zum Studium der Form des Vkg bei verschiedenen Körperlagen (270). Am isolierten Meerschweinchen- und Kaninchenherz wurden grundlegende Fragen der Ableitungsmethodik studiert (636, 637).

4. Theoretische Grundlagen und Einschränkungen der Vektorkardiographie

Es müssen verschiedene Voraussetzungen gegeben sein, damit mathematisch richtige Vkg registriert werden können. Es soll hier besprochen werden, inwieweit diese theoretischen Erfordernisse, wenigstens annähernd, für den menschlichen Körper zutreffen, welche Einschränkungen der geometrisch-physikalischen Exaktheit des Vkg gemacht werden müssen und welche Beweise für seine praktische Gültigkeit und Verwendbarkeit vorliegen. Die wichtigsten theoretischen Voraussetzungen sind:

a) Der Thorax bildet eine einfache geometrische Figur, nämlich ein Ellipsoid. Dies trifft für den normalen Thorax annähernd zu. Bei Thoraxdeformitäten fehlt diese Voraussetzung bis zu einem gewissen Grad und es ist daher in solchen Fällen mit größeren Fehlerquellen zu rechnen.

b) Der Thoraxinhalt ist einem homogenen Leiter gleichzustellen. Auch diese theoretische Forderung wird angesichts der verschiedenen elektrischen Leitfähigkeit einzelner Teile des Thoraxinhaltes nur zum Teil erfüllt. Falls größere Massen abnormer Art im Thorax vorhanden sind (große Tumoren, Ergüsse, Pneumothorax), muß man deren Vorhandensein als Fehlerquelle betrachten. BURGER und VAN MILAAN kamen auf Grund von Phantomversuchen zu dem Schluß, daß der Einfluß der Lunge auf die Form der Vektorschleifen nicht zu unterschätzen ist (111). Durch den Vergleich der Form von Normalschlägen und Extrasystolen bei Verwendung zweier verschiedener Ableitungssysteme kamen sie auch zur Annahme, daß extrakardiale Faktoren – sie dachten an herznahe gelegenes Fettgewebe – einen nennenswerten Einfluß auf die Vektorform haben könnten (112). Auch die Kurzschlußwirkung des Blutes vermag die Homogenität des Thorax zu beeinträchtigen 79).

c) Die dritte Voraussetzung für eine physikalisch exakte Vektordarstellung wäre, daß das Herz zentral im Thorax läge. Angesichts der exzentrischen Lage des Herzens muß diese Voraussetzung als unerfüllt betrachtet werden. Es steht außer Zweifel, daß die Exzentrizität des Herzens für manche Fälle nicht völliger Übereinstimmung des Vkg mit dem Ekg verantwortlich ist. Auch gewisse Unterschiede der Form des Vkg bei Verwendung verschiedener Ableitungssysteme wurden auf diesen Faktor zurückgeführt (546).

Auf Grund tierexperimenteller Untersuchungen wurden folgende Forderungen an ein vektorkardiographisches Ableitungssystem gestellt: 1. Die Elektroden müssen gleichen Abstand vom Herzen haben. 2. Die einzelnen Elektrodenpaare müssen untereinander gleichen Abstand haben. 3. Der Abstand der Elektroden vom Herzen soll mindestens dem fünffachen Radius des Herzens entsprechen (236).

Am durchströmten isolierten Säugetierherzen wurde festgestellt, daß dann zuverlässige, d. h. partialabgrifffreie Ekg bzw. Vkg erhalten werden, wenn der Abstand zwischen Elektroden und Herzoberfläche mindestens dem doppelten Herzdurchmesser entspricht (271, 614). Wenn auch die Ergebnisse anderer Untersuchungen dahin gedeutet wurden, daß die Wirksamkeit von Nahpotentialen zu vernachlässigen sei (472), kann heute doch als gesichert angenommen werden, daß sie unter bestimmten Bedingungen eine Rolle spielen. Die Aussagefähigkeit der in der Klinik üblichen vektorkardiographischen Methoden scheinen sie aber nicht wesentlich zu beeinträchtigen.

Trotz mancher Einwände, die vom theoretischen Standpunkt gegen die Exaktheit des Vkg erhoben werden können, kann dieses vom praktischen Standpunkt aus als hinreichend genau angesehen werden. Das bisher in der Literatur vorliegende Material an Vektorkurven zeigt, daß das Vkg dank seiner Anschaulichkeit in bestimmten Fällen für die Klinik zusätzliche Erkenntnisse zu erbringen vermag. Die Tatsache der hinreichenden Zulässigkeit der Vektorvorstellung wurde vor allem durch SCHAEFER dargelegt. BÖCKH und SCHAEFER zeigten, daß die vereinfachenden Annahmen des geometrisch einfachen Körpers, des homogenen Feldes und der zentralen Lage des Herzens gerechtfertigt sind (61). Es wurde darauf hingewiesen, daß die Vektoranalyse auch in pathologischen Fällen zu brauchbaren Ergebnissen führt (60).

Verschiedene Untersuchungen galten der Frage, ob unipolare Ekg-Ableitungen von zwei Stellen der Thoraxoberfläche, die einander entgegengesetzt liegen, spiegelbildliche Formen ergeben. Ist dies der Fall, bedeutet es eine weitgehende Entkräftung der Einwände gegen die Vektordarstellung, die sich auf die Exzentrizität des Herzens und die übrigen, oben erwähnten Faktoren berufen. Schon DUCHOSAL und SULZER (187) sowie JOUVE und Mitarb. (325) konnten feststellen, daß sich Ekg von einander diametral entgegengesetzten Abnahmestellen am Thorax spiegelbildlich verhalten. SIMONSON, SCHMITT und LEVINE konstruierten eine Apparatur, mit deren Hilfe sich spiegelbildliche Ekg-Komplexe aufheben, so daß nur Differenzausschläge registriert werden (568, 602). Sie fanden, daß sich sowohl in normalen, wie auch in pathologischen Fällen etwa 90% der registrierten Ekg spiegelbildlich verhalten. Bei Schenkelblockformen waren die Ergebnisse allerdings nicht so günstig (568, 602). Die Untersuchungen über die Spiegelbildlichkeit von an einander entgegengesetzten Stellen abgeleiteten unipolaren Ekg sprechen also durchaus im Sinne der Gültigkeit der Vektorprinzipien. Sie zeigen, daß auch die Brustwandableitungen nur als Projektionen ein und derselben transversalen Vektorschlinge aufgefaßt werden können, wie im Abschnitt über die Brustwandableitungen noch näher gezeigt werden wird.

Weitere Beweise für die gute Übereinstimmung zwischen Vektor- und Elektrokardiogrammen wurden von verschiedenen Autoren erbracht (187, 241). Entsprechende Feststellungen an Ableitungen aus der oberen Hohlvene und aus dem rechten Vorhof machten DUCHOSAL und GROSGURIN (182) sowie SCHERLIS und GRISHMAN (559), an Ableitungen aus dem rechten Ventrikel gleichfalls die zuletzt genannten Autoren (559), an Ösophagusableitungen SCHERLIS und GRISHMAN (559) und wir selbst (664).

Auf experimentellem Wege wurden schließlich weitere Beweise für die Gültigkeit des Prinzips der Vektorkardiographie geliefert: Schon WILSON und Mitarb. (698) sowie MEYER und HERR (424) führten an der Leiche einen künstlichen Dipol in das Herz ein und registrierten Ekg von den vier Extremitäten sowie vom Rücken. Sie erhielten mit einer Ausnahme gleich hohe Ausschläge an den Extremitäten. Die kleineren Ausschläge am Rücken wurden durch Flüssigkeitsansammlungen in den dorsalen Partien erklärt (698). KAINDL, POLZER und SCHUHFRIED stellten eine ausreichende Übereinstimmung zwischen der Richtung der Vektorschlingen und der Lage eines künstlichen Dipols im Hundeherzen fest (334, 577). Nach Einführung eines Dipols in die Speiseröhre wurde über ähnliche Ergebnisse berichtet (7). Nach der *Dipoltheorie* entspricht die Potentialentstehung im Herzen der Wirksamkeit eines elektrischen Dipols. Trotz mancher Einwände (421, 422) kann dieser Theorie im allgemeinen für die klinische Elektro- und Vektorkardiographie ausreichende Genauigkeit zuerkannt werden (212, 214, 215, 219, 220, 450, 477, 576, 715). Unter pathologischen Bedingungen, so z. B. bei Herzmuskelinfarkt dürfte allerdings u. U. die Annahme eines einzigen Dipols nicht ausreichend sein (80). Untersuchungen zur Feststellung der Spiegelbildlichkeit durch Aufhebung (,,Cancellation'') einander entgegengesetzter Potentiale wurden auch von einer Reihe anderer Autoren durchgeführt (216, 421, 436, 543, 582, 593).

Es wurde schon im Abschnitt über den Begriff des Vkg festgestellt, daß die jeweiligen Vektoren Intensität und Richtung der *vorwiegenden* Erregungsausbreitung anzeigen. Dies heißt, daß in jedem Augenblick der Kammererregung gerichtete bioelektrische Vorgänge ablaufen, die verschiedene, ja auch einander entgegengesetzte Richtungen aufweisen können. Je nach der Intensität und Zahl der einzelnen Teilvektoren ergibt sich zu jedem Zeitpunkt ein Summations- oder Integralvektor, der (auch ,,Momentanvektor'' genannt) der Formung der Vektorschlinge zugrunde liegt. Der Richtung des ,,stärkeren'' Vektors entgegengesetzte, ,,schwächere'' Vektoren werden aufgehoben, wobei allerdings die Länge des überwiegenden Vektors eine entsprechende Einbuße erleidet. So sind z. B. während der Registrierung der Spitze von R die überwiegenden Kräfte, entsprechend der Aktivierung des muskelstarken linken Ventrikels, nach links, kaudal und ventral gerichtet. Alle gleichzeitig nach anderen Richtungen weisenden Vektoren, so z. B. die die Seitenwand des rechten Ventrikels von innen nach außen durchsetzenden Vektoren sind schwächer und werden in diesem Zeitpunkt ausgelöscht. Die Spitze der Vektorschlinge weist zu diesem Zeitpunkt nach links, kaudal und ventral, also in die Richtung der Herzspitze. Hypertrophierte Muskelfasern erzeugen – proportional dem Querschnitt – stärkere Potentiale. Wenn daher z. B. der rechte Ventrikel allein beträchtlich hypertrophiert ist, wird, wie später gezeigt werden soll, die ganze Vektorschlinge nach rechts ,,gezogen'', da die Vektoren des muskelstarken rechten Ventrikels in solchen Fällen die des schwächeren linken Ventrikels überwiegen. ROTHSCHUH konnte an Modellversuchen die Faktoren aufzeigen, die für die Verlagerung von Vektoren verantwortlich sind: 1. erhöhte Spannungsabgabe durch eine hypertrophierte Muskulatur, 2. räumliche Annäherung der Spannungsquelle Herz an eine Seite des EINTHOVENschen Dreieckes. Dieser Faktor entspricht zum Teil der oben erörterten Exzentrizität des Herzens. 3. Veränderungen des Winkels α der elektrischen Herzachse. Derartige Rotationen des Herzens um eine sagittale Achse kommen z. B. bei Zwerchfellhochstand vor (519).

Es sollte in diesem Abschnitt gezeigt werden, daß zwar gewisse Einwände gegen die Anwendung des Vektorprinzips auf die Registrierung der im Herzen entstehenden bioelektrischen Ströme erhoben werden müssen, daß aber dadurch die Brauchbarkeit der Vektorkardiographie für klinische Zwecke nicht wesentlich eingeschränkt wird.

5. Vektorkardiogramm und Brustwandableitungen

Für die Brustwandableitungen gilt wie für alle übrigen elektrokardiographischen Ableitungen, daß sie aus dem Vkg der transversalen Ebene abgeleitet werden können. Umgekehrt kann auch aus einer großen Zahl unipolarer Brustwandableitungen eine transversale QRS-Schlinge mit ausreichender Genauigkeit konstruiert werden. Abb. 7 stellt einen transversalen Querschnitt durch den Thorax dar. Die eingezeichnete Vektorschlinge wird von kranial betrachtet, die untere Begrenzung der Zeichnung entspricht der ventralen Thoraxwand. Die Vektorschlinge nimmt ihren Ausgang vom Nullpunkt und entwickelt sich zunächst nach rechts und ventral. Dies wird von manchen Autoren als Ausdruck einer überwiegenden Aktivierung des rechten Ventrikels in diesem frühen Stadium der Kammererregung angesehen. 0,02 Sek. nach Beginn der Kammererregung zeigt die Momentanachse nach der Richtung der Ableitungsstelle von V_1. Entsprechend der Länge des Momentanvektors, der in dieser Richtung verläuft, wird in V_1 zunächst eine R-Zacke registriert. Die Vektorschlinge „bewegt sich" zunächst noch, nach links abbiegend, in der Richtung von V_1. Die Amplitude von V_1 entspricht daher der Projektion der Vektorschlinge auf die Achse dieser Ableitung, d. h. auf die Verbindungslinie zwischen dem Nullpunkt und der Ableitungsstelle. Die Projektion hat die Länge a. Im weiteren Verlauf „bewegt sich" die Vektorschlinge von der Ableitungsstelle von V_1 weg und nimmt eine Richtung nach links und anschließend nach dorsal. Etwa 0,06 Sek. nach Beginn der Kammererregung ist sie am weitesten von V_1 entfernt. Die Projektion dieses Momentanvektors auf die (über den Nullpunkt hinaus verlängerte) Achse von V_1 ergibt die Strecke b, die der Amplitude der S-Zacke in V_1 entspricht.

Dieselben Konstruktionen gelten für die Brustwandableitungen V_3 und V_5. Der Länge der Momentanachse c entspricht die Amplitude des R in V_3, der projizierten Linie d entspricht die kleine S-Zacke in dieser Ableitung. Entsprechend der zunehmenden Entwicklung der Vektorschlinge nach links ventral ist das R in V_3 schon höher als in V_1. In V_5 sehen wir ein kleines Q. Es entspricht der anfänglichen Ausdehnung der Vektorschlinge nach rechts und deren Projektion auf die Ableitungsachse von V_5 (Strecke e), während die R-Zacke dieser Ableitung der Länge der Strecke f zugeordnet ist. In Brustwandableitungen, die weiter nach dorsal zu registriert würden, wären die R-Zacken in fortschreitendem Maße kleiner, entsprechend der geringeren Länge der auf sie gerichteten Momentanvektoren.

Es besteht sonach eine enge Beziehung zwischen dem Umlaufsinn der QRS-Vektorschlinge und dem zeitlichen Auftreten der Spitzen von R in den Brustwandableitungen. Bei Rotation gegen den Uhrzeigersinn -- also von rechts nach links – treten die R-Spitzen in dieser Richtung in zunehmendem Maße verspätet auf. Falls – wie bei Hypertrophie des rechten Ventrikels – der Umlaufsinn in der transversalen Ebene positiv, d. h. im Uhrzeigersinn gelegen ist, treten die Spitzen der R-Zacken in rechtsthorakalen Ableitungen später auf als in den Ableitungen V_4 bis V_6.

Es ergibt sich aus Abb. 7, daß die Amplituden der unipolaren Brustwandableitungen im Prinzip der Projektion der Integralvektoren auf die Verbindungslinien zwischen dem Nullpunkt der Vektorschlinge und der Elektrode entsprechen. MEYER und HERR (424) sowie SPANG und Mitarb. (616, 617) wiesen vom elektrokardiographischen Standpunkt aus auf die Bedeutung der vektoranalytischen Deutung der Brustwandableitungen hin. Auch HOLZMANN untersuchte den Entstehungsmechanismus der Brustwandableitungen in dieser Hinsicht und kam zu dem Ergebnis, daß sie im wesentlichen vom Summationsvektor beeinflußt werden.

Zu ähnlichen Ergebnissen kam GILLMANN. Auch nach seinen Untersuchungen sind die Brustwandableitungen in Form und Größe im wesentlichen, wenn auch nicht ausschließlich, dem Summationsvektor des ganzen Herzens zuzuordnen. Eine umfassende Darstellung der Beziehungen zwischen dem vektoriellen Geschehen und der Form der Brustwandableitungen gaben SCHAEFER und seine Mitarb.

(58, 59, 62, 539). Einschlägige Untersuchungen darüber liegen auch von SCHUBERT und Mitarb. vor (573).

Die eben gegebene Darstellung darf uns jedoch nicht übersehen lassen, daß wir in manchen Fällen eine exakte Übereinstimmung zwischen den aus der Vektor-

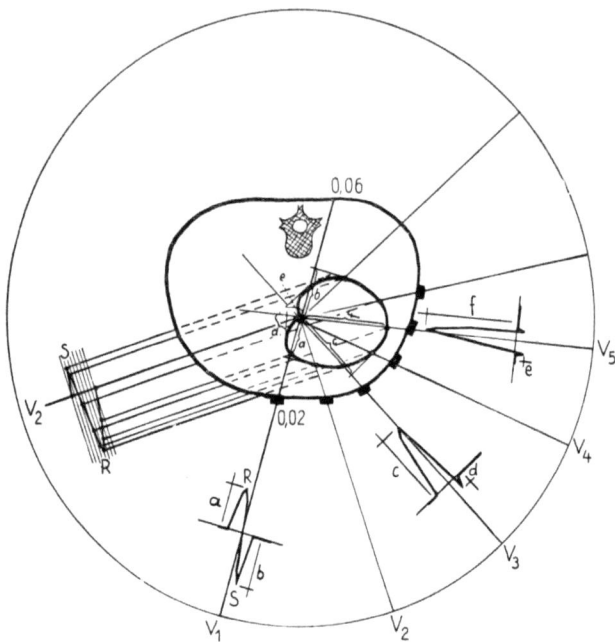

Abb. 7. *Darstellung einer normalen transversalen QRS-Vektorschlinge und ihrer Beziehungen zu den Brustwandableitungen V_1, V_2, V_3 und V_5. Für die Abl. V_1, V_3 und V_5 sind die Projektionen der Vektorschleife auf die Verbindungslinien zwischen den Ableitungspunkten und dem Nullpunkt dargestellt. Die Projektionen a und b entsprechen der R- bzw. S-Zacke von V_1. Dasselbe gilt hinsichtlich der Abl. V_3 für die Projektionen c und d. Die anfängliche Entwicklung der transversalen QRS-Vektorschlinge nach rechts hat zur Folge, daß in der Abl. V_5 zunächst eine Q-Zacke registriert wird, deren Amplitude der Linie e entspricht. Im Anschlusse daran kommt es zu einer starken Entwicklung der Vektorschlinge nach links, woraus sich die Projektionslinie f ergibt, die der Amplitude von R in dieser Ableitung entspricht. Für die Ableitung V_2 sind (in der Abbildung links) zahlreiche Projektionslinien angegeben, die einer konstruktiven Darstellung der Brustwandableitung aus der Vektorschlinge zugrunde gelegt werden können.*

Fig. 7. *Relation between transverse QRS-loop and chest leads V_{1-5}. The ECG projections of the vector loop on the precordial lead-axes are shown.*

schlinge konstruierten und den tatsächlich registrierten Brustwandableitungen vermissen. Zur Erklärung dieser Tatsache können verschiedene Gründe angeführt werden:

1. Die Ebene der Brustwandableitungen entspricht nicht der transversalen Ebene des Vkg (die durch den „Nullpunkt" der Vektorschlinge verläuft), sondern liegt tiefer. Außerdem ist sie, entsprechend den Anlagestellen der standardisierten Brustwandableitungen, nach links kaudal geneigt.

2. In manchen, so besonders in pathologischen Fällen, wird ein „Wandern des Nullpunktes" angenommen. Darauf wird im nächsten Abschnitt noch näher eingegangen werden.

3. Nach GILLMANN (239) kommt es in manchen Fällen zu einer Beugung der Potentiallinien an der Thoraxwand, besonders bei brustwandnahe gelegenem „Nullpunkt".

4. Es scheint außer Zweifel zu stehen, daß lokale Muskelpotentiale im Sinne WILSONS in manchen Fällen einen gewissen Einfluß auf die Form und Größe der nahe gelegenen Brustwandableitungen haben. Ein derartiger Einfluß ist auf eine Entfernung von 2–3 cm zu erwarten (SCHAEFER) und vermag vor allem die Ableitungen V_2 und V_4 zu betreffen (239).

Es ergibt sich daraus, daß sehr umschriebene T-Negativitäten unter Umständen nur in einer Brustwandableitung zum Ausdruck kommen, während sie im transversalen Vkg nicht dargestellt werden. Ähnliches gilt wohl auch für umschriebene QRS-Veränderungen bei sehr kleinen Infarkten sowie für manche Fälle mangelnder Übereinstimmung zwischen thorakal registrierten T-Zacken und den entsprechenden T-Schlingen (399).

Es ergibt sich aus den voranstehenden Ausführungen, daß die Form der Brustwandableitungen in überwiegendem Maße durch den Summationsvektor, d. h. die jeweiligen Momentanvektoren der transversalen Vektorschlinge, bestimmt wird. Für bestimmte pathologische Fälle, vor allem für umschriebene T-Negativitäten, dürften aber darüber hinaus auch noch Potentiale, die von elektrodennahen Herzmuskelabschnitten herrühren, einen Einfluß haben. In derartigen Fällen hat das Brustwand-Ekg grundsätzlich eine Bedeutung in der Diagnostik, die über die diagnostischen Möglichkeiten des Vkg hinausreicht. Für den Einfluß lokaler Potentiale in bestimmten Fällen spricht auch die Erkenntnis, daß die Stärke des elektrischen Feldes mit abnehmender Entfernung algebraisch zunimmt, d. h., daß bei sehr geringer Entfernung zwischen dem Entstehungsort lokalisierter Potentialveränderungen und der Elektrode der Einfluß dieser Veränderungen verhältnismäßig groß sein kann. Andererseits ergab die klinische Erfahrung mit vektorkardiographischen Kurven – und dies wird in den folgenden Abschnitten gezeigt werden –, daß gerade das transversale Vkg dank der Anschaulichkeit der in ihm auftretenden Veränderungen für zahlreiche Probleme, so z. B. für Fälle von Rechtshypertrophie, Linkshypertrophie, Schenkelblock und Herzmuskelinfarkt eine nicht zu unterschätzende diagnostische Bedeutung besitzt. Die oben erwähnten Fälle mangelnder Übereinstimmung zwischen Vkg und Brustwand-Ekg sind aber nur vereinzelt. Dies gilt u. a. auch für Fälle von Herzmuskelinfarkt (429).

6. Über den sogenannten „Nullpunkt" des Vektorkardiogramms

Unter dem „Nullpunkt" verstehen wir den gedachten Punkt im Thorax, von dem die Vektorschlinge ihren Ausgang nimmt und zu dem sie im allgemeinen wieder zurückkehrt (s. Abb. 6 und 7). Wenngleich auch die Vektorschlinge der P- sowie meistens auch die der T-Zacke einen Nullpunkt besitzt, sei hier nur vom Nullpunkt von QRS die Rede. HOLZMANN zeigte, wie der Nullpunkt aus dem Ekg bestimmt werden kann (291): Es wird zunächst in der frontalen Ebene diejenige

Achse gesucht, an deren Ende spiegelbildliche Ekg registriert werden können. Diese Achse liegt im allgemeinen in einiger Entfernung über der Herzspitze. Daraufhin wird in dieser Höhe die sagittale Achse gesucht, an deren Ende spiegelbildliche Brustwandableitungen registriert werden. Diese Achse erreicht die vordere Brustwand meist an irgendeinem Punkt zwischen dem linken Sternalrand und der linken Medioclavicularlinie. Der Schnittpunkt der beiden Achsen entspricht dem elektrischen Nullpunkt. Böckh und Schaefer wiesen darauf hin, daß der virtuelle Nullpunkt nicht nur aus den zueinander spiegelbildlichen Ableitungen konstruiert, sondern daß auch ein neuer geometrischer Ort bestimmt werden soll. [Es wird eine halbkreisförmige Verbindungslinie derjenigen Elektroden errichtet, die die größte und die kleinste Potentialdifferenz abgreifen (61)].

Nach Jouve und Mitarb. (325) liegt der „Nullpunkt" in zwei Dritteln der Fälle in einer transversalen Ebene, die durch das vordere Ende der 4. Rippe verläuft. Gillmann lokalisiert ihn etwa in das Kammerseptum (241). Eine höhere Lage des „Nullpunktes" wurde unter anderem bei Asthenikern, bei Hypertrophie des rechten Ventrikels, bei Rechtsschenkelblock sowie bei Hinterwand-, bzw. – genauer gesagt – bei einem Infarkt der diaphragmalen Wand festgestellt (325). Eine tiefere Lage des „Nullpunktes" finden wir bei Hypertrophie des linken Ventrikels sowie bei Linksschenkelblock (429). Da die Brustwandableitungen zum größten Teil unterhalb der 4. Rippe abgenommen werden, liegen sie im allgemeinen unter der Ebene des Ausgangspunktes der QRS-Vektorschlinge. Dies ist stets dann der Fall, wenn V_6 mehr der Ableitung II als der Ableitung I ähnlich ist.

Man kann vektorkardiographische Veränderungen dadurch deuten, daß man eine „Wanderung des Nullpunktes" annimmt. (240, 241) Als Ursache für derartige Veränderungen wurden vor allem Verschiebungen des Herzens während der Herzrevolution (251, 482) oder durch die Atmung bedingte Bewegungen des Herzens angesehen.

Duchosal und Grosgurin konnten durch Berechnung des „Nullpunktes" aus den Vektoren und durch Vergleich mit den Ekg-Ableitungen an 102 Fällen folgende Verhaltensweisen des „Nullpunktes" feststellen: in dem Großteil der Fälle, vor allem bei Normalfällen, war ein fixer „Nullpunkt" vorhanden, in anderen Fällen ließ sich eine Wanderung des „Nullpunktes" in einem umschriebenen Areal nachweisen, in wieder anderen, pathologischen Fällen war nach der Ansicht der Autoren die Annahme mehrerer „Nullpunkte" berechtigt (184). Die Autoren schließen daraus, daß in den meisten Fällen ein fiktiver „Nullpunkt" angenommen werden kann, dessen Lage sich während der Herzrevolution nicht wesentlich ändert.

7. Die Beschreibung und Deutung des Vektorkardiogramms

Bei der Beurteilung von Vkg muß man vor allem auf folgende Eigenschaften der Kurven eingehen:

a) Richtung im Raum

Die Orientierung der einzelnen Teile der räumlichen QRS-Schlinge im Koordinatensystem ergibt sich aus der Betrachtung von zwei der drei Flächen-Vkg. Das frontale Vkg wird so betrachtet, als ob der Beschauer von ventral auf den Patienten sähe. Das transversale Vkg entspricht einer Projektion auf den Querschnitt durch den Thorax, die von kranial betrachtet wird. Das sagittale Vkg ist so orientiert, daß es der Betrachtung des Patienten von rechts entspricht. In den letzten Jahren gewann die Betrachtung des sagittalen Vkg von links wieder zunehmend an Bedeutung. Bei der Beurteilung sagittaler Vektorschlingen ist daher besonders auf die

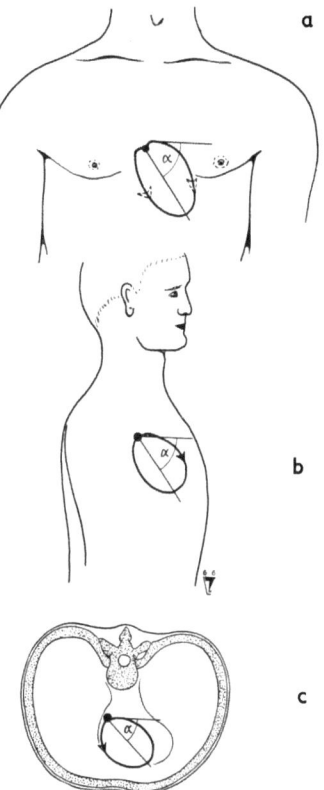

Abb. 8. *Die Lage der normalen QRS-Vektorschlinge zum Thorax:* a) *Frontalebene.* Die nach links kaudal gerichtete Vektorschlinge wird von der Ventralseite her betrachtet. Ihr Umlaufsinn kann normalerweise sowohl positiv (im Sinne des Uhrzeigers gelegen) als auch negativ (gegen den Uhrzeigersinn gerichtet) sein. (Siehe die beiden gefiederten Pfeile.) Zwischen der durch den Nullpunkt nach links gezogenen Horizontalen und einem Momentanvektor ist der Winkel α eingezeichnet.
b) *Sagittalebene.* Die sagittale Vektorschlinge wird von der rechten Seite her betrachtet. Ihr Umlaufsinn ist positiv. (Im Sinne des Uhrzeigers.) Auch hier ist ein Winkel α eingezeichnet, der von einem nach ventral und kaudal gerichteten Momentanvektor x und der durch den Nullpunkt nach ventral gezogenen Horizontalen eingeschlossen wird.
c) *Transversalebene.* Querschnitt durch den Thorax. Die Vektorschlinge wird so betrachtet, als ob der Beschauer von oben (kranial) her auf den Thoraxquerschnitt sähe. Der Umlaufsinn ist negativ (gegen den Sinn des Uhrzeigers). Von einem nach links ventral gezogenen Momentanvektor x und einer durch den Nullpunkt nach links gezogenen, zur Transversalebene parallelen Linie ist der Winkel α eingeschlossen.

Fig. 8. *Position of normal QRS-loop in the chest.* a) *frontal plane*, clockwise (positive) or anticlockwise (negative) sense of rotation.
b) *sagittal plane*, as viewed from right.
c) *transverse plane*, as viewed from above. Anticlockwise sense of rotation.

Art der Betrachtung (von links oder von rechts her) zu achten. Die Richtung im Raum wird, entsprechend der Bestimmung der elektrischen Herzachse in der Elektrokardiographie, in Winkelgraden, von der durch den Nullpunkt gezogenen Horizontalen aus im Uhrzeigersinn gemessen, festgestellt. Die Abb. 8 zeigt diese Verhältnisse. In jeder der drei Vektorschlingen ist ein Momentanvektor dargestellt, der mit der Horizontalen, die vom Nullpunkt nach links gezogen wird, den Winkel α einschließt.

b) Polarität

Die meisten Autoren bezeichnen die Polarität von Vektoren nach den Grundsätzen der üblichen elektrokardiographischen Ableitungen. Ein Vektor, dessen Projektion in der Ableitung I nach links oder in den Ableitungen II und III nach unten gerichtet ist, wird daher als positiv bezeichnet.

c) Größe der Vektoren

Entsprechend der Länge und Richtung der einzelnen Momentanvektoren weisen die Vektorschlingen verschiedene Längen und Breiten auf, die in jedem Falle beschrieben werden. Eine Eichung in mV ist möglich. Durch starke Vergrößerung der Schlingen werden Einzelheiten besser dargestellt. Die Beschreibung initialer und terminaler Anteile der QRS-Vektorschlinge gewinnt in manchen Fällen besondere Bedeutung. Eine quantitative Erfassung derartiger Vektoren setzt voraus, daß die Größe der maximalen Vektoren berücksichtigt wird.

d) Form und Konturen der Vektorschleifen

Diese können langgestreckt, eiförmig oder rund sein. Ihre Konturen können glatt sein, wie dies normalerweise der Fall zu sein pflegt, sie können aber auch unregelmäßige Begrenzungen aufweisen. Bei Rechtsschenkelblock finden wir besonders in der transversalen Ebene häufig Doppelschlingenbildungen (s. z. B. Abb. 50), bei Herzmuskelinfarkt oft äußerst bizarre Formen (s. z. B. Abb. 56 i und j sowie Abb. 57).

Kleinere Konturunregelmäßigkeiten können bei Myokarditis oder im Alter gefunden werden. Größere Defekte der Konturen werden als *Kontureinbrüche* bezeichnet (PORTHEINE). Sie kommen vor allem bei Herzmuskelinfarkt, mitunter auch bei Myokarditis oder subvalvulärer Aortenstenose vor.

Durch Verminderung der Wiedergabegeschwindigkeit vektorkardiographischer Kurven mit Hilfe einer *Magnetbandregistrierung* (204) können Einzelheiten (besonders initialer und terminaler Schlingenanteile) deutlicher dargestellt werden. Außerdem erleichtert diese Art der Registrierung die Anpassung der Helligkeit am Oszillographen, was besonders für photographische Aufnahmen wichtig ist.

e) Umlaufsinn

Wenn der Umlaufsinn einer Vektorschleife im Sinne des Uhrzeigers gerichtet ist, nennen wir ihn positiv. Dies trifft z. B. für die sagittale QRS-Vektorschleife der Abb. 8b zu. Gegen den Sinn des Uhrzeigers verlaufende Vektorschleifen werden als negativ bezeichnet. (Transversale QRS-Vektorschlinge der Abb. 8 c). Der Umlaufsinn ist aus dem bei bewegtem Papier geschriebenen Vkg zu erkennen, während wir das in sich geschlossene Vkg, das den tatsächlichen Verhältnissen entspricht, bei Abschaltung des Papiertransportes registrieren. In den Abb. 30a–c sind als vorletzte Kurven rechts Vorhof-Vkg, die bei bewegtem Papier registriert wurden, schematisch abgebildet. Der Umlaufsinn ist bei allen drei Schleifen gegen den Sinn des Uhrzeigers gerichtet, also negativ. Als letzte, ganz rechts abgebildete Kurven sind in diesen Abbildungen, gleichfalls schematisch, die zugehörigen Vorhof-Vkg, die bei Ausschaltung des Papiertransportes registriert wurden, dargestellt. Die Pfeile zeigen wiederum den Umlaufsinn der einzelnen Vektorschlingen an.

Die Betrachtung von bei bewegtem Papier registrierten Vkg erleichtert nicht nur die Erkennung des Umlaufsinnes, sondern auch die Beurteilung von Verschlingungen und Überschneidungen der Vektorschleifen. Außerdem werden manche Einzelheiten, die sonst durch andere Teile des Vkg verdeckt sind, erst bei Registrierung mit eingeschaltetem Papiertransport sichtbar. Auch bei getrennter Registrierung der P-, QRS- und T-Schlingen werden Kurveneinzelheiten besser erkannt (532).

f) Umlaufgeschwindigkeit

Entsprechend der Geschwindigkeit des Aktivierungsvorganges in den einzelnen Herzteilen können auch die einzelnen Teile einer Vektorschlinge mit verschiedener Geschwindigkeit registriert werden. Um dies zu erkennen, ist es zweckmäßig, eine Apparatur zu verwenden, die eine Unterbrechung der Schlingen in bestimmten Abständen (meist $^1/_{400}$ Sek.) gestattet. Große Abstände zwischen den einzelnen Punkten weisen auf eine rasche Umlaufgeschwindigkeit hin, während bei langsamer Geschwindigkeit die Punkte dicht nebeneinander angeordnet sind. Wenn die einzelnen „Punkte", wie dies eine Modifizierung der Apparatur gestattet, tropfenförmig sind, wird die Erkennung des Umlaufsinnes auch bei Ausschaltung des Papiertransportes möglich bzw. erleichtert.

Das Vkg läßt die zeitliche Aufeinanderfolge des bioelektrischen Geschehens deutlicher werden. Während bei der üblichen Ekg-Registrierung Zeitdifferenzen unter 0,01 Sek. nur sehr schwer erfaßbar sind, werden sie im Vkg häufig anschaulich dargestellt. Gerade die Zeitmarkierung des Vkg ermöglicht in manchen Fällen, so z. B. bei Schenkelblock oder bei intraventrikulären Leitungsveränderungen geringeren Grades (s. Abschnitt 13, 16, 19 und 20) eine anschauliche Beurteilung des Erregungsablaufs in Zeit und Raum, wie sie das Ekg nicht gestattet.

Man kann die Umlaufgeschwindigkeit grundsätzlich in eine lineare und in eine Winkelgeschwindigkeit unterteilen (25, 600). Eine sichere Beurteilung der Umlaufgeschwindigkeit wird durch Betrachtung des Vkg in mehreren Ebenen möglich.

g) Verhalten der P-, QRS- und T-Vektorschlingen zueinander

Normalerweise sind die P- und T-Vektorschlingen in allen drei Ebenen mehr oder weniger in den QRS-Schleifen eingeschlossen. Unter pathologischen Umständen treten die P-Schleifen (s. Abb. 32 c, frontale und sagittale Ebene), sowie insbesondere die T-Schleifen (s. z. B. Abb. 36) aus den QRS-Schleifen heraus. Im Ekg kommt dies in Form einer Diskordanz zwischen den einzelnen Zacken zum Ausdruck. Die eventuelle Abweichung der Richtung einzelner Vektorschleifen untereinander wird unter Angabe der Richtung und der Winkelgrade beschrieben.

Es wurden z. B. Änderungen des *QRS-T-Winkels* bei Hypothermie beschrieben (202, 243). Sie sind besonders bei Hypertonie von Bedeutung (327a).

Phasendifferenzen zwischen Anteilen des Ekg bei Registrierung in verschiedenen Ableitungen beeinflußen auch das Vkg, sind aber schwer und nur bei Berücksichtigung mehrerer Ebenen zu deuten. Bei Hypertrophie des linken Ventrikels wurden im Vkg Phasendifferenzen während der Repolarisation beschrieben (339).

h) Verhalten des Vektorkardiogramms im Raum

Aus der synthetischen Betrachtung der in den drei Hauptebenen registrierten Vektorschlingen gewinnt man – nach einiger Übung – eine Vorstellung über die Ausbreitung des Vkg im Raume. Dies ist gerade einer der Hauptzwecke der Vektorkardiographie. Es ist z. B. auch wichtig, sich eine Vorstellung darüber zu machen, ob die – meist schräg in den Raum gestellte –, von der QRS-Vektorschlinge begrenzte Fläche annähernd eben ist oder ob sie Verbiegungen aufweist. Manche Autoren verwenden auch Vkg, die in gegeneinander um wenige Winkelgrade geneigten Ebenen registriert sind und bei Betrachtung durch ein Stereoskop ein räumliches Bild ergeben. Wie schon oben erwähnt wurde, ist die Konstruktion von Drahtmodellen, die bei einiger Übung nur verhältnismäßig kurze Zeit beansprucht, vor allem für didaktische Zwecke sehr zu empfehlen.

Nach Untersuchungen Rijlants liegt die räumliche QRS-Schlinge bei jungen gesunden Erwachsenen meist in einer Ebene, während sie nach Herzerkrankungen häufig in 2 oder 3 Ebenen gelegen ist (506). Leichtere Verbiegungen der von der räumlichen QRS-Schlinge eingeschlossenen Fläche kommen aber nach unseren Erfahrungen auch bei Normalfällen vor und können z. B. eine Achterbildung der QRS-Vektorschlinge in der frontalen Ebene verursachen (S. Abb. 24 und 25c + d).

Zur besseren Verdeutlichung der Lage der von der QRS-Schlinge eingeschlossenen Fläche im Raum wurde die Methode der Bestimmung des *Polarvektors* angegeben (115). Es handelt sich dabei um eine Senkrechte auf der QRS-Fläche, die an jener Seite errichtet wird, wo der auf die Fläche blickende Beschauer einen positiven Umlaufsinn feststellt. Die Richtung der Polarvektoren verschiedener Vektorkardiogramme kann auch dadurch deutlich gemacht werden, daß man sie, vom Mittelpunkt einer Kugel ausgehend, aufzeichnet und ihre Schnittpunkte mit der Kugeloberfläche bestimmt.

Eine vergleichbare Methode ist die der Bestimmung des *räumlichen Ventrikelvektors* (719). Der Vektor stellt eine Senkrechte auf die Ebene dar, die durch den mittleren QRS- bzw. den mittleren T-Vektor bestimmt wird. Sie wird auf jener Seite der Ebene errichtet, wo der mittlere QRS-Vektor im Vergleich zum mittleren T-Vektor gegen den Sinn des Uhrzeigers gelegen ist.

8. Die verschiedenen Methoden der Darstellung des Vektorkardiogramms

a) Allgemeines

Es werden derzeit verschiedene Methoden zur Registrierung des Vkg angewandt. Eine Standardisierung der Methodik wird zweifellos notwendig werden. Die Vkg dieses Buches sind zum größten Teil nach der Methode von Polzer und Schuhfried geschrieben. In diesem Abschnitt soll lediglich ein kurzer Überblick über die wichtigsten derzeit geübten Ableitungsmethoden gegeben werden. Eine als beste allgemein anerkannte Methode gibt es – zum mindesten bis jetzt – noch nicht.

Auf die Bedeutung *orthogonaler Ableitungssysteme* wird von zahlreichen Autoren hingewiesen (476–478, 480, 482). Es ist allerdings nicht ausgeschlossen, daß nicht orthogonale Ableitungssysteme für das Studium und die Erkennung bestimmter Anomalien im Einzelfall diagnostisch ergiebiger sind als Methoden mit orthogonaler Anordnung.

Im weiteren Verlauf der Entwicklung wurden Ableitungssysteme entwickelt, die durch besondere Anordnung der Elektroden und Einbau von Widerständen bzw. Verstärkern eine größere Unabhängigkeit der Kurvenform von der Herzlage bzw. der Tatsache der Exzentrität des Herzens mit sich brachten. Zu diesen ,,*korrigierten Ableitungssystemen*`` gehören u. a. die von Frank, Mc Fee und Parungao (423) sowie das SVEC III-System.

Es wurden – außer den hier beschriebenen – noch zahlreiche andere Methoden angegeben, auf die aber nicht näher eingegangen werden kann (112, 152, 296, 321, 348, 381, 470). Mit Fragen der Methodik beschäftigen sich zahlreiche Arbeiten (279, 283, 319, 354–356, 412, 439, 443, 449, 477, 569, 708). Auf die Bedeutung der Beschaffenheit (280), der Zahl (80) sowie der Art der Anlegung (16, 295, 575) *der*

Elektroden wird von verschiedenen Autoren hingewiesen. Das Auftreten höherer Übergangswiderstände in den Elektroden kann zu Verformungen der Vektorschlingen, insbesondere der T-Schlingen führen. Zu ihrer Vermeidung wurde der Einbau besonderer Verstärker empfohlen (611). Die Entwicklung von *Direktschreibern* für die Darstellung des Vkg dürfte praktisch bedeutsam sein (22). In neuerer Zeit gewann auch die Verwendung von *Polaroidkameras* für die Darstellung von Vektorschlingen an Bedeutung.

b) Methodenvergleich

Derartige Untersuchungen können nach verschiedenen Gesichtspunkten durchgeführt werden: Es kann dabei zunächst die rein physikalische Richtigkeit einer Methode, vor allem auch am Torsomodell, überprüft werden. Bei der vergleichenden Beurteilung der Vektorschlingen muß besonderer Wert auf deren Richtung, Gestalt, Umlaufsinn sowie auf den QRS-T-Winkel gelegt werden. Es ist aber auch gerechtfertigt, die Methoden im Hinblick auf ihre Bedeutung für die klinische Diagnostik zu überprüfen. Vergleichende Untersuchungen mit korrigierten Ableitungssystemen ergaben:

Bei Herzmuskelinfarkt waren die Veränderungen in den Systemen von FRANK, MC FEE und PARUNGAO sowie SCHMITT und SIMONSON (SVEC III) beinahe gleichsinnig (2). Nach einer anderen Untersuchung waren die Unterschiede zwischen den Vektorschlingen, die nach den Methoden von GRISHMAN, FRANK und SCHMITT-SIMONSON (SVEC III) registriert waren, hauptsächlich auf die z-(ventrodorsale)-Achse beschränkt.

Eine vergleichende Untersuchung der Korrelation zwischen Veränderungen des Vkg und Höhe des Druckes im rechten Ventrikel bei Rechtshypertrophie ergab eine Überlegenheit der Frankschen gegenüber der Kubusmethode (244). Fragen des Methodenvergleichs wurden in zahlreichen weiteren Arbeiten behandelt (4, 63, 65, 76, 81, 82, 90, 108, 113, 114, 139, 177, 210, 213, 217, 221, 227, 264, 301, 350, 359, 482, 499, 530, 535, 545, 547, 608, 645, 686).

c) Methode nach Schellong

Es werden folgende Elektrodenanlagestellen verwendet:
1. unterhalb der Mitte des rechten Schlüsselbeins (Elektrode 1),
2. unterhalb des lateralen Endes des linken Schlüsselbeins (Elektrode 0),
3. senkrecht darunter liegende Stelle in der Höhe des linken Rippenbogens (Elektrode 3),
4. hinter dem linken Schultergelenk (Elektrode 2).

Die Verbindungslinien zwischen den Elektroden 1 und 0 sowie 0 und 3 sollen möglichst gleich lang gehalten werden. Die Elektroden 1 und 0 sind an das waagrechte Plattenpaar, die Elektroden 0 und 3 an das senkrechte Plattenpaar angeschlossen. Die synchron geschriebenen frontalen und diagonalen Vkg werden stereoskopisch betrachtet.

d) Methode nach Duchosal und Sulzer

Die Autoren verwenden ein rechtwinkeliges Koordinatensystem mit folgenden Elektrodenanlagestellen:
1. rechte Skapularlinie in Zwerchfellhöhe,
2. entsprechender Punkt links,

3. entsprechender Punkt an der Vorderfläche des Thorax rechts,
4. oberer Rand der rechten Skapula.

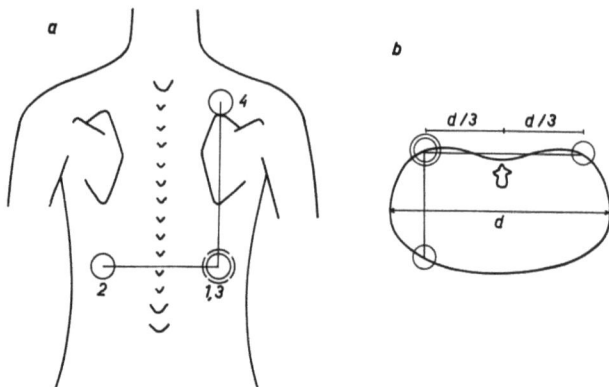

Abb. 9. *Methode nach* Duchosal *und* Sulzer.
Dextrosinistrale Achse: Punkt 1: rechte Skapularlinie in Zwerchfellhöhe. Punkt 2: linke Skapular-
linie in Zwerchfellhöhe.
Sagittale Achse: Punkt 3: an der Vorderwand des Thorax rechts, entsprechend Punkt 1. Punkt 1.
Longitudinale Achse: Punkt 4: oberer Rand der rechten Skapula. Punkt 1.

Fig. 9. *Method of* Duchosal *and* Sulzer.
Electrodes of the dextrosinistral axis: Point 1: in the scapular line on the right side of the back, in
the level of the diaphragm. Point 2: in the scapular line on the left side of the back, in the
level of the diaphragm.
Ventrodorsal axis: Point 1 and point 3 (corresponding to point 1 on the anterior chest wall).
Longitudinal axis: Point 1 and point 4 (on the superior border of the right scapula).

Die Vkg der Abb. 35b, 36, 38c, 40, 50a und 55b sind nach dieser Methode registriert. Vergleichende Untersuchungen mit der Frank-schen Ableitungsmethode
ergaben, daß die beiden Systeme für die Erfassung der Rechtshypertrophie annähernd gleichwertig seien, während die Methode nach Duchosal für die Diagnose
der Hypertrophie des linken Ventrikels leistungsfähiger sei (548).

e) Methode nach Grishman, Kubusmethode

Die Ableitungspunkte dieser Methode ergeben, wenn sie durch Verbindungslinien und entsprechende gegenüberliegende Punkte ergänzt werden, annähernd
einen Würfel („Cube-System").

Es handelt sich um folgende Stellen:

1. rechte hintere Axillarlinie in der Höhe des 1. bis 2. Lendenwirbels,
2. entsprechende Stelle links,
3. Stelle oberhalb der rechten Skapula,
4. rechte vordere Axillarlinie in derselben Höhe wie a und b.

Als Vorteile dieser Methode werden angegeben, daß zwischen den Elektroden
vorwiegend Lungengewebe (also ein annähernd homogener Leiter) liege, daß sie
einfach anzuwenden sei, daß sie mathematisch exakter als andere Methoden sei und
daß die damit gewonnenen Vkg eine besonders gute Übereinstimmung mit den
Brustwandableitungen aufweisen. Als Nachteile wurden erwähnt (545):

Die Variabilität der Abnahmestellen von Fall zu Fall sei groß und daher die Reproduzierbarkeit beschränkt.

Es wurde auch mitgeteilt, daß anteroseptale Infarkte nach dieser Methode schwerer erkennbar seien als nach der Tetraedermethode (628). Es treten bei dieser Methode stärkere Proximitätseffekte auf. Sie ist vielleicht für die Differentialdiagnose Rechtshypertrophie – Rechtsschenkelblock besonders gut geeignet. Bei einer Überprüfung der Methode wurde festgestellt, daß die Thoraxelektroden sehr exakt in der Höhe des 2. Lendenwirbels angelegt werden sollten, da es sonst zu erheblichen Fehlerquellen kommen kann (16).

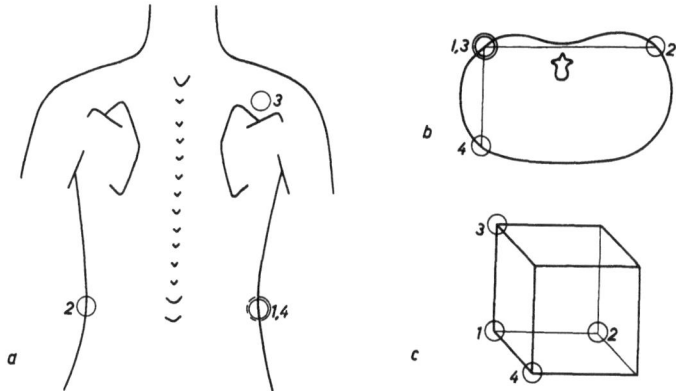

Abb. 10. *Methode nach* Grishman *(Kubusmethode)*.
1 = rechte hintere Axillarlinie in der Höhe zwischen dem 1. und 2. Lendenwirbelkörper. 2 = entsprechende Lage in der linken hinteren Axillarlinie. 3 = oberhalb der rechten Scapula. 4 = rechte vordere Axillarlinie in gleicher Höhe wie die Punkte 1 und 2.
a) = Rückenansicht des Probanden. b) = Schema eines Transversal-Leibesschnittes in Höhe der Punkte 1 oder 3. c) = Konstruktion eines Würfels („Cube") durch Ergänzung der Anlagepunkte der Elektroden.

Fig. 10. *Method of* Grishman *(Cube system)*.
1 = right posterior axillary line, in the level of the 1st or 2nd lumbar vertebra. 2 = left posterior axillary line, in the same level as point 1. 3 = over the right scapula. 4 = right anterior axillary line, in the same level as point 1 and 2.
c) shows the Grishman „cube".

f) Tetraedermethode nach Burch und Mitarbeitern

Diese zuerst von Wilson und Mitarb. (698) angegebene Methode verwendet die drei Extremitätenableitungen sowie eine Rückenelektrode, die etwa 3 cm links vom Dornfortsatz des 7. Brustwirbels angelegt wird.

Als Vorteile der Methode werden angegeben: einfache Technik (es muß nur eine Elektrode zusätzlich zu den Ekg-Elektroden angelegt werden), leichte Reproduzierbarkeit sowie die Tatsache, daß die vorhandenen Erfahrungen mit den Standardableitungen des Ekg bei dieser Ableitungsart mehr als bei anderen Ableitungsmethoden zur Deutung des Vkg herangezogen werden können. Bei einem Vergleich der Tetraedermethode mit der Kubusmethode Grishmans stellte Schaefer fest, daß diese hinsichtlich der Übereinstimmung der Vektoren mit den vorderen Brustwandableitungen bessere Ergebnisse bringe. Bei der Tetraedermethode fand er hingegen eine bessere Übereinstimmung zwischen Vkg und dorsalen Brustwand- bzw. Extremitätenableitungen (545).

Als Nachteil der Tetraedermethode wird angeführt, daß schon geringe Verschiebungen der Rückenelektrode das vektorkardiographische Bild stark verändern, ja z. B. auch zu einer Umkehr der Umlaufrichtung führen können (257). SCHAFFER empfiehlt, die Rückenelektrode höher (etwa am unteren Ende der linken Scapula) anzulegen und vertritt die Ansicht, daß ein derart modifiziertes Tetraedersystem dem „Cube-System" GRISHMANS vorzuziehen wäre (545). Die Autoren der Methode fanden bei Einführung eines künstlichen Dipols in den Ösophagus eine gute Übereinstimmung zwischen der Richtung der registrierten Vektoren und der tatsächlichen, röntgenologisch kontrollierten Lage des Dipols. Sie kommen deshalb zu dem Schluß, daß die Rückenelektrode als ebenso „entfernt" wie die Extremitätenelektroden angesehen werden kann, d. h., daß der Fehler einer zu geringen Entfernung vom Herzen auch für die Rückenelektrode nicht zutrifft. Auch GRANT befürwortet eine höhere Anlagestelle der Rückenelektrode (3–4 cm unterhalb der linken Scapula sowie etwa 3 cm links von der Mittellinie) (248). GELFAND und Mitarb. verglichen die Ergebnisse des Tetraedersystems, des GRISHMANschen Systems sowie der Elektrokardiographie bei Fällen von Rechtshypertrophie (233). Sie fanden, daß das Tetraedersystem bei Fällen geringer Rechtshypertrophie die aufschlußreichsten Ergebnisse liefere.

Vergleichsuntersuchungen an 1000 Fällen (mit autoptischen Kontrollen in 11%) ergaben gleichfalls eine bessere Darstellung der Rechtshypertrophie sowie darüber hinaus auch der Hypertrophie beider Ventrikel sowie des diaphragmalen und des rein posterioren Herzmuskelinfarktes durch die Tetraedermethode. Die Kubusmethode zeigte sich hingegen bei Linkshypertrophie, Vorderwandinfarkt sowie Links- und Rechtsschenkelblock überlegen (274). Auf Grund einer anderen Vergleichsuntersuchung zwischen den beiden Methoden wird darauf hingewiesen, daß beim Tetraedersystem die Vektorschlingen mehr nach ventral rechts und kaudal abgelenkt sind als bei der Kubusmethode (638).

g) Methode nach Polzer und Schuhfried

Diese gleichfalls orthogonale Ableitungsmethode wurde der Mehrzahl der in diesem Buche abgebildeten Vkg zugrundegelegt.

Es werden folgende Ableitungsstellen verwendet:

1. Punkt über der maximalen Herzdämpfung,
2. entsprechender Punkt in gleicher Höhe am Rücken,
3. rechte Axilla,
4. linke Axilla,
5. linke fossa supraclavicularis.

6. Punkt an der vorderen Bauchwand, der dadurch bestimmt wird, daß die Verbindungslinie zwischen den Punkten 5 und 1 von 1 nach kaudal um denselben Abstand verlängert wird. Korrespondierend zum Punkt 6 liegt am Rücken links eine weitere Elektrode (6 A), die mit dem Punkt 6 leitend ohne Ausgleichswiderstand verbunden ist.

Die Verwendung großflächiger Elektroden ist zu empfehlen (577). Eine von KAINDL, POLZER und SCHUHFRIED durchgeführte Überprüfung der Methodik, wobei elektrische Spannungen im Inneren des Hundeherzens erzeugt wurden (117, 267), ergab eine gute Übereinstimmung zwischen der röntgenologisch festgestellten Achse des Dipols und der Richtung der frontalen Vektorschlinge (333). Eine vergleichende Überprüfung verschiedener Ableitungssysteme mit dieser

Methode brachte folgendes Ergebnis: Mit der Methode nach Duchosal war die Hauptrichtung der Vektorschlingen etwas zu steil, was darauf zurückgeführt wird, daß die Rückenelektrode dem Herzen zu nahe liegt. Die Ergebnisse mit der Tetraedermethode waren uneinheitlich. Die Methode nach Polzer und Schuh-fried ergab eine ausreichende Übereinstimmung in der frontalen und sagittalen Ebene (334).

h) Methode nach Hupka und Wenger

Den Ausgangspunkt zur Schaffung dieser Methode bildeten Bestrebungen, das Vkg der Vorhöfe möglichst deutlich darzustellen. Entsprechend der von links kranial nach rechts kaudal geneigten Ebene der Vorhöfe sollte auch die transversale Ebene des Ableitungssystems eine ähnliche Neigung aufweisen. Zwei Elektroden werden an den Oberarmen angelegt. Dies entspricht einer Ableitung der Potentiale von den Schultern (Punkte 4 und 5 auf Abb. 12). Der Abstand zwischen den beiden Schultergelenken wird mit einem Meßzirkel an beiden Flanken nach unten aufgetragen. Es ergeben sich dadurch zwei weitere Ableitungspunkte (Punkt 3 und 6) an der lateralen Bauchwand (meist 1 bis 2 Querfinger oberhalb des Darmbeinkamms). Zwischen diesen vier Punkten werden Diagonalen auf die vordere Brustwand projiziert, deren Schnittpunkt die Ableitungsstelle an der ventralen Thoraxwand ergibt (Punkt 1). Diesem Punkt liegt an der dorsalen Thorax-wand die sechste Ableitungsstelle gegenüber (Punkt 2). Die Längsachse des Koordinatensystems schließt mit der Horizontalen einen Winkel von 45° ein. Diese Tatsache muß bei der Beurteilung der Richtung der frontalen QRS-Vektorschlinge berücksichtigt werden (314). Die y-Achse verläuft nicht von kranial nach kaudal, sondern von rechts oben (Punkt 5) nach links unten zur seitlichen Bauchwand (Punkt 6). Die x-Achse verläuft nicht von rechts nach links horizontal, sondern von rechts unten (Punkt 3) nach links oben (Punkt 4).

Die Längsachse kommt der Längsachse des gesunden Herzens näher als die übliche vertikale Längsachse der meisten anderen Ableitungssysteme (683).

Die Methode ist für die Erkennung von Veränderungen der P-Vektorschlingen, die größer dargestellt werden (231, 232), darüber hinaus aber auch für die Diagnose von Lageanomalien des Herzens und von beginnender Hypertrophie des linken oder rechten Ventrikels besonders geeignet, da sie Lageänderungen des Integral-vektors gegenüber sehr empfindlich ist. Weitere Vorteile der Methode sind die gute Reproduzierbarkeit sowie die Tatsache, daß an den Oberarmen großflächige Elektroden angelegt werden können, wodurch die Störanfälligkeit bei der Registrierung geringer wird. Die Vkg der Abb. 66a und 74 sind nach dieser Methode registriert.

i) Methode nach Akulinitschev

Dieses Ableitungssystem benützt Elektrodenanlagestellen, die z. T. der konventionellen Elektrokardiographie entnommen sind. Es sind dies der linke und der rechte Arm sowie die Ableitungsstellen für die Brustwandableitungen V_2, V_5 und V_9.

Die longitudinale (y-)Achse wird durch den rechten Arm und die Abnahmestelle für V_5, die dextrosinistrale (x-)Achse durch einen Punkt rechts neben dem Schwert-fortsatz und den linken Arm gekennzeichnet. Die Potentiale der anteroposterioren (z-)Achse werden von den Abnahmestellen für V_2 und V_9 abgeleitet.

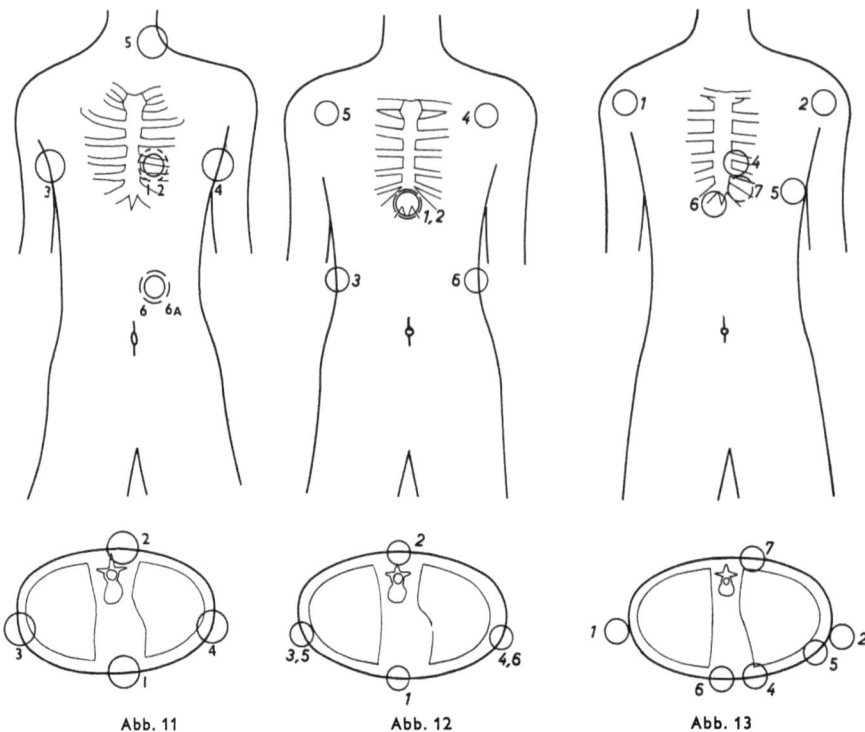

Abb. 11.   Abb. 12   Abb. 13

Abb. 11. *Methode nach* POLZER *und* SCHUHFRIED.

Punkt 1 = Über der maximalen Herzdämpfung. Punkt 2 = Korrespondierend zu Punkt 1 am Rücken (Unterbrochene Linie). Punkt 3 = In gleicher Höhe wie Punkte 1 und 2 in der rechten Achselhöhle. Punkt 4 = In gleicher Höhe wie Punkte 1 und 2 in der linken Achselhöhle. Punkt 5 = Linke Schlüsselbeingrube. Punkt 6 = Links seitlich und oberhalb vom Nabel. Diesen Punkt bestimmt man, indem man die Distanz von 5 bis 1 vom Punkt 1 aus nochmals an der vorderen Bauchwand nach unten aufträgt. Punkt 6A ist am Rücken korrespondierend zu Punkt 6 und wird mit dem Punkt 6 direkt metallisch (ohne Ausgleichswiderstand) verbunden.

Fig. 11. *Method of* POLZER *and* SCHUHFRIED.

1 = maximal heart dullness. 2 = corresponding to point 1 on the back. 3 = right axilla at the same transverse level as point 1 and 2 .4 = left axilla at the same level as point 1 and 2. 5 = left fossa supraclavicularis. 6 = the distance between point 5 and point 1 is equal to the distance between point 1 and point 6. 6A = on the back, corresponding to point 6.

Abb. 12. *Methode nach* HUPKA *und* WENGER.

Oben: Frontansicht mit Elektroden der sagittalen Achse (1 und 2), der dextrosinistralen Achse (3 und 4) sowie der longitudinalen Achse (5 und 6). Die longitudinalen und dextrosinistralen Achsen sind gegenüber orthogonalen Ableitungssystemen (bei Aufsicht auf den Patienten von ventral) um 45 Grad im Gegenuhrzeigersinn gedreht. Unten ist ein Thoraxquerschnitt mit den Elektrodenanlagestellen wiedergegeben.

Fig. 12. *Method of* HUPKA *and* WENGER.

The longitudinal and dextrosinistral axes are shifted counterclockwise by about 45°, in relation to orthogonal lead systems. 1, 2 = electrodes of the sagittal axis. 3, 4 = electrodes of the longitudinal axis. 5, 6 = electrodes of the dextrosinistral axis.

Abb. 13. *Methode nach* AKULINITSCHEV.

1 = rechter Arm, 2 = linker Arm, 4 = entsprechend V_2, 5 = entsprechend V_5, 6 = rechts neben dem Schwertfortsatz, 7 = entsprechend V_9 (links paravertebral). Die Elektroden der

Die Achsen sind gegenüber der Anordnung anderer gebräuchlicher orthogonaler Systeme um etwa 45 Grad verdreht. Dies bedingt eine gewisse Ähnlichkeit mit dem Ableitungssystem nach HUPKA und WENGER. Die Proximitätseffekte (die vorwiegend durch die Ableitung von V_2 und V_5 bedingt sind) werden nicht ausgeglichen.

j) Methode nach Laufberger

Es handelt sich um ein orthogonales Ableitungssystem mit WILSONschen Bezugselektroden.

Im Gegensatz zum Vektorkardiogramm, das aus zwei elektrokardiographischen Komponenten entsteht, wird beim Spatiokardiogramm eine dritte Komponente berücksichtigt.

Das elektrische Zentrum befindet sich 3 cm ventral und 4 cm links von dem anatomischen Mittelpunkt einer transversalen Ebene, die 12 cm unterhalb der fossa jugularis gelegen ist. Im elektrischen Zentrum schneiden sich 3 aufeinander senkrechte Achsen. Dort, wo die Achsen auf die Körperoberfläche auftreffen,

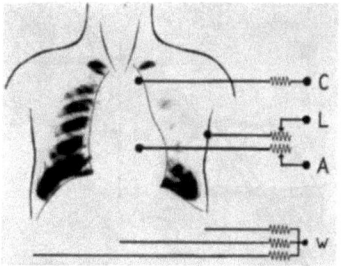

Abb. 14. *Methode nach* LAUFBERGER.
C, L und A = Elektroden der orthogonalen Ableitungsachsen. W = WILSONsche Sammelelektrode.

Fig. 14. *Method of* LAUFBERGER.
C, L and A = Electrodes of the orthogonal axes.
W = Central terminal (WILSON).

werden 3 Elektroden angelegt (C, L, A). Die Verstärker werden nach bestimmten Korrekturkoeffizienten eingestellt. Als indifferente Elektrode dient eine Wilsonsche Sammelelektrode.

Das Spatiokardiogramm ist eine zweidimensionale Darstellung einer Raumkurve. Das transversale Vkg bildet die Basis der Kurven. Die Potentialdifferenzen der Y-Achse in jeder Millisekunde werden als vertikale Komponente hinzugezeichnet. Die Potentialentwicklung wird nach oben aufgetragen, wenn die Potentiale positiv sind und nach unten, wenn sie negativ sind. Das sich daraus ergebende Bild enthält eine Darstellung aller 3 Koordinaten in einer Ebene.

---

longitudinalen (y-)Achse sind die Punkte 1 und 5, die der dextrosinistralen (x-)Achse die Punkte 2 und 6, die der anteroposterioren (z-)Achse die Punkte 4 und 7. Unten wird die Anlage der Elektroden in der Ansicht auf den Thorax von kranial dargestellt.

Fig. 13. *Method of* AKULINITSCHEV.

Electrodes of the y-(longitudinal) axis: Nr. 1, right arm and Nr. 5, ECG-lead V 5. Electrodes of the x-(dextrosinistral) axis: Nr. 6, on the right anterior chest wall near the processus ensiformis and Nr. 2, left arm. Electrodes of the z-(anteroposterior) axis: Nr. 4, ECG-lead V_2 and Nr. 7, ECG-lead V_9.

k) Methode nach H. und Z. Kowarzyk und Mitarb.
(Diamantoidsystem)

Dieser sowie der nachfolgend beschriebenen Methode von Rijlant liegt ein Ableitungsprinzip zugrunde, bei dem ein Netzwerk von Widerständen verwendet wird. Auf theoretische Einzelheiten kann hier nicht näher eingegangen werden.

Als Diamantoid wird ein Netzwerk von Widerständen bezeichnet, das 30 Eingangs- und 30 Ausgangspunkte untereinander verbindet. Die Eingangspunkte werden von 30 Elektroden von der Körperoberfläche des Probanden aus gespeist. Die Ausgangspunkte werden mit den 30 Eckpunkten eines regulären Ikosadodekaeders verglichen, der 15 Symmetrieachsen besitzt. Dieses Netzwerk mit 15 Sym-

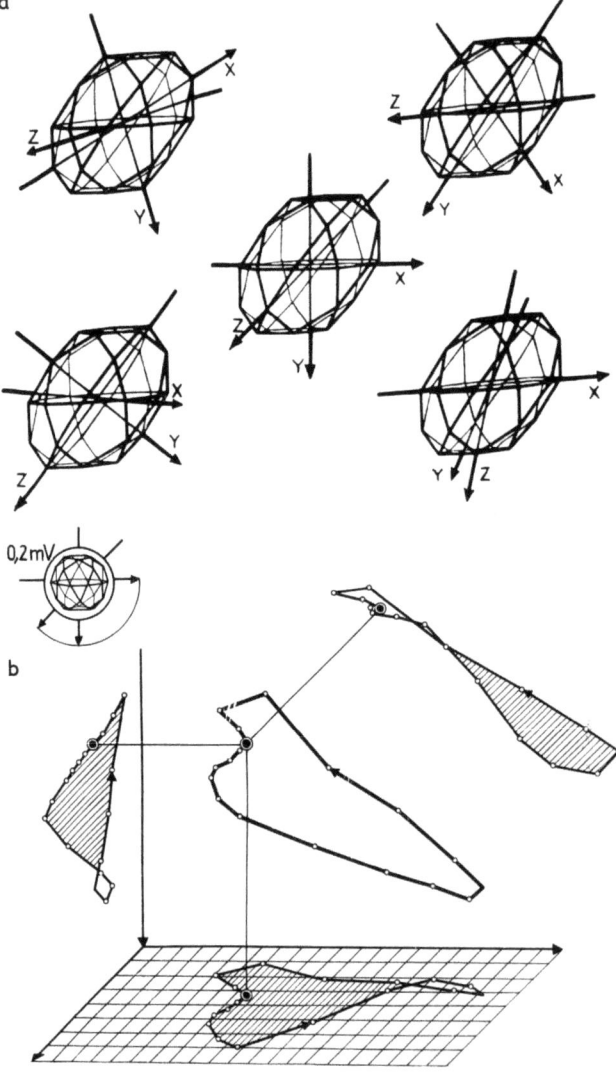

Abb. 15.

Methode nach H. und Z. Kowarzyk und Mitarbeitern.

a) Schema des Diamantoid-Netzwerkes mit Darstellung der fünf orthogonalen Achsensysteme.

b) Vkg, nach dem Diamantoid-Ableitungssystem registriert. Links oben eine Skala zur Amplitudenmessung der Ausschläge in den einzelnen Flächenprojektionen.

Fig. 15. *Method of H. and Z. Kowarzyk and coworkers.*

a) Scheme of the diamantoid network with the axes of five orthogonal lead systems.

b) VCG, recorded with the diamantoid network system.

metrieachsen am Ausgang ergibt 5 orthogonale Dreiachsensysteme (Abb. 15a). Jedes dieser Systeme kann als vektorkardiographisches Ableitungssystem benützt werden. Man kann grundsätzlich aus jedem der 5 Achsensysteme je ein räumliches Vkg ableiten, wobei unter Berücksichtigung der verschiedenen räumlichen Lage nur geringe Abweichungen (maximal 6% der Vektorlänge und 9 Winkelgrade der räumlichen Vektorrichtung) der Ergebnisse der 5 Systeme untereinander vorkommen.

Die Abb. 15a zeigt die möglichen Richtungsvariationen der Koordinaten der Vkg-Ableitungsachse.

Die elektrischen Verhältnisse am Ausgang des Diamantoids entsprechen nach Angaben der Autoren annähernd einem sphärischen Dipolfeld. Die genaue Anordung der 30 Elektroden an der Körperoberfläche ist ohne wesentlichen Einfluß auf die Größe des manifesten Vektors, beeinflußt allerdings dessen Winkelgröße.

l) Methode nach Rijlant

Die Potentiale werden durch ein Netzwerk von 72 Elektroden abgeleitet. Die Elektroden sind in 6 horizontalen Reihen mit je 12 Einzelelektroden am Rumpf (Thorax und Abdomen) angelegt. Alle Elektroden befinden sich an der Innenfläche eines hemdartigen Gewandes. Durch Anziehen des elastischen Hemdes und Fixierung an der Körperoberfläche mit Spangen kann man alle Elektroden gleichzeitig kontaktsicher an der Körperoberfläche anbringen. Die von den einzelnen Punkten des Rumpfes abgeleiteten Potentiale werden über ein Netzwerk von 2400 Widerständen den Verstärkern und Elektronenrechnern zugeleitet. Die Komponenten der drei Achsen x, y und z können durch Kathodenstrahloszillographen als Vektorkardiogramme sichtbar gemacht und photographiert werden. Die Haut der untersuchten Personen muß vor der Elektrodenanlage mit einer Paste eingerieben werden, um gute Kontakte zu gewährleisten.

Die Vielzahl der Elektroden und die Nivellierung der Nahpotentiale durch das Netzwerk von Widerständen werden als Vorteile der Methode betrachtet. Die Verwendung von Elektronenrechenanlagen ermöglicht bei der vom Verfasser als „multidipolar" bezeichneten Methode prinzipiell weitergehende Auswertungen als die Darstellung der elektrokardiographischen Komponenten der Vektorkardiogramme (510).

m) Methode nach Frank

Es werden 7 Elektroden verwendet. 5 Elektroden werden in Höhe des 5. ICR, am Sternalansatz der Rippen gemessen, angebracht. Eine dieser Elektroden (E) liegt über der Mitte des Sternums, eine (M) über der Wirbelsäule, je eine rechts (I) und links (A) in der mittleren Axillarlinie. Man konstruiert gedanklich einen Schnittpunkt der Verbindungslinien von E zu M und von I zu A. Von diesem Schnittpunkt führt man eine Linie, die mit den Verbindungslinien des Schnittpunktes zu den Punkten E und A einen Winkel von 45° einnimmt, zum Präkordium links, wo eine fünfte Elektrode (C) in derselben Höhe angebracht wird. Eine Elektrode (H) wird am Nacken 1 cm rechts von der Mittellinie in Höhe des Halsansatzes angebracht, eine Elektrode (F) ist am linken Bein lokalisiert. Die Lage dieser Elektrode ist dieselbe wie die der Ekg-Elektrode für das linke Bein. Die von den einzelnen Elektroden abgenommenen Spannungen werden über ein Netzwerk von Widerständen den Vkg-Verstärkern zugeführt. Die Methode ist gegenüber Änderungen der Anlage der 5 zirkulären Thoraxelektroden verhältnismäßig empfindlich.

n) Methode nach Schmitt und Simonson (SVEC III)

Die Autoren teilen zur Beschreibung der Elektrodenanlagestellen den Thorax in Oberflächensegmente ein, die je etwa 30 Winkelgrade umfassen. Das ventrale Segment erhält die arabische Ziffer 1, bei Betrachtung von kranial im Uhrzeigersinn fortschreitend werden die Abschnitte mit „2" bis „12" bezeichnet. Die Elek-

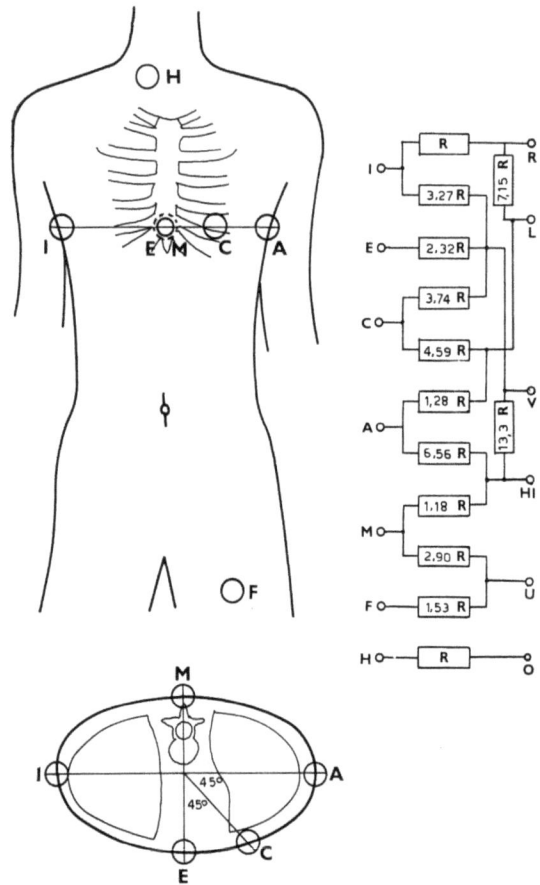

Abb. 16. *Methode nach* FRANK.

Punkt E = 5. ICR, in der Mitte des Sternums. Punkt M = In gleicher Höhe wie Punkt E, in der Linie der Dornfortsätze am Rücken (Unterbrochene Linie). Punkt I = In gleicher Höhe wie Punkt E, in der mittleren Axillarlinie rechts. Punkt A = In gleicher Höhe wie Punkt E, in der mittleren Axillarlinie links. Punkt C = An der vorderen Brustwand links. Die von M zu E und von I zu A verlaufenden Linien schneiden einander mit Winkeln von je 90°. Die vom genannten Schnittpunkt zu C verlaufende Linie bildet mit den zu E und A laufenden Linien einen Winkel von je 45°. Punkt H = Am Nacken 1 cm rechts von der Mittellinie in Höhe des Halsansatzes. Punkt F = Anzulegen wie die Ekg-Elektrode für das linke Bein. Unten ist ein Thoraxquerschnitt mit den in der Höhe des Punktes E liegenden 5 Elektroden dargestellt. Rechts ist das Netzwerk der Widerstände dargestellt. R = Widerstand zwischen 25 und 100 Kiloohm. Ein gebräuchlicher Wert ist 50 Kiloohm. R, L = Verstärkereingänge der z-Achse. V, HI = Verstärkereingänge der x-Achse. U, O = Verstärkereingänge der y-Achse.

troden sind zwischen der Brust- bzw. Rückenelektrode und den Elektroden in den mittleren Axillarlinien gleichmäßig verteilt. Zur Bestimmung der Höhenlage am Thorax werden die Interkostalräume angegeben, die mit römischen Ziffern bezeichnet werden. Ein Punkt V 7 wäre demnach in Höhe des 5. ICR (V) und in der Mitte des Rückens (Segment 7) gelegen. Die Höhe der Interkostalräume wird am Sternalansatz der Rippen bestimmt.

Die Elektroden der x-Achse befinden sich an den Punkten V 3 und V 11 sowie an beiden Armen. Die Anschlüsse von V 3 und vom rechten Arm führen über Widerstände von je 100 Kiloohm zum Verstärker. Von V 11 und von einer Elektrode am linken Arm werden die Potentiale gleichfalls über Widerstände von je 100 Kiloohm an den Verstärker angeschlossen. Zur Messung der Potentiale der z-Achse dienen 4 ventrale sowie 4 dorsale Elektroden. Eine davon (Punkt III 12) wird über einen Widerstand von 70 Kiloohm, die drei anderen Elektroden (III 2, VI 12 und VI 2) werden über je 100 Kiloohm angeschlossen. Am Rücken liegen 4 Elektroden, die die Potentiale von III 6, III 8, VI 6 und VI 8 über je 100 Kiloohm ableiten. Die Elektroden der y-Achse liegen an der Stirn und am linken Bein.

Es wird ein Netzwerk von Widerständen dazu verwendet, um die Verstärkung des x-Kanals auf 75% der Verstärkung des z-Kanals und diejenige des y-Kanals auf 71% der Verstärkung des z-Kanals einzustellen. Die Autoren empfehlen mit Nachdruck die Verwendung von Verstärkern zwischen den Elektroden und den Netzwerken, damit die durch die Elektrodenwiderstände bedingten Fehler und Verzerrungen der Kurven so gering als möglich werden.

Die Methode ist, ebenso wie die von McFee und Parungao bzw. jene von Frank ein korrigiertes Ableitungssystem, bei dem die Proximitätseffekte durch ein Netzwerk von Ausgleichswiderständen vermindert wurden.

o) Methode nach McFee und Parungao

Es handelt sich um ein orthogonales Ableitungssystem mit folgenden Elektrodenanlagestellen:

Drei Elektroden (in der Abb. 18 mit „1" bezeichnet) an der vorderen Brustwand, an den Ecken eines gleichseitigen Dreiecks angeordnet, dessen Basis kaudal liegt und dessen Mittelpunkt 2 cm vom linken Sternalrand entfernt im 5. ICR lokalisiert ist. Die Entfernung der Elektroden vom Dreiecksmittelpunkt beträgt je 6 cm. Dies gilt für Erwachsene zwischen 1,4 und 2,0 m Körpergröße. Bei Kindern verringern sich die Abstände proportional der Körpergröße. Eine weitere Elektrode (Punkt 2 in Abb. 18) befindet sich korrespondierend zum erwähnten Dreiecksmittelpunkt am Rücken links. Die Elektroden 3 und 4 liegen an den Thoraxseitenwänden rechts (3) und links (4) an der Grenze des ersten und zweiten Drittels der Entfernung zwischen vorderer Brustwand und Rücken. Die Elektrode 3 und ein in der Mitte zwischen den beiden Elektroden 4 liegender Punkt befinden sich in Höhe des Punktes 2. Die Elektroden 4 sind beim Erwachsenen voneinander 11 cm entfernt, bei Kindern verringert man den Abstand proportional der Körpergröße. Die Elektrode 5 liegt an der linken Seite des Halses. Die Elektrode 6 liegt am linken Bein. Bei Dextrokardie werden die an der linken Körperhälfte anzulegenden Elektroden sinngemäß rechts angebracht. Die Elektroden 1 werden über Ausgleichswiderstände von je 100 Kiloohm, die Elektroden 4 über solche von je 66 Kiloohm zusammengeschaltet.

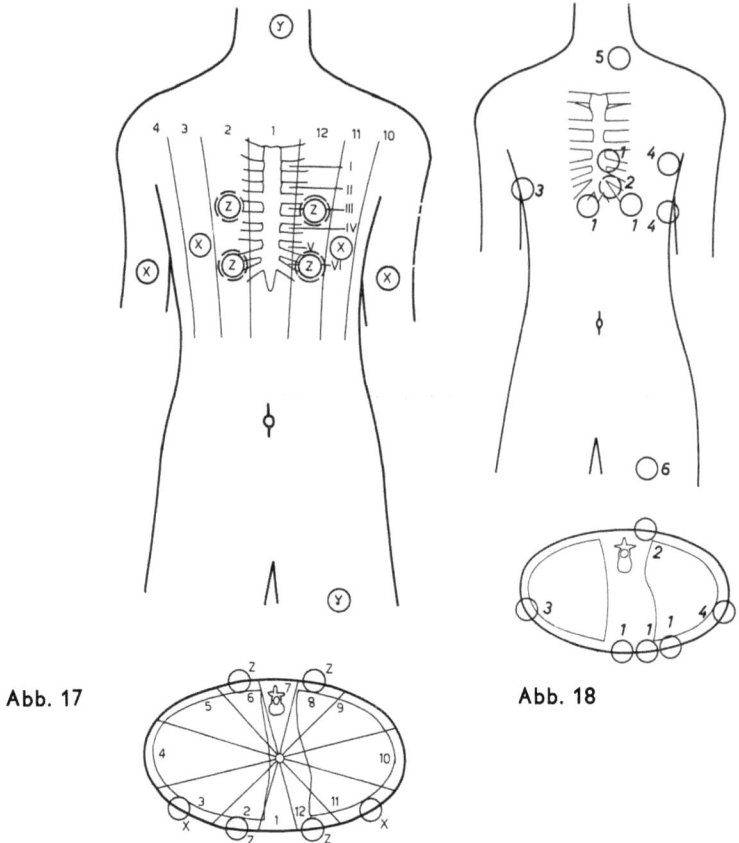

Abb. 17

Abb. 18

Abb. 17. *Methode nach* SCHMITT *und* SIMONSON *(SVEC III).*

y = Elektroden der y-Achse an der Stirn und am linken Bein. z = Elektroden der z-Achse, in den Positionen III 12, III 2, VI 12 und VI 2 sowie am Rücken in III 6, III 8, VI 6 und VI 8. x = Elektroden der x-Achse: Zwei Elektroden werden entsprechend der elektrokardiographischen Ableitung I am rechten und am linken Arm angelegt, zwei weitere Elektroden befinden sich über den Punkten V 3 und V 11. In den beiden Zeichnungen sind die Oberflächensegmente, deren jedes etwa 30 Winkelgrade umfaßt, mit arabischen Ziffern beschriftet. Die römischen Zahlen geben die Interkostalräume an. Im unteren Teil der Abbildung wird ein Thoraxquerschnitt dargestellt, an dem die einzelnen Segmente sowie die Elektrodenanlagestellen der x- und z-Achsen erkennbar sind.

Abb. 18. *Methode nach* MC FEE *und* PARUNGAO.

Punkt 1 = Drei Elektroden an der vorderen Brustwand bilden ein gleichseitiges Dreieck, dessen Basis kaudal liegt. Die Elektroden werden über Ausgleichswiderstände von je 100 Kiloohm miteinander verbunden. Das Zentrum des Dreiecks liegt im 5. ICR, 2 cm links vom linken Sternalrand entfernt. Punkt 2 = Korrespondierend zum Zentrum der Punkte 1 am Rücken (Unterbrochene Linie). Punkt 3 = Rechtsthorakale Elektrode, an der Grenze zwischen 1. und 2. Drittel der Entfernung zwischen vorderer Brustwand und Rücken in Höhe des Dreieckszentrums der Punkte 1 lokalisiert. Punkt 4 = Je 5,5 cm oberhalb und unterhalb der Ebene des Dreieckszentrums der Punkte 1, an der Grenze zwischen 1. und 2. Drittel der Entfernung zwischen der vorderen Brustwand und Rücken linksthorakal gelegen. Punkt 5 = Linke Seite des Halses (bei Dextrokardie rechts). Punkt 6 = Linkes Bein (bei Dextrokardie rechts). Unten sind an einem schematischen Thoraxquerschnitt etwa in Höhe des Punktes 2 die im weiteren Bereiche dieser Ebene liegenden Elektroden eingezeichnet.

Die Verwendung mehrerer Elektroden für die x- und z-Achsen dient zur Vermeidung von Proximitäts- und Exzentritätseffekten. Die Methode ist im Vergleich zu anderen Ableitungssystemen gegenüber fehlerhafter Elektrodenanlage verhältnismäßig unempfindlich. Die Verstärkung wird in allen drei Ableitungsachsen (x, y und z-Achse) in gleicher Intensität eingestellt. Nach Untersuchungen am Thoraxmodell ist lediglich bei sehr langem flachem Thorax die Empfindlichkeit der sagittalen Ableitung etwas verändert

Die Vkg der Abb. 45 b rechts und 66 b rechts sind nach dieser Methode registriert. Die sagittalen Vektorschlingen entsprechen einer Betrachtung von rechts.

Zur Vereinfachung der Methodik wurde die Verwendung von Brustwandelektroden aus Plexiglas empfohlen (180 a).

p) Methode nach Jouve, Buisson und Bergier

Die Methode beruht auf dem Ableitungssystem eines Trihedrons. Es werden 3 unipolare Ableitungen verwendet. Im Hinblick auf die individuellen Verschiedenheiten des Körperbaues (Thoraxform und -größe, Herzlage) wird auf die Kompensation der sich daraus ergebenden Fehlermöglichkeiten besonderer Wert gelegt. Mit Hilfe sogenannter „spiegelbildlicher Ekg" wird der „Nullpunkt" bestimmt. Diese Ekg sind in ihrer Form, nicht aber notwendigerweise in ihrer Amplitude den an der gegenüberliegenden Thoraxseite registrierten Ekg ähnlich, wobei sie sich allerdings spiegelbildlich verhalten. Die Elektroden werden am Thorax solange nach aufwärts und abwärts sowie nach dorsal und ventral bewegt, bis die LISSAJOUschen Figuren gerade sind. Als Hinweis auf die richtige Elektrodenlage kann es angesehen werden, daß die entsprechenden unipolaren Ableitungen mit und ohne die WILSON-sche Sammelelektrode einander gleichen.

Die Methode bewährte sich besonders für Forschungsarbeiten, so z. B. auch für den Vergleich verschiedener vektorkardiographischer Ableitungsmethoden.

q) Methoden zur stereoskopischen Darstellung des Vektorkardiogramms

Derartige Methoden, die zum Teil darauf beruhen, daß gleichzeitig zwei Vektorkardiogramme registriert werden, deren Ebenen gegeneinander um einen bestimmten Winkel gedreht sind, wurden von verschiedenen Autoren angegeben: (30, 147, 266, 365, 429, 566, 650).

r) Methoden der Körperoberflächenpotentialaufzeichnung (Taccardi, Amirov, Spach u. a.)

Im Rahmen der Grundlagenforschung auf dem Gebiete der Vektorkardiographie werden in einzelnen Instituten Körperoberflächenpotentiale mittels einer Vielzahl von Elektroden abgeleitet (16 a, 612, 613, 630). Die Auswertung der streng synchron registrierten Potentiale ermöglicht es, Karten mit Isopotentiallinien zu zeichnen, die zum jeweiligen Zeitpunkt die Potentialverteilung über der ganzen Körperoberfläche anzeigen. Durch Vergleich der zeitlich aufeinanderfolgenden Isopotentialkarten kann für verschiedene Krankheitsbilder ein jeweils charakteristisches Muster der Potentialverteilung und der zeitlichen Entwicklung dieser gefunden werden.

9. Von den Elektroden zum Computerergebnis

Die Vektorkardiographie erscheint für die Auswertung durch datenverarbeitende Maschinen sehr geeignet. Für den Kliniker ist das Hauptanliegen die diagnostische, ja vielleicht sogar die therapeutische Aussage der Methode.

Bestimmte Einzelheiten der elektrokardiologischen Manifestation können durch die räumlichen Vektorschlingen besonders deutlich dargestellt werden. Die klassischen zwölf Ekg-Ableitungen brachten bis jetzt nicht mehr Informationen für den Kliniker als die automatische Analyse der drei skalaren Vkg-Komponenten der x-, y- und z-Achse. Ein Problem entsteht für den Arzt auch durch die Mühe und den Zeitaufwand, die zur Befundung der Vektorschleifen erforderlich sind. Hier kann die Allzweckrechenanlage mit ihren allgemeinen Möglichkeiten der Datenaufnahme, -speicherung, -verarbeitung und -ausgabe sinnvoll eingesetzt werden. Zum Verständnis der Datenverarbeitung im Gebiete der Vektorkardiographie ist es notwendig, den Begriff der Digitaldatenverarbeitung kennenzulernen, die Probleme der Datenaufnahme zu studieren und aus der Sicht der Datenverarbeitung zu betrachten. Ein Analogsignal ändert seine Größe kontinuierlich mit der Zeit. Ein Digitalsignal bringt die Größe des Analogsignals zur gegebenen Zeit durch einen entsprechenden diskreten numerischen Wert zum Ausdruck.

Die Potentiale der Vektorkardiogramme werden mit Hilfe von Elektroden von der Körperoberfläche abgeleitet und, wie üblich, verstärkt, wobei es vorteilhaft ist, Störquellen zu berücksichtigen und auszuschalten. Die Lösung dieser Probleme soll am Beispiel einer automatischen Vkg-Analyse gezeigt werden. Die Ergebnisse einer derartigen Analyse können in verschiedener Form gewonnen werden: Tabellen, Diagramme und gedruckte Texte. Es wäre ein Irrtum, anzunehmen, daß die Aufzeichnung der Daten von der Verwendung großer Computer abhängig ist. Eine der zwei wesentlichen Methoden ist die Digitalaufzeichnung, die zweite Methode ist die sogenannte Analogdatenverarbeitung, deren Signale direkt vom Vkg- oder Ekg-Verstärker übernommen werden können. Im Untersuchungsraum können kleine Analog- oder auch Digitalcomputer verwendet werden. Die Größe und Kompliziertheit der Geräte in Computerzentren nimmt mit den Anforderungen zu.

Ein Blick in ein Computerzentrum läßt die Informationsträger der Datenein- und -ausgabe erkennen: Lochkarten, Magnetbänder, Rollen gelochter Papierstreifen und Tastaturen an besonderen elektrischen Schreibmaschinen zur Markierung der Lochkarten oder -streifen.

Der Computer selbst hat einen rasch arbeitenden Datenspeicher, der meist als Magnetkernspeicher eingeführt ist und ein Steuerwerk, das die mathematischen oder logischen Operationen eines gegebenen Programmes in kurzer Zeit durchführen kann. Das Programm besteht aus einer Serie von Befehlen, die in allen Einzelheiten durch einen Programmierer gegeben werden müssen. Dieses Programm muß mit den Eingabedaten in die Maschine eingelesen werden. Die Maschine hat keine Intelligenz im menschlichen Sinne und verarbeitet kritiklos alle Aufträge, mit Ausnahme solcher, die technisch undurchführbar sind. Sie verarbeitet die Befehle des Programmierers schnell, fehlerlos und systematisch. Neben der zentralen Recheneinheit des Computers finden sich externe Speichereinrichtungen, die ebenfalls Daten, Programme und Zwischenresultate speichern können. Es stehen dafür Magnetbänder, -trommeln und andere Servomechanismen zur Verfügung.

Die elektrischen Signale der Ekg- und Vkg-Kurven sind Analogdaten, deren Größe sich stetig ändert. Die Eingabe des Computers verlangt jedoch eine Reihe diskreter Werte und somit Zahlen, die die Kurven bestimmen. Will man der Rechenanlage Vkg- oder Ekg-Daten zuführen, wird eine Analog-Digitalumwand-

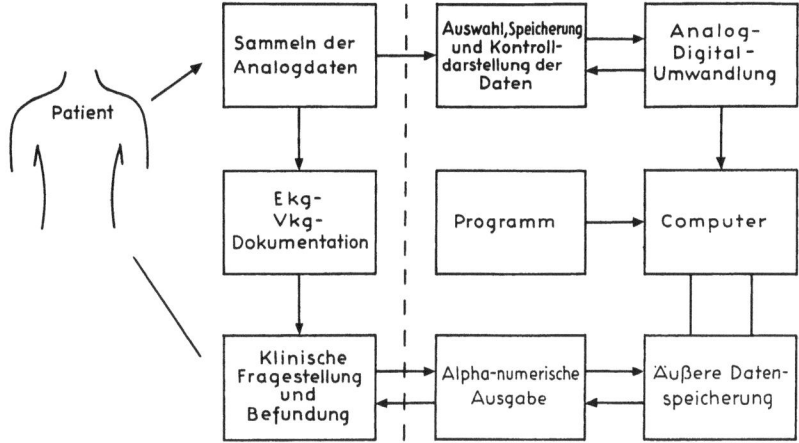

Abb. 19. *Ekg- und Vkg-Datenverarbeitung, Übersicht.*
Der linke Teil des Schemas zeigt Hilfseinrichtungen zur elektronischen Datenverarbeitung am Krankenbett. Auf der rechten Seite der strichlierten Linie sind die eigentlichen datenverarbeitenden Elemente und deren Zusammenhänge dargestellt.

Fig. 19. *ECG- and VCG-recording and processing system.*
The figure on the left side of the dotted line shows the bedside part of the equipment with data collection, ECG and VCG documents and clinicians questions and decisions. On the right side, the data processing system is shown with selection, store and screening of the data, analog-digital conversion, computer with program, external memory (file) and alphanumerical printout of the data.

lung notwendig, die entweder manuell oder automatisch durchgeführt werden kann. Manuell bedeutet, daß die Amplituden der x-, y- und z-Komponenten in gewissen Zeitabständen gemessen und mittels einer Tastatur auf Informationsträger übertragen werden.

Automatisch bedeutet, daß eine elektronische Einrichtung die Spannung in numerische Werte umwandelt. Durch einen Ausbau der Automatik können modifizierte Signale direkt oder mit Hilfe von Bändern an die Anlage weitergegeben werden.

a) Analog–Digitalumwandlung

In der Technik und in der Datenverarbeitung wird häufig der Ausdruck „Signal" verwendet. Darunter versteht man die veränderliche elektrische Spannung oder die Stromstöße, die die Informationen im Apparat weiterleiten. Eine bei der Verarbeitung von Ekg-Daten häufig gebrauchte Verhältniszahl S/N (signal to noise) ist diejenige, die den Teil der Spannungsänderungen, der informationstragend ist, jenem Teil gegenüberstellt, der durch Störungen, wie z. B. leichtes Muskelzittern, hervorgerufen wird. Das entspricht dem Verhältnis der Aufzeichnungsverstärkung zur Größe der zufälligen Schwankungen des Aufzeichnungskanals mit Einschluß der Variationen der Dicke der Aufzeichnungslinie. Für die Maximalamplitude entspricht dieses Verhältnis dem dynamischen Arbeitsbereich des Systems.

Ein Analogsignal hat eine mit der Zeit ablaufende kontinuierliche Amplitudenveränderung. Die Amplitude des Analogsignals kann jeden Wert innerhalb des erwähnten dynamischen Arbeitsbereiches besitzen. Die morphologischen Eigenheiten der Elektro- oder Vektorkardiogramme können als Analogsignal mit Hilfe eines Oszillographen dargestellt werden.

Wenn ein Digitalcomputer zur Verarbeitung der Daten verwendet werden soll, ist es notwendig, die Analogwerte in eine Serie von Digitalwerten oder in andere verschlüsselte Impulse umzuwandeln. Die Digitalwerte können eine oder zwei verschiedene vorgegebene Größen haben, die Impulse können zur gegebenen Zeit auch fehlen. Das Informationsgrundelement ist das „bit", das durch die Position des Impulses in bezug auf die der anderen Impulse charakterisiert ist. Nicht die Größe des Impulses, sondern dessen Position besitzt Aussagewert. Die Digitaldaten entsprechen einer Kombination von „bits", die den numerischen Wert der Amplitude anstelle der Amplitude selbst darstellen.

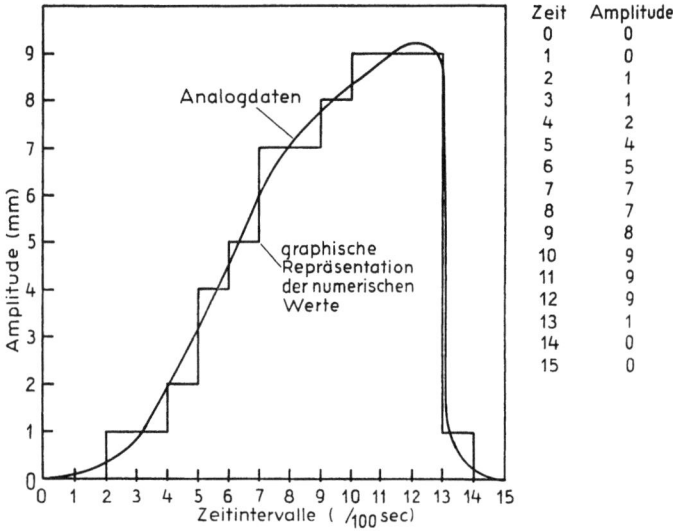

Abb. 20. *Beispiel einer Analog-Digitalumwandlung.*
Das Analogsignal wird innerhalb des Gerätemeßbereiches in Digitaldaten umgewandelt, die eine stufenartige Entwicklung während des Zeitablaufs zeigen. Die Feinheit der Teilung der Amplitudenskala ist mit ein Maß für das Auflösungsvermögen des Systems. Im rechten Teil der Abbildung sind die zur Zeit der Einzelmessungen festgestellten Amplituden tabellarisch dargestellt.

Fig. 20. *Analogue and quantified data.*
The original analogue electrical signal gives a curve, which can assume any amplitude in the range of the oscilloscope. Once quantified in time and amplitude, the curve corresponding to numerical values looks like irregular stairs with definite levels. Depending on the encoder-decoder, the steps can be made as small as the noise level allows. The time and amplitude characterising each sample of the series of these curves are shown at right, for the ten level scale.

Es ist möglich, die verschlüsselten Impulse wieder zu entschlüsseln und sie mit Hilfe einer Kathodenstrahlröhre sichtbar zu machen, wodurch die Größe der Digitaldaten beobachtet werden kann. Dabei kann festgestellt werden, daß bereits eine Analog-Digitalumwandlung stattgefunden hat, da die Kurve nicht mehr kontinuierlich, sondern als Treppenkurve erscheint.

Die Genauigkeit steigt mit der Zahl der für den Arbeitsverstärkungsbereich zur Verfügung stehenden Unterteilungswerte der Amplitude. Die gegebene Zahl der Skalenzwischenwerte ist ein Kompromiß zwischen den finanziellen Möglichkeiten und der nötigen Präzision. Digitalaufzeichnungen mit hohem Auflösungsvermögen benötigen unter anderem breite Magnetbänder und hohe Bandlaufgeschwindigkeit.

Für das gebräuchliche skalare Ekg in der klinischen Praxis ist der Auflösungsbereich für das Papier mit $\pm$ 25 mm Breite selten besser als $\pm$ 0,25 mm. Dies entspricht einem Verhältnis 1:100. Dazu kommt eine zusätzliche Meßungenauigkeit von einigen Prozenten. Um ein tatsächliches Auflösungsvermögen von 1:100 zu erzielen, sollte man für den ganzen Meßbereich 200 bis 250 Unterteilungen wählen. Bei dem binären Weg der Speicherung, wie er in Computern derzeit angewendet wird, entsprechen etwa 250 Unterteilungen einem 8-bit-Wort ($2^8 = 256$). 500 oder 1000 Unterteilungen können jedoch noch genauere Analysen von Elektrokardiogrammen mit sehr geringer Amplitude ermöglichen (9- und 10-bit-Wort).

Bei einer Unterteilung in weniger als 200 Stufen werden morphologische Einzelheiten, die oft wesentlich sind (z. B. feine Knotungen und Aufsplitterungen), vernachlässigt. Bei der Vkg-Analyse wäre dadurch die Beurteilung der Umlaufgeschwindigkeit sehr erschwert.

Außerdem wäre der finanzielle Aufwand, der für die Aufzeichnung höherfrequenter Kurvenschwankungen mit mehreren hundert Hertz nötig, für die übrigen Analysen jedoch nicht gebräuchlich ist, wesentlich höher. Die Analog-Digitalumwandlung kann sowohl in Computerzentren als auch in Untersuchungsräumen eines Krankenhauses vorgenommen werden. Wir bevorzugen den zweiten Weg, da dabei gleichzeitig die in Analogsignale rückgewandelten Digitalwerte am Oszilloskop sichtbar gemacht und kontrolliert werden können.

Die Abb. 21 zeigt die Ausrüstung eines für die Zwecke der Vektorkardiographie eingerichteten Digital-Magnetbandcomputerlaboratoriums.

b) Datensammlung und -verwertung, Identifizierung und Auswahl der Daten

Das Vkg wird mit Hilfe von drei Ableitungen ausgewertet. Vektorkardiographische Studien erfordern jedoch einen vierten Verstärkerkanal. Dadurch ergibt sich die Möglichkeit, eine zusätzliche Ekg-Ableitung, eine Zeitbezugsmarkierung oder andere Kurven gleichzeitig mit dem Vkg zu registrieren. Vor der Verwertung der den Verstärkerausgängen entnommenen elektrischen Signale ist es notwendig, die bereits erwähnten Schwankungen der Nullinie und jene Knotungen oder Zacken, die als technische Störungen erkannt werden können, zu entfernen. Zur Beseitigung der Schwankungen der Nullinie kann eine Automatik verwendet werden, die einen Ausgleich während der Diastole durchführt. Weitere Schwierigkeiten entstehen durch Fehler, die vorwiegend den Kurvenverlauf der Zwischenstücke und T-Zacken bzw. -schleifen betreffen und durch die kapazitive Kopplung der Verstärkerübertragungselemente hervorgerufen werden (479, 567). Obwohl für die konventionelle Elektrokardiographie eine Zeitgenauigkeit von $^1/_{100}$ Sek. ausreichend ist, ist für die Zwecke der Vektorkardiographie ein Gleichlauf von mehr als $^1/_{1000}$

Tab. 1. Beispiele zur Speicherung von Analogdaten in der Kardiologie.

Minimalerfordernisse / Verwendung	Hertz	Spuren	Kanäle	Art der Modulation	Aufnahme- u. Wiedergabeköpfe	Art der Köpfe
Ekg, Monitor	0–45 (0–100)	1 (2)	1 (2)	PRM (PDM)	oder	Audio
Phono	30–2500	1	1	DR	und/oder	Audio
Ekg für Datenverarbeitung	0–45 (0-200)	1 +1	1 FC	FM (DR)	(oder) und	Audio
Ekg-portable	0–40	1 (oder) 2	1 (+ FC?)	FM	Spezial-gerät	Spezialger. (Flux)
Ekg + Piezo-Monitor (oder Phono)	0–500 (0–2500)	2 4	2 4	PM FM	und	Audio Spezial
Vkg + Ekg Forschungsaufgaben	0–500	4— —8	4— —8	MF	und	Spezial-gerät
Vkg Aufnahme und eigene Wiedergabe	0–100 0–500	4	4	FM	und/oder	Audio Stereo
Ekg, Phono + Piezo Routine	0–500 0–2500	5–6 12–14	5–6 12–14	FM	und	Spezial
wie oben mit Kontrollkanal	6000	+2	+2	+2		IRIG
Systolen-auswahl (1– 3 sec)	0–45	1–4	1–4	PRM	und/oder	Audio
und (3–10 sec)	0–500	1–4	1–4	FM	und/oder	Audio
	0–1000	6–8	6–8	FM	und/oder	Spezial
Wiedergabe	(0–45)	(1–4)	(1–4)	(PRM)	(oder)	Spezial
Aufnahme und -wiedergabe von 8 bit-Proben (Analog-Digital – Analog-Verarbeitung)	125–500 1000–1600 s.p.s. (total)	1	1	PCM	und/oder	Audio oder Spezial

Zeichenerklärung:
    DR   Direkte Aufnahme
    PCM   Impulskodierte Modulation
    FM   Frequenzmodulation
    PDM   Impulsdauermodulation
    PRM   Impulsverhältnismodulation

Band-Abmessung (Zoll)	Bandgeschwindigkeiten cm/s	Preisübersicht	Hersteller, Konstruktion, besondere Angaben
$1/4$	9,5	billig (mittel)	Cywinsky System 1-Spur (Warschau) (Fenchlow Recorder 2-Spur)
$1/4$	(9,5–) 19	mittel	A. E. C.-Bersac Stethoscope und Uher 22 HiFi
$1/4$	9,5	mittel	Caceres-Steinberg P.H.S. Washington/D. C.
$1/4$	RC wenige mm/s Rp $\times$ 60	3 Geräte teuer	Norman Holter 1 portable RC 1 low speed Rp und 1 high speed Rp
$1/4$	9,5–19 38	mittel teuer	FM anstatt DR, um die Wechselsprechstörungen auszuschalten SP 300 Ampex u. a.
$1/4$–$1/2$ $1/4$	9,5–38 0,95–95	teuer	PI 6200
$1/2$ ($1/4$)	9,5–19 38	billig bis mittel	T 3000 Termionic Prod. (Modifiz. mit Extra Rp. Kopf)
1	9,5–38	teuer	T 4000 Thermionic u. a.
9,5		teuer	
Schleife $1/4$	9,5–19	billig	Cywinsky-System (Warschau) 1 Spur 0,5 einige
Schleife $1/4$	9,5–19	mittel	Experimentalstadium C. M. C. Foch, Paris
Platte	0,3–10/Min.	teuer	K. Sweda und M. Netusil, Prag
Trommel	0,1–0,3/Min	mittel	S. A. R. E. G.-Garreau, Paris
$1/4$	19–38 (19)–38	mittel	C. L. E. S. (Paris) in C. M. C. Foch

FC   Flimmerkompensation
Sps   Aufzeichnungen pro Minute
Rc   Aufnahme
Rp   Wiedergabe

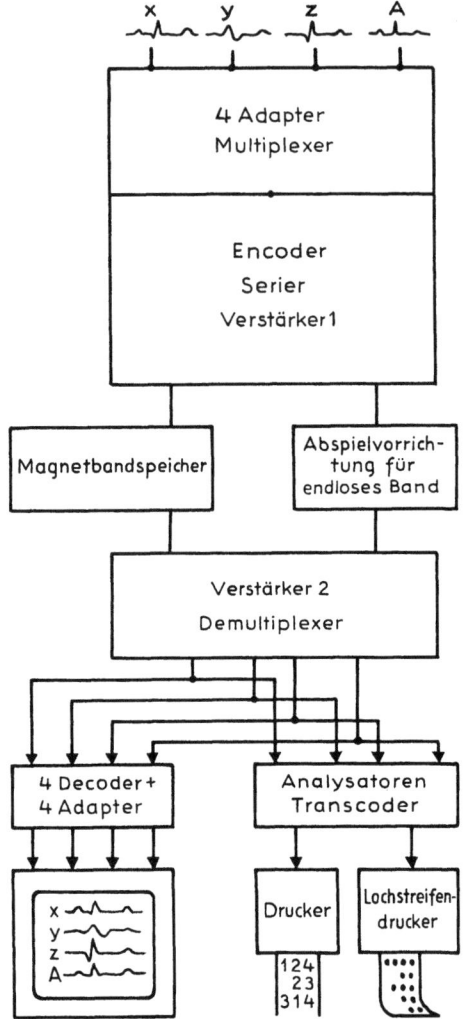

Abb. 21. *Beispiel einer Digitaldatenaufnahme- und Speichereinrichtung.*
(Centre Médico-Chirurgical Foch, Suresnes, Seine, Frankreich).

Adapter und Multiplexer fassen die Signale der vier Kanäle x, y, z und A zusammen und wandeln sie mit Hilfe des Encoders und Seriers in binäre Form um, worauf sie über den Verstärker 1 auf Magnetband übertragen werden können. Verstärker 2, Serier und Demultiplexer trennen die Signale wieder in vier Kanäle. Über den Decoder können sie entweder mit Hilfe eines Oszillographen sichtbar gemacht werden, oder sie speisen über Analysatoren und Transcoder die Eingänge von nachgeschalteten Zahlen- oder Lochdruckgeräten.

Fig. 21. *The digital magnetic tape system of the laboratory of Vectorcardiography at the Centre Médico-Chirurgical, Foch, Suresnes, Seine, France.*

Adapter and multiplexer combine the signals of the 4 channels x, y, z and A. By means of the encoder and serier they are changed to binary numbers, amplified, read and stored on magnetic tape. Amplifier 2, serier and demultiplexer separate the signals on four channels. They may be screened via decoder on an oscilloscope or fed into punchcard equipment or alphanumerical printout.

Sek. Genauigkeit der Kanäle untereinander notwendig. Die Kontrolle dieser Genauigkeit wird durch die gleichzeitige Aufzeichnung von Eichzacken in allen Kanälen, die u. U. automatisch nach der T-Zacke eingesteuert werden können, erleichtert.

Wenn zwar gute Amateurmagnetbandgeräte auch den Herzschall speichern können, trifft dies für Ekg- und Vkg-Signale nicht ohne weiteres zu, da deren Frequenzgehalt unterhalb des Hörbereiches liegt. Es werden daher zu diesem Zweck besondere Geräte (Analog – Recorder – Reproducer), die für die Aufgaben der Elektrokardiographie eingerichtet sind, benötigt. Ein gebräuchlicher Weg zur Lösung derartiger Aufgaben ist die Verwendung einer frequenzmodulierten höherfrequenten Schwingung (FM). Die Trägerfrequenz ändert sich entsprechend der Amplitude des Eingangssignals. Impulsdauermodulation (PDM) und Impulsverhältnismodulation (PRM) sind andere Möglichkeiten der Analogsignalaufzeichnung. Die Tab. 1 zeigt mehrere Möglichkeiten zur Lösung der erwähnten Probleme im Rahmen kardiologischer Aufgabestellungen.

Zur Auffindung bestimmter Stellen am Magnetband kann mit Hilfe einer weiteren Spur ein Schalt- oder Erkennungssignal gespeichert werden, das eine vollautomatische Steuerung bei jeder Bandgeschwindigkeit ermöglicht. In einer solchen Spur können auch andere Informationen unabhängig von den Schaltsignalen aufgenommen werden.

c) Besonderheiten der Vkg-Datenverarbeitung

Die Verarbeitung der Vkg-Daten beruht auf einem Programm, das eine Serie genauer Aufträge in Form von Impulsen, die der Rechner aufnehmen kann, enthält. Die Einzelschritte des Programms müssen auch in einer bestimmten Reihenfolge ablaufen. Im Rahmen entsprechender Übereinkünfte können Vkg-Kurven nach zweierlei Art dargestellt werden: Eine Möglichkeit ist die Festlegung der Lage der Einzelpunkte durch Angabe der Lage innerhalb des kartesischen Koordinatensystems. Eine zweite Möglichkeit besteht in der Transformation auf Polarkoordinaten (Abb. 22), und zwar durch den Abstand vom Nullpunkt (Größe des Vektors) und die Angaben der Winkel Azimut und Elevation.

Bestimmte Aussagen können noch durch Angabe weiterer Punkte der QRS-Schlinge gemacht werden, besonders auch jenes Vektors, der die räumliche Vektorschleife in zwei flächengleiche Bereiche teilt (Abb. 23, OM_0), sowie des maximalen räumlichen Vektors (Abb. 23, OE). Diese Angaben können nicht mit dem Ventrikelgradienten übereinstimmen, da dieser keine räumliche, sondern eine zeitabhängige Aussage macht.

In der Abb. 23 wird ein Beispiel für die Auswahl von Momentanvektoren zur Datenverarbeitung gegeben.

Die Vektorschleifenentwicklung kann auch durch Unterteilung der QRS-Schlingen in acht Quadranten (und zwar je vier unter und je vier oberhalb der Transversalebene) charakterisiert werden. Bei der Datenverarbeitung werden Reihung und räumliche Lage der genannten Quadranten berücksichtigt. Der Kurvenverlauf und die während des Ablaufs der Schleife von Punkt zu Punkt verstrichene Zeit sowie die Oberflächengestaltung der Vkg-Schlinge in jedem Quadranten geben ein quantitatives Bild der Kurve, aus dem sich der Kliniker ein qualitatives Bild machen kann. Die Vkg-Schlinge kann auch durch die Festlegung der Position nach beispielsweise fünf zeitgleichen Intervallen unterteilt werden, und zwar unabhängig von der absoluten Zeitdauer dieser Intervalle. Pipberger empfahl eine Unterteilung in acht Zeitabschnitte für die QRS-Periode und in acht weitere Intervalle zur Beschreibung der ST- und T-Abschnitte (479).

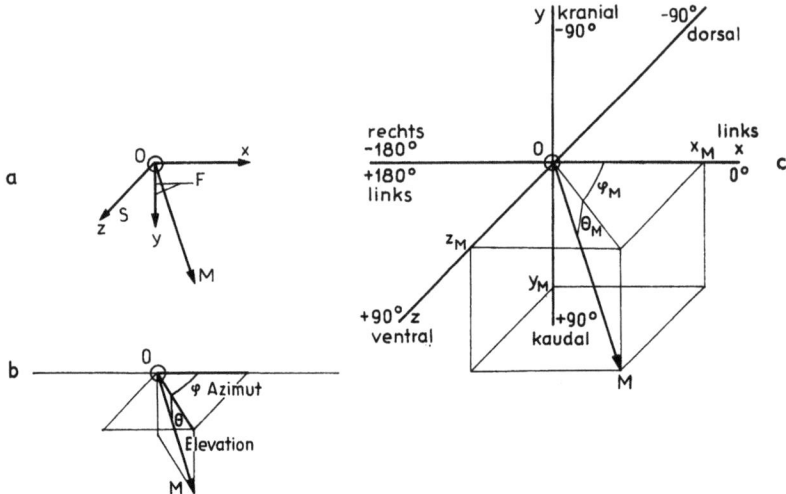

Abb. 22. *Darstellung der räumlichen Lage eines Momentanvektors mit Hilfe von kartesischen und Polarkoordinaten.*

a) Kartesische Koordinaten: Die Lage des Momentanvektors OM ist durch die Angabe der Projektionen des Punktes M auf die x-, y- und z-Achse in Bezug auf den Nullpunkt charakterisiert.

b) Polarkoordinaten: Der Momentanvektor OM ist durch die Winkel φ (Azimut) und Θ (Elevation) sowie die Länge (Abstand O–M) charakterisiert.

c) Die Lage des Momentanvektors ist im kartesischen und Polarkoordinatensystem in Beziehung zum menschlichen Körper dargestellt.

Fig. 22. *Systems of coordinates.*

a) The cartesian coordinates of the point M, or of the vector OM, correspond to the 3 projections xM, yM and zM on the 3 coordinate axes.

b) The corresponding polar coordinates are the two angles of azimut (φ) and elevation (Θ), and the magnitude of the vector OM (module).

c) The symbols for angular values are those currently used in cardiology. They do not follow necessarily the geometric standard.

d) Zusammenfassung und Ausblick

In der elektronischen Datenverarbeitung ergibt die Analyse von 8 oder 16 ausgewählten Momentanvektoren und der skalaren elektrokardiographischen Aufzeichnungen eine große Zahl von Informationen für den Kliniker. Die Daten werden durch automatische quantitative Charakterisierung der Vektorkardiogramme mit Angabe der Lage im Raum gesammelt. Eine derartige automatische Analyse ist gewöhnlich gründlicher als die qualitative Beurteilung durch den Arzt, der die ursprünglichen Kurven betrachtet. Nichtsdestoweniger kann sich der Arzt durch einen raschen Blick auf die Reihe der Ekg- und Vkg-Kurven ein Urteil bilden, auch bzw. insbesondere – dann, wenn die Qualität der Aufzeichnungen für eine automatische Datenverarbeitung nicht ausreicht. Bei Verwendung geeigneter Pro-

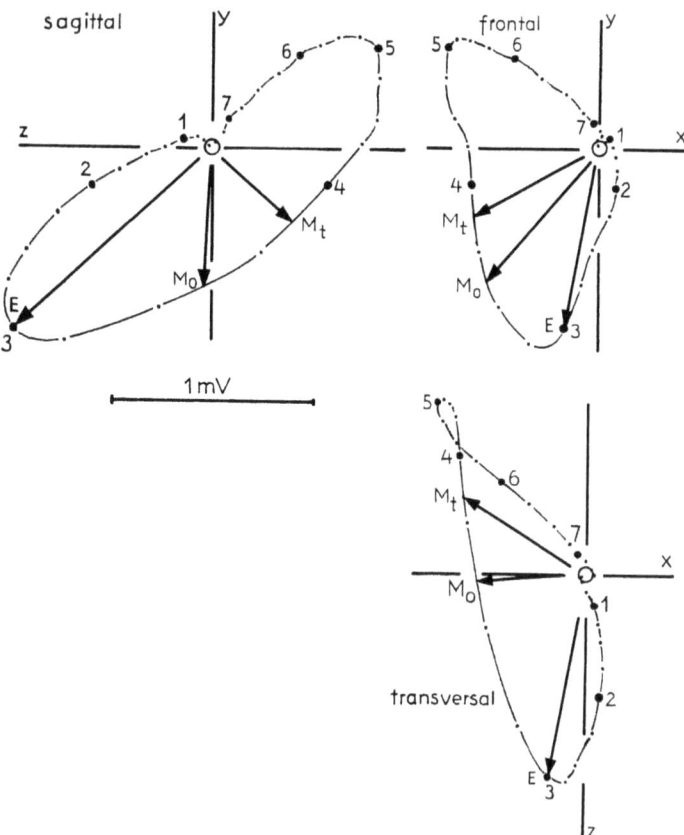

Abb. 23. *Beispiel zur Vkg-Datenverarbeitung.*

Die Vkg-Schleifen sind nach der Methode von Frank registriert. Zeitmarkierungen in Abständen von $1/_{400}$ Sek. Jeder 4. Punkt ist durch eine fortlaufende Ziffer gekennzeichnet. In den Projektionen auf die Frontal-, Sagittal- und Transversalebene sind folgende Momentanvektoren eingetragen: O–Mo = Momentanvektor, der die von der QRS-Schlinge umfahrene Fläche in 2 flächengleiche Anteile teilt. O–Mt = Momentanvektor, der in der Hälfte der zur Umfahrung der QRS-Schlinge benötigten Zeit beobachtet wird. O–E = Momentanvektor maximaler Länge während der QRS-Schleifenentwicklung.

Fig. 23. *Vector loops with various vectors useful for further computation.*

Frank lead system. O–Mo = divides the QRS-plane in 2 equal parts. O–Mt = Half time vector of QRS. O–E = Vector of maximal length during QRS-recording.

gramme kann der Computer Störungen, die durch Verzitterung der Kurven, Grundlinienschwankungen u. a. verursacht sind, weitgehend ausgleichen oder glätten. Bei der Datenverarbeitung werden bestimmte Punkte der Vkg-Schleifen definiert und die Messungen mit Hilfe mathematischer Berechnungen interpretiert. Beispiele dafür sind: Zeitabstände, Größe eines Momentanvektors, Orientierung im Raum, Geschwindigkeit der Kurvenentwicklung usw. Die meisten dieser Werte sind in den mit gebräuchlichen Aufzeichnungsmethoden gewonnenen Kurven nicht leicht erkennbar. Um zu erkennen, ob diese Werte von Bedeutung sind, ist es

Tab. 2 (Vgl. Text)

BEN155　VCG DU 14. 2.66　S.P.+TRIL.　ONDE QRS ECHANTILLONNEE A 400 POINTS/SEC.
COORDONNEES CARTESIENNES ET POLAIRES DE VECTEURS ET POINTS PARTICULIERS DE LA BOUCLE ETUDIEE

	COORDONNEES CARTESIENNES			COORDONNEES POLAIRES		
	COMPOSANTE X	COMPOSANTE Y	COMPOSANTE Z	MODULE (MV)	ELEVATION (DEGRES)	AZIMUT (DEGRES)
DUREE DE LA BOUCLE QRS 77.5 MILLISECONDES						
VECTEUR SPATIAL ELONGATION MAXIMA	-0.1700	-0.8400	0.9600	1.2869	40.748	100.042
VECTEUR SPATIAL MI-SURFACE	-0.5320	-0.6188	0.0269	0.8165	49.280	177.102
VECTEUR A L INSTANT ORIGINE T0	0.0000	0.0000	0.0000	0.0000	*********	*********
VECTEUR A L INSTANT 1T/8 T1	0.0262	0.0413	0.1513	0.1590	-15.041	80.154
VECTEUR A L INSTANT 2T/8 T2	0.0725	-0.1600	0.5475	0.5750	16.157	82.457
VECTEUR A L INSTANT 3T/8 T3	-0.1362	-0.7612	0.9712	1.2415	37.818	97.986
VECTEUR A L INSTANT 4T/8 T4	-0.6000	-0.3250	-0.4000	0.7910	24.261	-146.310
VECTEUR A L INSTANT 5T/8 T5	-0.7400	0.3925	-0.8000	1.1583	-19.807	-132.769
VECTEUR A L INSTANT 6T/8 T6	-0.5100	0.4700	-0.4950	0.8521	-33.477	-135.855
VECTEUR A L INSTANT 7T/8 T7	-0.0738	0.1750	-0.1325	0.2316	-49.050	-119.100
VECTEUR A L INSTANT 8T/8 T8	0.0400	-0.0200	0.0000	0.0447	26.565	0.000
CENTRE DE GRAVITE DE LA BOUCLE	-0.3327	-0.1961	0.0408	0.3884	30.326	173.005
VECTEUR POLAIRE RESULTANT	1.1458	-0.5987	-0.7329	1.4860	23.759	-32.604
VECTEUR INTEGRAL DE QRS	-0.0190	-0.0020	-0.0015	0.0192	5.917	-175.561

notwendig, eine größere Anzahl von ihnen mit den erreichbaren klinischen Daten zu vergleichen und entsprechende statistische Berechnungen durchzuführen. Die Tabelle 2 zeigt ein Beispiel des Ergebnisses einer Computer-Vkg-Analyse.

Eine zweite Möglichkeit, Vkg-Daten zu verarbeiten, ist die graphische Darstellung der Daten oder Ergebnisse in Form von Kurvendrucken mit Hilfe geeigneter Geräte. Diese Methode ist für den Kliniker und Pathophysiologen ebenso nützlich wie für den Mathematiker, da sie als Ausdruck einer gemeinsamen Sprache beider Wissensgebiete das gegenseitige Verständnis fördert.

Schließlich ermöglicht die automatische Datenverarbeitung auch die statistische Bearbeitung der Kurven und klinischen Vergleichsdaten. Das Ziel ist eine Klassifizierung der untereinander verglichenen Merkmale. Für diese Art der Datenverarbeitung werden die Kurvenmerkmale oder Merkmalgruppen den klinischen Befunden gegenübergestellt. Man könnte daher im übertragenen Sinn von elektrischen Syndromen sprechen, die vom Computer erkannt werden können. Dies führt zu einer äußerst genauen und systematischen elektronischen Klassifikation.

Die vierte Art der Datenverarbeitung ist eine Synthese der gewonnenen Ergebnisse zum Zwecke diagnostischer und eventuell auch therapeutischer Aussagen. In diesem Fall ist die Bereitstellung medizinischer Begleitinformationen über den Krankheitsverlauf des Patienten mit Einschluß früherer Klassifikationen sowie eine Dokumentation von Krankheitsgruppen und therapeutischen Möglichkeiten nötig. Der letzte Schritt der Arbeit des Computers ist vielleicht mehr logischer als statistischer Natur. Der Nutzen datenverarbeitender Rechenanlagen besteht zunächst in deren Fähigkeit, rasch und systematisch eine große Zahl medizinischer Informationen zu speichern und zum Gebrauch der Kliniker wiederzugeben. Der weitere ist die Fähigkeit des Computers, im Einzelfall verschiedene Krankheitsgruppen einander gegenüberzustellen.

Es wurden in diesem Abschnitt die Analog- und Digitaldatenverwertung erwähnt, sowie die medizinischen Zusammenhänge und die Dokumentation besprochen. Die Verschiedenheit der Daten bedingt eine Vielfalt technischer Einrichtungen. Für die Zwecke der Dokumentation der Vektorkardiogramme und die räumliche Charakterisierung der Kurven mußten wir verschiedene Einrichtungen, wie Magnetbandspeicher, Analog-, Digitalkonverter und die geeignete Auswahl der Arbeitsvorgangsfolgen kennenlernen.

Wie CACERES formulierte, muß man bedenken, daß, abgesehen von der statistischen Auswertung und der genauen Datenausgabe durch die Computeranalyse vor allem die Ausrichtung der Ergebnisse durch das Programm und die Sachdienlichkeit der ausgewählten gespeicherten Signale den Wert der Ergebnisse beeinflußt. Aus diesem Grund muß in zweifacher Hinsicht besondere Sorgfalt angewendet werden: Ekg- und Vkg-Kurven müssen in noch höherer Qualität und störungsfreier aufgenommen werden und außerdem müssen die medizinischen Begleitinformationen objektiver und von Zentrum zu Zentrum austauschbar verschlüsselt und gespeichert werden.

Die Erreichung dieses Zieles wird einen Fortschritt der Kardiologie durch die Vektorkardiographie bedeuten und auf diese Weise kann die Datenverarbeitung sowohl dem in der praktischen Medizin tätigen Arzt als auch dem Forscher dienlich sein.

10. Das normale Vektorkardiogramm
(QRS- und T-Schlingen)

Die normale QRS-Vektorschlinge, deren Form in zahlreichen Veröffentlichungen beschrieben wird (76, 87, 178, 346, 367, 419, 426, 457, 504, 560, 587, 593), liegt so im Raum, daß die von ihr eingeschlossene Fläche – grob gesprochen – nach links und kaudal geneigt ist. Das Modell der Abb. 24 veranschaulicht die Verhältnisse. Es zeigt, daß die Vektorschlinge ungefähr in einer Ebene liegt, die die rechte Schulter sowie den linken Rippenbogen durchschneidet und somit schräg nach links abwärts gerichtet ist. Der Umlaufsinn der räumlichen QRS-Vektorschlinge ist dabei normalerweise so, daß, zeitlich gesehen, vom „Nullpunkt" ausgehend zunächst die nach ventral gerichteten Anteile der Schlinge registriert werden. Erst im Anschlusse daran treten diejenigen Momentanvektoren auf, die nach links kaudal und später nach dorsal gerichtet sind und deren Endpunkte die entsprechenden Teile der räumlichen Vektorschlinge ergeben. Eine vom Nullpunkt zu dem von diesem am weitesten entfernten Punkt der Vektorschlinge gezogene Linie trennt

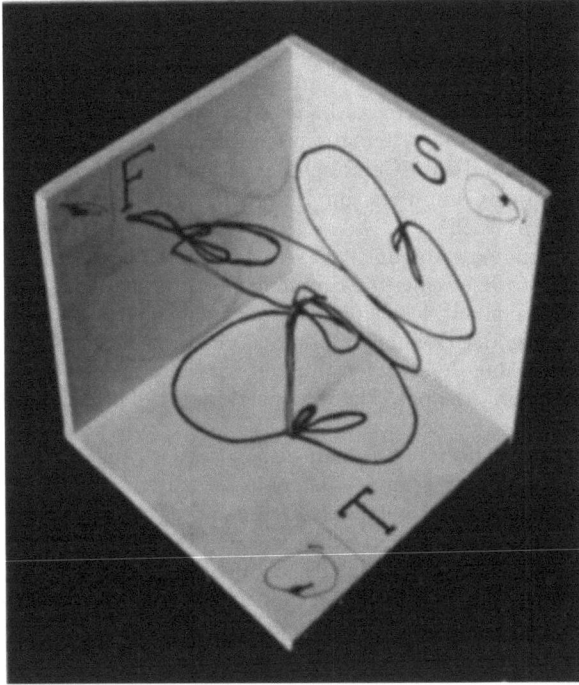

Abb. 24. *Modell normaler räumlicher Vektorschlingen.*
Die durch Beleuchtung des Drahtmodells auf die Frontal-, Sagittal- und Transversalebene geworfenen Schatten sind auf den entsprechenden Wänden des Modells mit Tusche eingezeichnet. Die frontale Vektorschlinge ist schlank und zeigt eine achterförmige Überkreuzung. Die sagittale Vektorschlinge ist breit und zeigt einen positiven Umlaufsinn. Die transversale Vektorschlinge ist gleichfalls breit und weist einen gegen den Sinn des Uhrzeigers gerichteten (negativen) Umlaufsinn auf. Die T-Vektorschlingen liegen innerhalb bzw. parallel knapp neben den QRS-Schlingen.

Front.   Sag.   Transv.

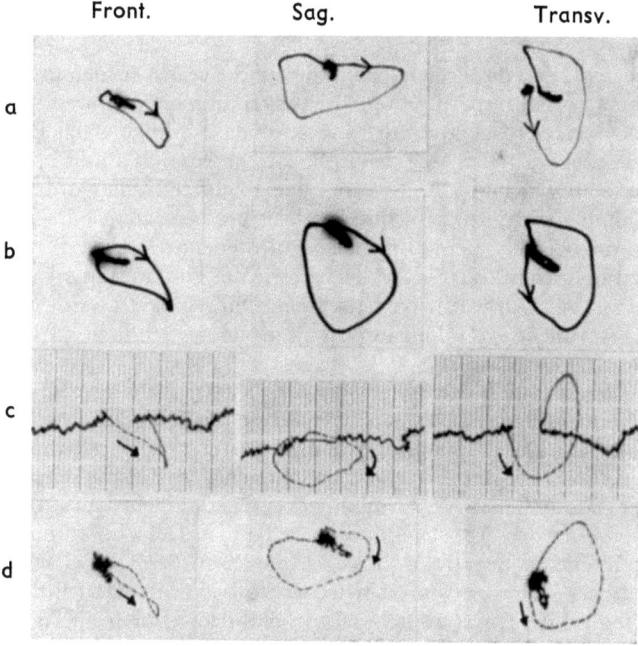

a

b

c

d

Abb. 25. *Normale Vektorkardiogramme.*

a) In der Reihe a ist das frontale Vkg schlank und zeigt einen positiven Umlaufsinn. Das sagittale Vkg weist gleichfalls einen Umlaufsinn in der Richtung des Uhrzeigers auf und zeigt die anfängliche Entwicklung der Integralvektoren nach vorne, sowie die spätere Ausdehnung der Vektorschleife nach rückwärts. Das transversale Vkg zeigt dasselbe Verhalten. Sein Umlaufsinn ist negativ. Der zentripetale Schenkel kehrt nicht genau zum Nullpunkt zurück.

b) Ähnliches normales Vkg. Das frontale Vkg zeigt eine spitze, schnabelförmige Zuspitzung, die als normal angesehen werden kann und auf eine entsprechende Abbiegung der von der räumlichen Vektorschlinge eingeschlossenen Fläche zurückzuführen ist.

c) Vkg eines Normalfalles, bei bewegtem Film registriert.

d) Vkg desselben Falles, bei ruhendem Filmtransport registriert. Der Umlaufsinn kann aus den bei bewegtem Film registrierten Kurven abgelesen werden. Das frontale Vkg weist eine kleine, achterförmige Überschneidung am kaudalen Ende der Vektorschlinge auf. Die P- und T-Vektorschlingen liegen innerhalb der QRS-Schlingen bzw. (in der Frontalebene) knapp daneben. Die Vkg der Abb. 25 c und d wurden nach der Methode von Duchosal und Sulzer registriert.

Fig. 25. *Normal vector loops.*

a) Clockwise rotation of frontal and sagittal, counterclockwise rotation of transverse QRS-loop.

b) The vector loops are within normal limits.

c) Normal vector loops recorded during paper-transport. Method of Duchosal and Sulzer.

d) Loops of same case recorded without paper-transport. Method of Duchosal and Sulzer.

das „QR-Feld" vom „RS-Feld". Normalerweise sind beide Felder annähernd gleich groß [Portheine (487a].

Die Form der Vkg der Frontal-, Sagittal- und Transversalebene ergibt sich aus der Projektion der räumlichen QRS-Schlinge auf diese Ebenen. Im Modell der Abb. 24 sind diese Projektionen eingezeichnet. Sie wurden so gewonnen, daß das räumliche Vektormodell von drei Lichtquellen aus, die gegen die drei Ebenen gerichtet und auf den Nullpunkt der Vektorschlinge zentriert waren, beleuchtet wurde. Der auf die drei Ebenen geworfene Schatten wurde mit Tusche nachgezeichnet.

Das Modell zeigt, daß die Projektionen, die auf der transversalen und sagittalen Ebene entstehen, verhältnismäßig breite Schlingen ergeben, während die auf die frontale Ebene projizierte Figur nur eine schmale Schlinge darstellt. Dasselbe zeigen auch die drei normalen Vkg der Abb. 25. Die Kurven a und b entsprechen je einem Normalfall. Die in der Reihe c und d abgebildeten Vkg wurden bei einem dritten Normalfall registriert. In c sind die Vkg bei bewegtem Film („laufender Vektor"), in d die bei ruhendem Filmtransport („stehende Vektoren") eingezeichnet. Es geht daraus gleichzeitig die Art hervor, wie der Umlaufsinn erkannt werden kann. Er wird aus der Kurve, die bei bewegtem Film registriert wird (c) abgelesen und auf die bei ruhendem Filmtransport gezeichnete Schlinge (d) übertragen (Pfeile!).

In der *Frontalebene* finden wir daher normalerweise meist eine schmale Vektorschlinge, die – entsprechend der elektrischen Achse der R-Zacke – nach links und kaudal gerichtet ist. Der Umlaufsinn kann entweder positiv oder negativ sein. Einen positiven (im Sinne des Uhrzeigers gerichteten) Umlaufsinn sehen wir dann, wenn die von der räumlichen Vektorschlinge begrenzte Fläche ventral höher steht als dorsal, wie dies in den Abb. 25a und b der Fall ist. Der Umlaufsinn der frontalen Vektorschlinge ist negativ, d. h. gegen den Sinn des Uhrzeigers gerichtet, wenn die räumliche Schlinge ventral tiefer steht als dorsal (Modell der Abb. 24 sowie Abb. 25c und d). Es ergibt sich daraus, daß dem Umlaufsinn der frontalen QRS-Vektorschlinge, sofern sie schmal ist, keine zu große Bedeutung zugemessen werden kann, da schon geringfügige Lageveränderungen der räumlichen Vektorschlinge eine Umkehr des Umlaufsinns zu bewirken vermögen. Dies gilt übrigens ganz allgemein für alle Fälle, in denen in einer bestimmten Ebene die Vektorschlinge schmal ist.

In Ebenen mit schmalen Vektorschlingen tritt nicht so selten noch eine andere Formveränderung des Vkg auf, die sich gleichfalls auf verhältnismäßig geringe Lageveränderungen der räumlichen QRS-Schlinge zurückführen läßt: die *Achterbildung*. Sowohl im frontalen Vkg des Modellfalles (Abb. 24) wie auch in dem der Abb. 25d ist eine Überkreuzung der Schlingenanteile festzustellen, so daß sich die Figur eines Achters ergibt. Die Ursache dafür liegt darin, daß die von der räumlichen QRS-Vektorschleife begrenzte Fläche nicht eben ist, sondern leichte Verbiegungen aufweist, die in der Projektion der Schlinge derartige Überschneidungen bewirken.

Wie eben ausgeführt wurde, sind die frontalen Vektorschlingen in den meisten Fällen schlank bzw. eiförmig.

Das *sagittale Vkg* von QRS ist (entsprechend der Betrachtung des Patienten von rechts) in der Hauptsache nach kaudal gerichtet. Der Umlaufsinn der sagittalen Vektorschlinge ist normalerweise stets positiv, d. h. im Sinne des Uhrzeigers gerichtet. Die Schlinge zeigt, entsprechend der Richtung der anfänglichen Integralvektoren, anfangs meist einen Verlauf nach ventral und etwas nach kranial, um dann nach kaudal abzubiegen. Der zentripetale Schenkel der Vektorschlinge wendet sich dann nach dorsal und schließlich wieder nach kranial, um so den Nullpunkt wieder zu erreichen. Die Schlinge kann sowohl schmal als auch breit sein. Auch in diesem Fall ist die Breite der Schlinge von der Lage der räumlichen QRS-Schlinge und deren Projektion auf die (sagittale) Ebene abhängig. Die Hauptrichtung der Schlinge – entsprechend dem Integralvektor von R – liegt im Durchschnitt etwa

20 Grad vor der Frontalebene (248). Dies entspricht nach der üblichen, in der Horizontalen beginnenden Gradeinteilung einem Winkel von + 70 Graden (s. Abb. 8). Wir konnten zeigen, daß die Form der sagittalen QRS-Vektorschlingen mit aus verschiedenen Höhen abgeleiteten Ösophagus-Elektrokardiogrammen gut übereinstimmt (664).

Das *transversale Vkg* von QRS stellt meist eine verhältnismäßig breite Schlinge dar. Ihr Umlaufsinn ist beim Erwachsenen normalerweise stets negativ, also gegen den Sinn des Uhrzeigers gerichtet. Die Schlinge zeigt einen anfänglichen Verlauf nach ventral sowie häufig auch ein wenig nach rechts. Später biegt sie nach links dorsal ab und erreicht von dieser Richtung her wiederum den Ausgangspunkt.

Den *Q-Zacken* des Standard-Ekg entspricht demnach der Anfangsteil der räumlichen QRS-Vektorschlinge, der nach rechts und kranial gerichtet ist. Eine anfängliche Entwicklung der Schlinge nach rechts hat ein Q in der Abl. I zur Folge, einer anfänglichen Entwicklung der räumlichen QRS-Vektorschlinge nach kranial entsprechen Q-Zacken in den Abl. II und III. Nach der ziemlich allgemeingültigen Theorie sind die Q-Zacken vorwiegend auf die Erregung des Kammerseptums (sowie u. U. noch von Teilen der Papillarmuskulatur und der inneren Kammerschichten) zurückzuführen, während der Hauptanteil von QRS durch die Aktivierung der Masse der Ventrikelmuskulatur, die terminalen Anteile (S-Zacken) durch die Erregung basaler Kammerabschnitte bedingt werden. GRANT wendet gegen die Theorie der septalen Entstehung von Q ein, daß in diesem Fall die Q-Vektoren annähernd senkrecht zum Kammerseptum von links nach rechts gerichtet sein müßten. Tatsächlich sind sie aber in vielen Fällen dem Septum eher parallel (252).

Je weiter die Achse von QRS nach rechts abgelenkt ist, desto mehr ist der Q-Vektor, d. h. der Anfangsteil der räumlichen Vektorschlinge kranialwärts gerichtet. Falls lediglich ein Q in der Abl. III vorhanden ist, verläuft der Anfangsteil der Vektorschlinge nach links kranial. MILNOR und Mitarb. verglichen die Richtung der Q-Vektoren bei Fällen mit und ohne Hinterwand- (= diaphragmalem) Infarkt (428). Während in der frontalen Ebene kein Unterschied festzustellen war, ergab sich in der sagittalen Ebene ein interessanter Befund: in Fällen ohne Infarkt lag der Q-Vektor in einem Bereich von − 62° bis +5°, zeigt also eine Richtung nach ventral und kranial. In jenen Fällen, in denen das Vorliegen eines Hinterwandinfarktes nachgewiesen werden konnte, zeigten die Q-Vektoren eine vorwiegend kraniale Richtung: sie lagen in einem Bereich von − 68° bis − 97°.

Den *S-Zacken* des Standard-Ekgs entsprechen die terminalen Anteile der räumlichen Schleife, die nach rechts bzw. kranial gerichtet sind. Sind sie lediglich nach rechts gerichtet, so tritt eine S-Zacke nur in der Abl. I auf. Sind sie gleichzeitig nach kranial gerichtet, so sehen wir auch S-Zacken in den Abl. II und III. Da der letzte Teil der räumlichen QRS-Vektorschlinge fast stets auch nach dorsal gerichtet ist, registrieren wir in den entsprechenden ventral gelegenen Brustwandableitungen gleichfalls S-Zacken.

ST-Vektoren (mitunter auch „J-Vektoren" genannt), d. h. einer Verlagerung der ST-Strecke des Elektrokardiogramms entsprechende Veränderungen des Vkg, werden normalerweise im allgemeinen nicht beobachtet, da Auswirkungen geringer Senkungen oder Hebungen von ST bei der üblichen vektorkardiographischen Methodik nicht erkennbar sind.

Die räumliche Vektorschlinge der *T-Zacke* ist, ähnlich der von QRS, gleichfalls nach links, ventral und kaudal gerichtet. Sie kommt jedoch häufig etwas weiter nach ventral als die von QRS zu liegen, was auch darin seinen Ausdruck findet, daß die Kammerkomplexe in der Abl. V_1 häufig vorwiegend negativ sind, während die T-Zacken eine positive Ausschlagsrichtung aufweisen. Während die T-Schlingen bei Jugendlichen nach dorsal gerichtet sind, weisen sie mit zunehmendem Lebensalter immer mehr nach ventral (255). Der Winkel, der von den größten QRS- und T-Vektoren eingeschlossen wird, ist selten größer als 45° in der Frontalebene bzw. 50° im Raum (249), meistens wesentlich kleiner, so daß im allgemeinen die T-Schlingen innerhalb der QRS-Schlingen gelegen sind. Schellong bezeichnete dies als „Nomolegie", während er eine (meist in pathologischen Fällen zu beobachtende) stärkere Verlagerung der T-Schlingen aus den QRS-Schlingen heraus „Allolegie" nannte (551). Bei der *Koronarographie* wurde ein Wechsel der Richtung der T-Schlinge festgestellt, je nachdem, ob das Kontrastmittel in die linke oder in die rechte Kranzarterie injiziert wurde (270a).

Die T-Schlingen, die im allgemeinen wesentlich kürzer als die QRS-Schlingen sind, haben meistens eine schlanke bzw. eiförmige Form. Manchmal werden auch runde Schlingen beobachtet. Solche wurden häufiger in pathologischen Fällen, so z. B. bei Kammerhypertrophie oder Herzmuskelinfarkt festgestellt (134). Zur besseren Erfassung der Formveränderungen der T-Vektorschlingen wurde die Einführung eines *Längen-Breitenindex* empfohlen. Danach wurden 2 Typen unterschieden, nämlich lange und schmale, u. U. sogar lineare T-Schlingen einerseits sowie kürzere, eiförmige oder rundliche T-Vektorschlingen andererseits. Mit jener Formvariante war häufig eine geringe Verlagerung des ST-Vektors nach unten, mit dieser eine nach oben vergesellschaftet.

Die Umlaufgeschwindigkeit der T-Vektoren ist – entsprechend der größeren Breite der T-Zacke – im allgemeinen geringer als die der QRS-Vektoren. Im allgemeinen ist die Umlaufgeschwindigkeit des zentripetalen Schenkels größer als die des zentrifugalen (591). Der Umlaufsinn kann in den einzelnen Ebenen sowohl positiv als auch negativ sein, ist aber häufiger in der frontalen und sagittalen Ebene positiv. Es kommen auch Achterformen vor (654). Mitunter kommt es auch zu Überkreuzungen der einzelnen Schlingenanteile. Abnorme T-Zacken sind im Vkg manchmal leichter zu erkennen als in den üblichen Ekg-Ableitungen.

Nach Arbeit wurde Vergrößerung (172, 349), insbesondere auch Verbreiterung (125) der T-Vektorschlingen beobachtet. Es wurden auch Veränderungen des QRS-T-Winkels festgestellt (349). Auch die QRS-Schlingen können nach Arbeit größer werden (349).

Den *U-Wellen* entsprechende Veränderungen des Vkg sind bei der üblichen Registriertechnik nur schwer erkennbar (538).

Bei der *Atmung* treten kennzeichnende Veränderungen des Vkg auf. Bei der Einatmung stellt sich die räumliche Vektorschlinge mehr senkrecht ein und kommt auch etwas mehr nach der Ventralseite hin zu liegen. Dasselbe gilt für einen Wechsel aus der liegenden in die stehende Körperlage. Schon Schellong wies darauf hin, daß sich die Vektorschlinge bei tiefer Einatmung mehr in die sagittale Ebene einstelle (551). Bei der Ausatmung (sowie beim Übergang vom Stehen zum Liegen) stellt sich die räumliche Vektorschlinge mehr waagrecht sowie nach dorsal zu ein. Schmale Schlingen können während der Atmung unter Umständen auch ihren Umlaufsinn ändern. Grant stellte fest, daß bei der Inspiration die Richtung der Vektorschlinge (bzw. des Integralvektors von R) zwar (bis zu 30°) steiler werde, daß sich jedoch die Länge nur unwesentlich (und zwar nicht mehr als um 10%) ändere. Er schloß daraus, daß die Lungen einen annähernd homogenen Leiter darstellen und daß auch die Atmung deren Leitfähigkeit nicht wesentlich verändere (248). Die Länge der T-Vektoren ändert sich hingegen nach demselben Autor häufig während der Atmung um mehr als 20%. In 6 von 12 Fällen kam es auch zu einer Ablenkung der Hauptrichtung der T-Vektorschlingen, wobei eine Abdrehung von der Hauptrichtung der QRS-Vektorschlingen eintrat.

In *großen Höhen* wurden bei Erwachsenen häufig Konturveränderungen der QRS-Schlingen, wie sie sonst nicht selten im Alter gefunden werden, sowie eine Vergrößerung der terminalen Schlingenanteile gefunden. Außerdem zeigten die QRS-Vektoren eine stärkere Tendenz zur Entwicklung nach rechts, kaudal und dorsal, was als Folge einer mäßigen Rechtshypertrophie im Sinne einer Höhenanpassung aufgefaßt werden kann (463). Während der beiden letzten Monate der *Schwangerschaft* wurde häufig die Umwandlung eines schlanken Schlingentyps in einen mehr rundlichen Typ beobachtet (88). In 23% der Fälle kam es, entsprechend einer stärkeren Entwicklung des ersten Anteils der räumlichen Vektorschlinge nach kranial (und ventral), zur Ausbildung eines Q_{III}. Bei tiefer Einatmung sowie nach der Entbindung bildeten sich diese Veränderungen im allgemeinen wieder zurück.

Mit den Veränderungen des Vkg im *Alter* beschäftigen sich verschiedene Arbeiten (367, 435), wobei insbesondere auf Verlagerungen der QRS-und T-Schlingen (6, 351, 596), Amplitudenverkleinerung dieser Schlingen (596), Veränderungen der anfänglichen und terminalen QRS-Vektoren (435) sowie des QRS-T-Winkels (596) hingewiesen wird. Konturunregelmäßigkeiten der QRS-Vektorschlingen treten häufiger auf (93, 99, 100). An *Geschlechtsunterschieden* des Vkg wurden kleinere Amplituden der den Q-, R- und S-Zacken entsprechenden QRS-Schlingenanteile bei Frauen beschrieben (419).

11. Das Vektorkardiogramm bei Säuglingen, Kindern und Jugendlichen

Das Herz des Neugeborenen und Säuglings ist durch ein besonders starkes Überwiegen der Muskelmasse des rechten Ventrikels gegenüber der der linken Herzkammer ausgezeichnet. Während sich beim Erwachsenen das Gewicht des rechten Ventrikels zu dem des linken wie 1 zu 2,6 verhält (544), ist beim Neugeborenen das Gewicht beider Herzkammern annähernd gleich. Während bei der Geburt die Lateralwände des rechten und linken Ventrikels annähernd gleich dick sind, ist die Wand der linken Kammer nach dem ersten Lebensmonat schon deutlich dicker (438). Nach dem 1. bis 2. Lebensjahr besteht schon das gleiche Gewichtsverhältnis zwischen beiden Kammern wie beim Erwachsenen (197, 390).

Vor der Schilderung des Vkg sollen kurz einige auffällige Unterschiede des kindlichen Ekg gegenüber dem des Erwachsenen erwähnt werden: Neben einer Rechtsablenkung der elektrischen Herzachse fallen häufig verhältnismäßig hohe R-Zacken in rechts vom Sternum gelegenen Brustwandableitungen auf. Die T-Zacken sind an der linken Thoraxwand mitunter negativ (294) und in den Abl. I und II häufig höher als in der Abl. III (116). Bei Säuglingen in der 2. bis 3. Lebenswoche wurde in 100% der Fälle eine Rechtsablenkung der elektrischen Herzachse festgestellt, während diese nach dem 2. Lebensjahr nur mehr bei einem Viertel der Kinder vorhanden war (648).

Das *foetale Vkg* wurde auch am Menschen studiert (574, 579). Das *Neugeborenen-Vkg* wurde mehrfach untersucht (160, 168, 169, 544, 546). Es zeigen sich während der ersten Lebenstage auffallende Formveränderungen, die wir gemeinsam mit K. Hupka beschrieben (313, 682): Wenige Stunden nach der Geburt wird eine Ausziehung und Abdrehung der QRS-Schlinge nach rechts beobachtet, die einige Tage bestehen bleibt. In der Abb. 26 werden nach den Originalkurven von 18 Neugeborenen gezeichnete QRS-Schlingen gezeigt. Man sieht in der Zeit von der 2. bis zur 24. Stunde nach der Geburt eine deutliche Verbreiterung und Ausziehung nach rechts, die nach dem 1. Lebenstag wieder zurückgeht.

Diese Veränderungen wurden von uns im Sinne einer „*physiologischen Überlastung*" *des rechten Ventrikels*, die durch den Verschluß des foramen ovale zustande kommt, gedeutet. Es kommt dadurch auch zu einer Erhöhung des Schlagvolumens der rechten Herzkammer. Der Rückgang der Veränderungen, der innerhalb weniger Tage vor sich geht, dürfte durch Anpassungsvorgänge bzw. eine Widerstandsabnahme im kleinen Kreislauf bedingt sein. In der Abb. 27 werden Vektormodelle eines Neugeborenen dargestellt, die nach 30 Minuten, 24 Stunden, 3 Tage und 1 Jahr nach der Geburt registrierten Vkg konstruiert wurden. 30 Minuten nach der

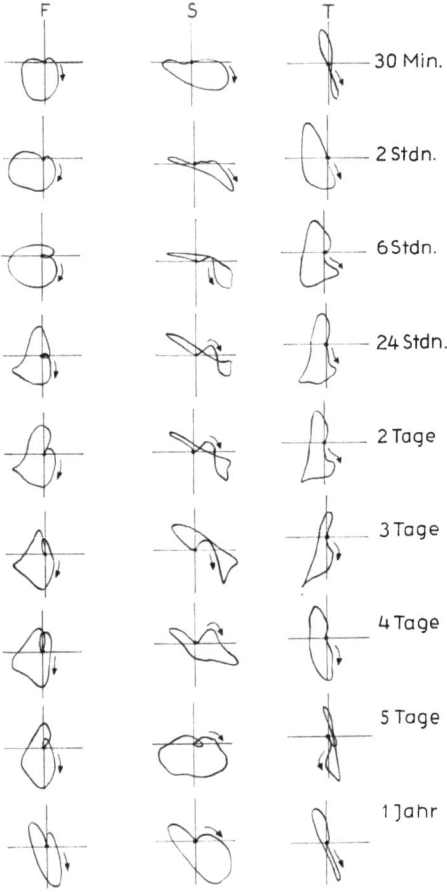

Abb. 26. *Neugeborenen-Vkg I.*
Die Abbildung stellt schematische QRS-Schlingen dar, die nach untereinander weitgehend übereinstimmenden Kurven von 18 (bei der untersten Reihe von drei) Neugeborenen gezeichnet wurden. Die Vkg der Frontal- und Transversalebene zeigen, daß die QRS-Schlingen in der Zeit von der 2. bis zur 24. Stunde nach der Geburt verbreitert und stärker nach rechts ausgezogen sind. Die sagittalen QRS-Schlingen sind in demselben Zeitraum schmal. Nach dieser Zeitspanne werden die frontalen und transversalen Schlingen wieder schmäler, die sagittalen wieder breiter.

Fig. 26. *Newborn I.*
Schematic drawings of QRS-loops (average from 18 newborns). The frontal and transverse QRS-loops are wider and shifted toward the right between 2 and 24 hours after birth.

Aus: Verh. Dtsch. Ges. Kreislaufforschg. **23,** 325 (Darmstadt 1957).

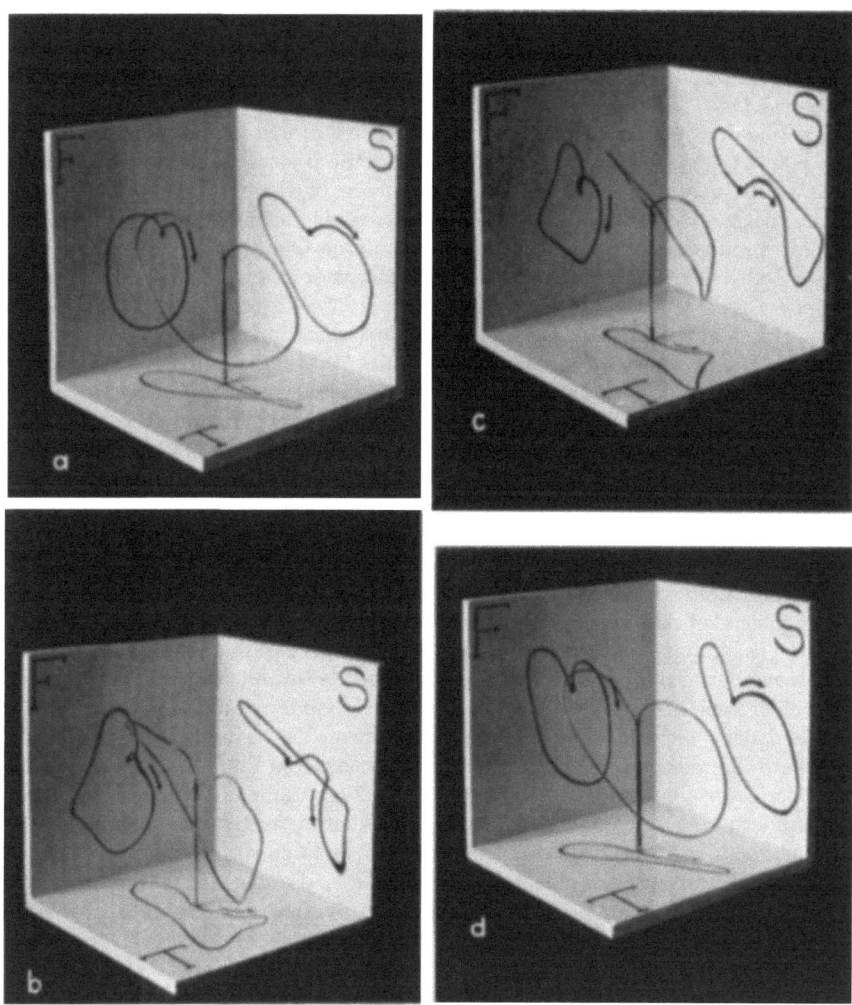

Abb. 27. *Neugeborenen-Vkg II.*
Vektormodelle eines Neugeborenen nach 30 Minuten (a), 24 Stunden (b), 3 Tagen (c) und
1 Jahr nach der Geburt (d) aufgenommenen Vkg konstruiert. Man sieht 30 Minuten nach der
Geburt (a) eine vorwiegend in die sagittale Ebene eingestellte QRS-Schlinge. 24 Stunden nach
der Geburt (b) dehnt sich die QRS-Schlinge zuerst nach kaudal und anschließend nach rechts
aus, wobei die von diesem zweiten Teil der Schlinge eingeschlossene Fläche fast waagrecht
steht. 3 Tage nach der Geburt (c) ist die QRS-Schlinge im Raume noch ähnlich eingestellt. Die
von ihr eingeschlossene Fläche ist noch mehr nach links oben gerichtet. Durch diese Kippung
kommt es zu einem negativen Umlaufsinn in der Sagittalebene. 1 Jahr nach der Geburt (d) ist
die Lage der QRS-Schlinge wieder ähnlich der von a, sie ist jedoch mehr in die frontale Ebene
eingestellt. Die von ihr eingeschlossene Fläche ist nach rechts, ventral und kranial gerichtet.

Fig. 27. *Newborn II.*
Wire models of QRS-loops of a newborn 30 min., 24^h, 3 days and 1 year after birth. 30 min.
after birth the spatial QRS-loop is mainly in the sagittal plane. 24^h after birth the QRS-loop is
extending toward the downward and right. 1 year after birth the QRS-loop is situated more in
the frontal plane. The changes are due to ,,physiological right ventricular hypertrophy'' during
the first hours and days after birth.

Geburt (Abb. 27a) liegt die QRS-Schlinge hauptsächlich in der sagittalen Ebene und dehnt sich – ebenso wie auch 1 Jahr nach der Geburt (Abb. 27d) – vorwiegend nach kaudal aus. Einen bzw. drei Tage nach der Geburt (Abb. 27b und c) zeigt die räumliche QRS-Schlinge die beschriebene stärkere Ausziehung nach rechts.

Das Vkg der Säuglinge, das von verschiedenen Autoren untersucht wurde (197, 382, 390, 411, 517, 544), zeichnet sich durch eine besondere starke Entwicklung nach rechts aus. Der Umlaufsinn des frontalen und transversalen Vkg ist fast immer positiv. Manchmal liegt die frontale Vektorschlinge sogar im rechten oberen, im allgemeinen jedoch im rechten unteren Quadranten (zwischen + 90 und + 180°). Die respiratorischen Veränderungen des Vkg können bei Säuglingen besonders groß sein. SCHAFFER beobachtete bei 2 Fällen (einem 1 Tag und einem 5 Tage alten gesunden Säugling) auch ein vorwiegend nach links gerichtetes Vkg (544). Abb. 28a zeigt die Vektorschlingen eines 12 Stunden alten Neugeborenen. Alle drei Schlingen von QRS zeigen einen positiven Umlaufsinn. Die räumliche QRS-Vektorschlinge ist vorwiegend nach rechts kaudal gerichtet. Die T-Vektorschleife zeigt hingegen, wie sich besonders aus dem frontalen Vkg ergibt, eine Abdrehung nach links kranial. Die T-Achsen können sich bei Säuglingen innerhalb kurzer Zeitabstände stark verändern. Dies wurde auf stärkere Schwankungen des Füllungszustandes des Abdomens sowie des Zwerchfellstandes zurückgeführt (648). In großen Höhen wurden im Vkg schon einige Wochen nach der Geburt Zeichen von Hypertrophie des rechten Ventrikels gefunden (462).

Die folgenden Ausführungen über das kindliche Vkg beruhen im wesentlichen auf Untersuchungen an 60 gesunden Kindern, die wir zusammen mit E. WICK und W. SWOBODA durchführten (690). Es muß dabei darauf hingewiesen werden, daß die Fehlerquellen der Vektorkardiographie bei Kindern mit Rücksicht auf die während des Wachstums wechselnde Thoraxform, das veränderliche Verhältnis zwischen Thoraxbreite und Herzgröße und den stärkeren Einfluß der Exzentrizität des Herzens größer als bei Erwachsenen sind. Die räumliche Vektorschlinge zeigt bei Kindern eine stärkere Ausdehnung nach ventral, rechts und kaudal als bei Erwachsenen. Etwa nach dem 2. Lebensjahr dehnt sich das räumliche Vkg mitunter auffallend weit nach dorsal zu aus (Abb. 29c, d und e). Dies kommt an den transversalen und sagittalen Vektorschlingen zum Ausdruck. DURAND, METIANU und VLAD hielten dieses Verhalten für so charakteristisch, daß sie es als „infantilen Typ" bezeichnen (189).

In einzelnen Fällen konnten wir allerdings auch eine Ablenkung der räumlichen Vektorschlinge nach links beobachten (Abb. 29a). UNGHVARY und SZENDEY fanden bei Kindern im Alter zwischen 1 und 7 Jahren in 20–30% eine Linksablenkung der elektrischen Herzachse. Zwischen dem 7. und 22. Lebensjahr stellten sie in je 10% der Fälle eine Links- bzw. Rechtsablenkung fest (648).

In einer neueren Studie wurde unter 421 gesunden Kindern in 1,4% ein *Linkstyp* gefunden, wobei allerdings im Vkg eine Verzögerung des terminalen Schlingenanteils von QRS festzustellen war (265). Es erhebt sich daher die Frage, ob in solchen Fällen der Linkstyp nicht vielleicht durch eine Anomalie des Reizleitungssystems bedingt ist.

Die frontale Vektorschlinge zeigt bei jüngeren Kindern in der Mehrzahl der Fälle einen positiven Umlaufsinn. Auf den Abb. 28a, b, d, e und 29b und c ist der Umlaufsinn der Kurven positiv, in den Kurven der Abb. 29d und e negativ. Das frontale Vkg der Abb. 29a zeigt eine achterförmige Verschlingung mit wechselndem Umlaufsinn.

Das transversale Vkg zeigt eine starke Ausdehnung der räumlichen Vektorschlinge nach ventral, in manchen Fällen aber auch eine beträchtliche Ausdehnung des mittleren und letzten Teiles der Schleife nach dorsal (Abb. 29 c, d und e). Der Umlaufsinn ist in den meisten Fällen gegen den Sinn des Uhrzeigers gerichtet. Lediglich die in der Abb. 28a abgebildete transversale Vektorschlinge des Neugeborenen sowie die Schlinge der Abb. 28 e zeigen einen positiven Umlaufsinn. Im Abschnitt über das Vkg bei Rechtshypertrophie wird ausgeführt werden, daß bei Kindern mit Hypertrophie des rechten Ventrikels der Umlaufsinn der transversalen Vektorschlinge im allgemeinen stets positiv ist. DURAND, METIANU und VLAD fanden einen negativen Umlaufsinn der transversalen QRS-Schlinge in 75% der Fälle (189), wir selbst bei 57 von 65 gesunden Kindern (690). Mitunter lädt der Anfangsteil der transversalen QRS-Schlinge besonders stark nach ventral aus.

In der sagittalen Ebene konnten wir in allen Fällen einen positiven Umlaufsinn feststellen. Auch hier kommt in einzelnen Fällen die starke Entwicklung des räumlichen Vkg nach dorsal deutlich zum Ausdruck (Abb. 29 c und d). Die räumliche QRS-Schlinge steht bei Kindern häufig ziemlich steil im Raume. Es genügen daher mitunter schon geringe Abdrehungen der von dieser Schlinge eingeschlossenen Fläche, um den Umlaufsinn der frontalen oder transversalen QRS-Schlingen umzukehren. Aus dieser Eigenart der kindlichen, sich in einem Übergangsstadium befindenden räumlichen QRS-Schlinge kann die Veränderlichkeit des Umlaufsinnes der frontalen und transversalen QRS-Schlinge sowie die Beständigkeit des Umlaufsinnes in der sagittalen Ebene erklärt werden.

In manchen Fällen beobachteten wir auffällige Unregelmäßigkeiten, besonders im Verlaufe der frontalen QRS-Schleifen (Abb. 29 a und d), sowie Achterbildungen im transversalen Vkg (Abb. 29 b).

Diese Unregelmäßigkeiten des Schlingenverlaufes können noch im Bereiche der Norm liegen und sind auf die Tatsache zurückzuführen, daß die von der räumlichen Vektorschlinge eingeschlossene Ebene bei Kindern im Verlaufe des Wachstums stärkeren „Verbiegungen" ausgesetzt ist. Daraus ergeben sich dann derartige Unregelmäßigkeiten und Überschneidungen der Projektionen auf die einzelnen Ebenen. Wir können uns mithin der Meinung von DURAND, METIANU und VLAD (189), daß es sich dabei in allen Fällen um Veränderungen der Reizleitung handle („Infantile Allodromie"), nicht anschließen. Verhältnismäßig häufig wurden – als normale Variante – bei Kindern terminale Anhängsel der QRS-Vektorschlinge gefunden (711).

Die T-Schlingen zeigen häufig eine auffallend starke Entwicklung nach links und dorsal, was im transversalen und sagittalen Vkg zum Ausdruck kommt (Abb. 28 b und d sowie Abb. 29 a und b). In der Frontalebene fanden wir die T-Schlingen in der Mehrzahl der Fälle innerhalb der QRS-Schlingen liegend. Ihr Umlaufsinn ist meist, soweit dies bei schmalen Schlingen beurteilt werden kann, positiv.

Bei unterernährten Kindern fand sich eine stärkere Verlagerung der T-Schlingen nach ventral, wobei mitunter auch den U-Wellen entsprechende Veränderungen des Vkg sichtbar wurden (328). Es finden sich im Schrifttum – außer den zitierten – auch noch zahlreiche andere Untersuchungen zum Thema des kindlichen Vektorkardiogramms (126, 308, 382, 390, 441, 653).

Front.　　　　Sag.　　　　Transv.

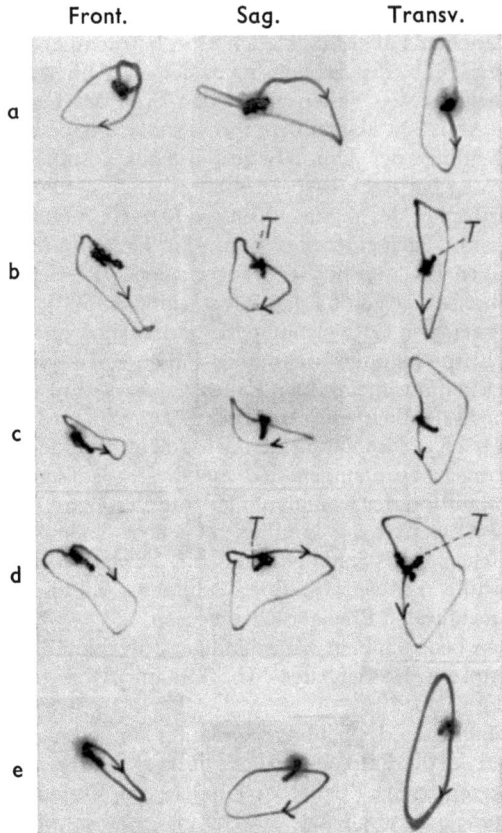

Abb. 28. *Vektorkardiogramme gesunder Kinder I.*

a) Vkg eines 12 Stunden alten neugeborenen Kindes. Die QRS-Schlinge ist in der frontalen Ebene nach rechts abwärts, die T-Schlinge nach links aufwärts gerichtet. Positiver Umlaufsinn der QRS-Schlingen in allen drei Ebenen des Raumes.

b) Vkg eines 1 Jahr alten Mädchens. Die frontale QRS-Schlinge zeigt im Spitzenbereich eine leichte Verschlingung. Der Umlaufsinn der transversalen QRS-Schlinge ist (schon) negativ. Die T-Schlingen sind nach links und dorsal gerichtet.

c) Vkg eines 2 Jahre und 8 Monate alten Knaben. Verhältnismäßig schmale frontale QRS-Schlinge mit negativem Umlaufsinn.

d) Vkg eines 3 Jahre und 9 Monate alten Knaben. Positiver Umlaufsinn in der frontalen und sagittalen, negativer Umlaufsinn in der transversalen Ebene. Die T-Schlingen sind nach links und dorsal gerichtet.

e) Vkg eines 4 Jahre und 1 Monat alten Knaben. Glatte Konturen der QRS-Schlingen. Der Umlaufsinn der transversalen QRS-Schlinge ist im Sinne des Uhrzeigers gelegen (= positiv)

Fig. 28. *Normal infants I*

a) 12^h old newborn. The QRS-loop extends mainly toward the right and anteriorly. Clockwise QRS rotation in all three planes.

b) 1 year old girl. Irregularity on the peak of frontal QRS-loop.

c) 2 year 8 month old boy.

d) 3 year 9 month old boy.

e) 4 year 1 month old boy. There is a clockwise rotation of the transverse QRS-loop.

Front.   Sag.   Transv.

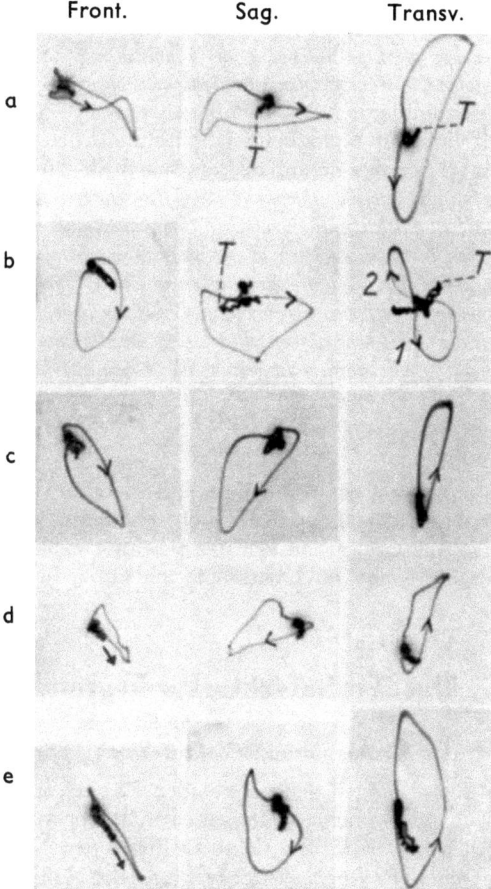

Abb. 29. *Vektorkardiogramme gesunder Kinder II.*

a) Vkg eines 4 Jahre und 11 Monate alten Knaben. Das frontale Vkg weist eine deutliche Linksablenkung sowie eine auffallende Überschneidung auf, die noch als normaler Befund gewertet werden muß. Negativer Umlaufsinn der transversalen QRS-Schlinge.

b) Vkg eines 7 Jahre und 4 Monate alten Mädchens. Achterförmige Überschneidung in der Transversalebene. Auch dieser Befund kann (bei Kindern) noch innerhalb der Norm liegen.

c) Vkg eines 10 Jahre und 3 Monate alten Mädchens. Das sagittale und das transversale Vkg zeigen eine starke Ausdehnung der räumlichen QRS-Schlinge nach dorsal.

d) Vkg eines 12 Jahre und 1 Monat alten Mädchens. Unregelmäßiger Verlauf der frontalen QRS-Schlinge, starke Ausdehnung der räumlichen QRS-Schlinge nach dorsal. (Siehe das sagittale und transversale Vkg!)

e) Vkg eines 14 Jahre alten Mädchens. Verhältnismäßig starke Entwicklung der QRS-Schlinge nach dorsal. Die den S-Zacken der Standardableitungen entsprechende Ausziehung des letzten Schlingenanteiles nach kranial ist in der sagittalen Ebene auffallend spitz. Der Befund ist innerhalb der Norm.

Fig. 29. *Normal infants II.*

a) 4 year 11 month old boy. There is a figure eight pattern of the frontal QRS-loop.

b) 7 year 4 month old girl. The sagittal QRS-loop shows a figure eight pattern.

c) 10 year 3 month old girl. The sagittal and transverse QRS-loops are widely extending toward the posterior.

d) 12 year 1 month old girl. There are irregularities in the frontal QRS-loop.

e) 14 year old girl. There is a remarkable extension of QRS-loop toward the posterior.

Zusammenfassung

Bei Säuglingen besonders starke Ausdehnung der räumlichen QRS-Schlinge nach rechts, Umlaufsinn in der frontalen und transversalen Ebene fast stets positiv.
Vorübergehende Ausziehung der QRS-Schlinge während der ersten Lebenstage nach rechts, die auf eine „physiologische Überlastung" des rechten Ventrikels, hauptsächlich bedingt durch den Schluß des foramen ovale, zurückgeführt wird.
Bei Kindern im allgemeinen stärkere Ablenkung der QRS-Schleifen nach rechts, ventral und kaudal als bei gesunden Erwachsenen, in einzelnen Fällen jedoch auch Linksablenkung. Meistens positiver Umlaufsinn in der frontalen und negativer in der transversalen, stets positiver Umlaufsinn in der sagittalen Ebene. Unregelmäßigkeiten (z. B. Einbuchtungen, Schlingen- bzw. Achterbildungen) können noch eher als innerhalb der Norm liegend betrachtet werden als bei Erwachsenen. Nach dem 2. Lebensjahr mitunter starke Ausdehnung der räumlichen QRS- Vektorschlinge nach dorsal. Häufig stärkere Ablenkung der T-Schlinge nach links und dorsal.

Conclusion

There is usually a temporary extension of the QRS-loop toward the right during the first days of life (physiological overloading of right ventricle). After the second year of life there is sometimes a considerable posterior extension of QRS-loop. Irregularities of contour are more often within normal limits than in adults.

12. Das Vorhofvektorkardiogramm

a) Das normale Vorhof-Vkg

Die theoretischen Erörterungen der einleitenden Kapitel, in denen als Beispiel stets das Vkg von QRS verwendet wurde, gelten in analoger Weise auch für das Vkg der Vorhöfe. Allerdings ist für die Vektorschlingen der P-Zacken ein anderer „Nullpunkt" anzunehmen. Er wurde weiter rechts als der Nullpunkt des Kammer-Vkg (322) bzw. etwa in der Mitte der Vorhöfe lokalisiert (241). Für die Darstellung des Vorhof-Vkg scheint uns die Ableitungsmethode nach HUPKA und WENGER besonders geeignet zu sein (314–316).

Die räumliche Vektorschlinge von P ist – ähnlich der von QRS – im allgemeinen nach links, ventral und kaudal gerichtet. Die von der räumlichen P-Schlinge eingeschlossene Fläche ist normalerweise – ähnlich der von QRS – nach links und kaudal geneigt. Bei der Atmung erfahren die P-Vektorschlingen mitunter stärkere Veränderungen als die QRS- oder T-Schlingen. Sie werden bei der tiefen Einatmung länglicher und stellen sich mehr senkrecht ein.

In der frontalen Ebene weist die P-Schlinge normalerweise eine etwa eiförmige oder rundliche Gestalt auf. Ihr Umlaufsinn ist gegen den Sinn des Uhrzeigers gerichtet. In Abb. 30a ist das frontale Vkg eines gesunden jungen Mannes dargestellt. Auf der linken Seite wird zunächst das Vkg bei bewegtem Film, rechts daneben das bei ruhendem Filmtransport gezeigt. Ganz rechts sind die P-Schlingen nochmals schematisch gezeichnet. Man sieht aus dieser Abbildung auch, daß kleine Unregelmäßigkeiten des Kurvenverlaufs (mehrfache Kerben der P-Schlingen) noch als normal anzusehen sind. Die sagittale P-Schlinge ist im allgemeinen nach ventral und kaudal gerichtet. Sie weist in der Mehrzahl der Fälle negativen Um-

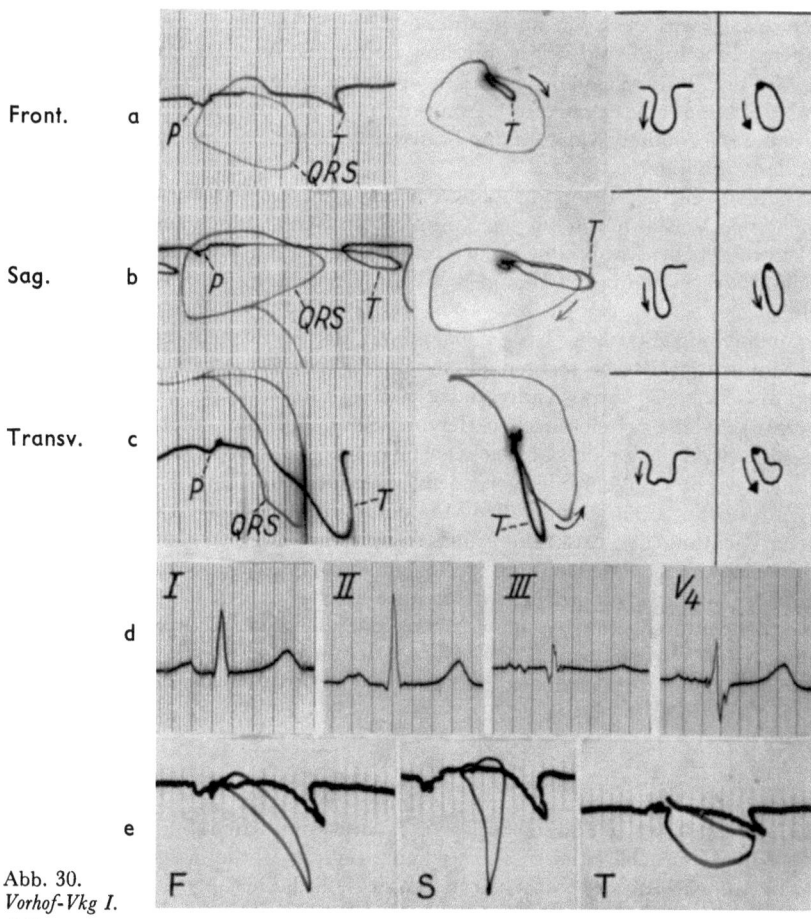

Abb. 30.
Vorhof-Vkg I.

a) Frontale Vkg eines Normalfalls. Die P-Schlingen weisen einen negativen Umlaufsinn auf und sind nach kaudal und etwas nach links gerichtet. Ihr Kontur ist unregelmäßig. Rechts ist schematisch je eine frontale P-Schlinge bei bewegtem Papier sowie bei ruhendem Papiertransport dargestellt.

b) Sagittale Vkg desselben Falles. Die P-Vektorschleifen zeigen am bei bewegtem Papier geschriebenen Vkg scheinbar negativen Umlaufsinn. Wie das bei ruhendem Papiertransport registrierte Vkg zeigt, ist die sagittale Schlinge jedoch sehr schmal, so daß an ihr ein Umlaufsinn nicht festgestellt werden kann.

c) Transversale Vkg desselben Falles. Die QRS-Schlinge weist eine buckelige Verformung auf und ist nach ventral gerichtet.

d) Ekg einer 25jährigen Patientin mit Mitralstenose. Mäßige Dilatation des linken Vorhofes. Die P-Zacken sind in allen drei Standardableitungen, sowie in der Abl. V_4 auf 0,14 Sek. verbreitert und mehrfach aufgesplittert.

e) Vkg desselben Falles. Die P-Schlingen zeigen in allen drei Ebenen einen grob unregelmäßigen Kontur. Die transversale Schlinge ist zunächst nach ventral und in ihrem terminalen Anteil nach dorsal gerichtet.

Fig. 30. *Atrial VCG I.* a–c) Frontal, sagittal and transverse VCG of a normal case. On the right side schematic P-loops, recorded with and without papertransport. - d) ECGs of a 25 year old woman with mitral stenosis. - e) VCG of same case. There is an irregular contour of the P-loops in all planes. The initial part of the transverse loop is directed toward the anteriorly, the terminal part is extending toward the posteriorly.

laufsinn auf, so wie dies auch im Beispiel der Abb. 30 b dargestellt ist. Wenn die
Schlingen sehr schmal sind, ist es mitunter unmöglich, einen Umlaufsinn festzustellen. In der Transversalebene finden wir im allgemeinen eine nach ventral
gerichtete Schlinge mit negativem Umlaufsinn (s. Abb. 30 c). Mitunter fanden wir
aber auch in Normalfällen sich in der Transversalebene leicht nach dorsal zu aus-
dehnende P-Schlingen.

Der Umlaufsinn der P-Vektorschlinge in der transversalen Ebene kann – entsprechend den Verhältnissen bei den Kammerkomplexen – auch aus der Form der
P-Zacken in den Brustwandableitungen abgeleitet werden (und umgekehrt). Zur
Beurteilung der Umlaufgeschwindigkeit ist die Betrachtung zweier Ebenen erforderlich.

Die Vorstellung ZARDAYS (720), wonach man bei der Entstehung der P-Zacken
je eine Momentanachse des rechten und des linken Vorhofes annehmen solle, erwies
sich uns als sehr konstruktiv. Während der (fiktive) Integralvektor des rechten Vorhofes normalerweise der elektrischen Herzachse annähernd parallel ist (oder unter
Umständen etwas nach rechts abweicht), ist der Integralvektor des linken Vorhofes
nach links gerichtet. (Wenn hier von „dem" Integralvektor eines Vorhofes gesprochen wird, ist die Resultierende aller Momentanvektoren gemeint, die die hauptsächliche Richtung der Ausbreitung der Aktivierung angibt). Diese Vorstellung
bewährte sich uns bei der Deutung pathologischer Vorhof-Vkg, wie anschließend
gezeigt werden wird. Außerdem entspricht sie aber auch den Rückschlüssen, die
wir aus früher durchgeführten Untersuchungen über die Art der Erregungsausbreitung in den Vorhöfen zogen. Diese Untersuchungen wurden vor allem mittels
der Methoden der intrakardialen und Ösophaguselektrokardiographie durchgeführt (661, 679, 680).

b) Das pathologische Vorhof-Vkg

Bei *Mitralstenose*, weniger häufig bei isolierter Mitralinsuffizienz findet man in zahlreichen Fällen eine charakteristische Veränderung des Vorhof-Vkg. Die Verbreiterung und Buckelung der P-Zacken in den Standardableitungen, die Vergrößerung der (von uns seinerzeit angegebenen) „Vorhofleitungszahl" (661, 679) sowie
die charakteristische Veränderung des „Atriodiagramms" (679, 680) sind auf die
verspätete Aktivierung des vergrößerten linken Vorhofes zurückzuführen. Der
abnorme, verspätet auftretende Integralvektor des dilatierten linken Vorhofes ist
nach links, unter Umständen auch nach dorsal gerichtet. Dem entspricht auch die
Tatsache, daß bei Überlastung des linken Vorhofes in der Abl. V₁ häufig negative
oder vorwiegend negative P-Zacken gefunden werden.

In den Abb. 30 d und e, sowie 31 a–d sind Ekg und Vkg von Patienten mit
Mitralstenose dargestellt. In der Frontalebene ist häufig eine stärkere Buckelung
der P-Vektorschlinge festzustellen, entsprechend der ähnlichen Verformung der
P-Zacken in den Standardableitungen (Abb. 30 e). Vielfach kommt auch in der
Frontalebene die Tendenz des zweiten Teils der P-Vektorschlinge, sich nach links
auszudehnen, gut zur Darstellung (Abb. 31 b). In der Sagittalebene zeigt die Vektorschlinge der Abb. 31 b, die von einem 52 jährigen Patienten mit schwerer
Mitralstenose und -insuffizienz stammt, sehr deutlich, daß sich die P-Schlinge in
ihrem zweiten Anteil auch beträchtlich nach dorsal ausdehnt. Ähnlich verhält sich
das sagittale Vkg des Falles der Abb. 31 c (25 jährige Patientin mit Mitralstenose).
In der transversalen Ebene findet man bei Mitralvitien mit mäßiger Dilatation des

linken Vorhofes häufiger einen diphasischen Verlauf der – bei bewegtem Papier registrierten – P-Schlinge, wie es in der Abb. 30e dargestellt wird. In Fällen mit starker Dilatation und Dorsalverlagerung des linken Vorhofes ist die transversale P-Schlinge stark nach dorsal ausgebuchtet und zeigt einen positiven Umlaufsinn (Abb. 31b und c, Abb. 52b). Außerdem ist die P-Vektorschlinge im ganzen und insbesondere in der transversalen Ebene vergrößert.

Wir konnten, zusammen mit D. DONEFF und K. HUPKA (675), folgende Veränderungen des Vorhof-Vkg bei Patienten mit Mitralstenose, die einer Kommissurotomie unterzogen wurden, feststellen: Bei 7 von 23 derartigen Fällen ergab sich eine deutliche Verminderung der Dorsalverlagerung der räumlichen P-Vektorschlinge nach der Operation. Ursprünglich in der Transversalebene ganz nach dorsal gerichtete Vkg zeigten nach der Klappensprengung einen diphasischen Verlauf, wie er sonst häufig bei Fällen mit mäßiger Dilatation des linken Vorhofes beobachtet werden kann. In den Abb. 31c und d ist ein derartiger Fall – es handelte sich um eine 25jährige Patientin mit schwerer Mitralstenose – dargestellt. Die Vkg der Abb. 31c zeigen in der Sagittal-, besonders aber in der Transversalebene die Rückwärtsverlagerung der Vektorschlinge. Nach der Operation (Abb. 31d) ist diese Ablenkung nach dorsal bedeutend geringer geworden. Die transversale Vektorschleife ist (bei bewegtem Registrierpapier) diphasisch, wobei der erste Anteil nach ventral gerichtet ist und einen negativen Umlaufsinn aufweist, während sich der zweite Anteil nach dorsal wendet und einen positiven Umlaufsinn zeigt. Derartige Veränderungen des Vorhof-Vkg nach Kommissurotomie, die wir frühestens schon einige Wochen nach der Operation feststellen konnten, sind vermutlich durch eine verhältnismäßig rasch eintretende Verminderung der Dilatation des linken Vorhofes, die gleichzeitig mit einem Rückgang seiner Dorsalverlagerung einhergeht, zu erklären. In 6 der 23 operierten Fälle von Mitralstenose, die vorher Sinusrhythmus aufwiesen, war postoperativ Vorhofflattern oder Vorhofflimmern vorhanden. In 10 weiteren Fällen war der vektorkardiographische Befund nach der Operation im wesentlichen unverändert.

Es wurde schon weiter oben erwähnt, daß wir bei manchen Normalfällen gleichfalls eine leichte Verlagerung der räumlichen P-Vektorschlinge nach dorsal feststellen konnten. Eine auffallende Entwicklung in dieser Richtung beobachteten wir – abgesehen von den Fällen mit Mitralvitium – bei einigen Fällen mit starker Hypertrophie des linken Ventrikels und sich daran anschließender Dilatation des linken Vorhofes. Neben der durch die Dilatation bedingten Rückwärtsverlagerung dieser Herzhöhle kommt es in solchen Fällen auch durch die Hypertrophie des linken Ventrikels zu einer Verlagerung des linken Vorhofes nach dorsal, die ja mitunter auch röntgenologisch festgestellt werden kann. Diese beiden Faktoren sind für die Ablenkung des Vkg nach dorsal verantwortlich. Ein derartiger Fall (es handelt sich um einen 49jährigen Mann mit maligner Hypertonie) ist in der Abb. 31e dargestellt. Ähnliche Veränderungen der P-Vektorschlingen wurden bei Subaortenstenose festgestellt (205).

Bei *Überlastung (Dilatation) des rechten Vorhofes*, wie wir sie bei angeborenen Herzfehlern (z. B. Pulmonalstenose), schwerem Lungenemphysem, chronischer Bronchitis, Asthma bronchiale, Lungentuberkulose und bei verschiedenen anderen Erkrankungen beobachten, finden wir häufig P-Zacken, die in den Abl. II und III sowie mitunter auch in den Brustwandableitungen V_1 und V_2 hoch und spitz sind. Diese P-Zackenform wird seit langem als P-pulmonale, in neuerer Zeit auch als P-dextrocardiale bezeichnet (565). Im Vkg kommen diese Veränderungen der Vor-

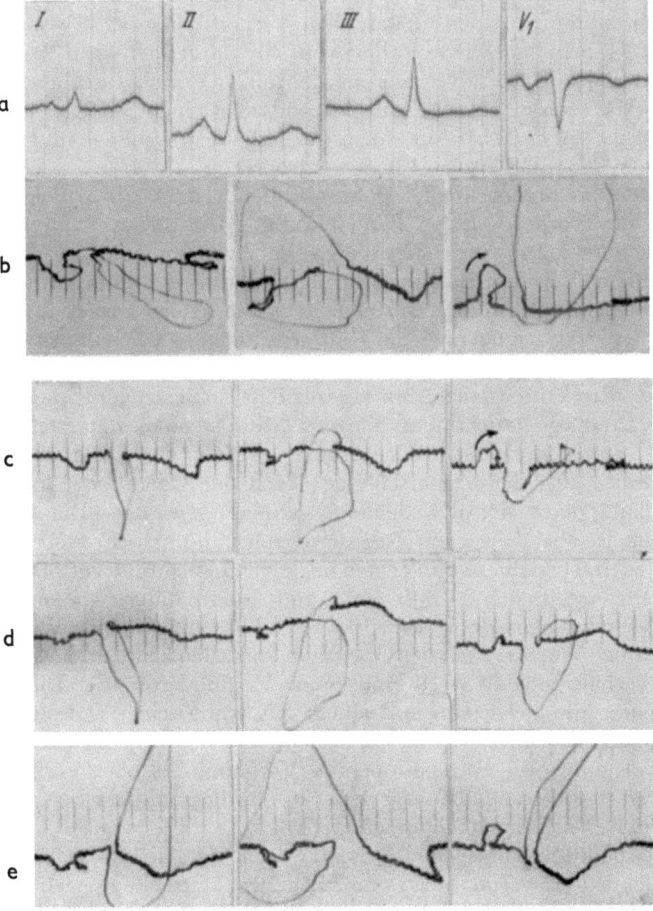

Abb. 31. *Vorhof-Vkg II. Überlastung des linken Vorhofs.*

a) Ekg eines 52j. Patienten mit schwerer Mitralstenose und -insuffizienz (K. L., Prot.-Nr. 86). Starke Vergrößerung des linken Vorhofes. Verbreiterung der P-Zacken, die außerdem unregelmäßig konturiert sowie in den Abl. II und III zugespitzt sind, auf 0,13 Sek. Terminale Negativität von P in V_1.

b) Vkg desselben Falles. Entsprechend der Ablenkung der räumlichen P-Vektorschlinge nach links und dorsal sieht man eine Abbiegung der frontalen P-Schlinge nach links, der sagittalen Schlinge nach dorsal und der transversalen Schlinge nach dorsal sowie etwas nach links. Der Umlaufsinn der transversalen Schlinge ist positiv. Alle P-Schlingen zeigen unregelmäßige Konturen.

c) Präoperativ registrierte Vkg einer 25jährigen Patientin mit Mitralstenose (P. A., Prot.-Nr. 308). Unregelmäßige Konturierung aller P-Schlingen. Die sagittale und vor allem die transversale P-Schlinge zeigen eine starke Ablenkung nach dorsal. Positiver Umlaufsinn der transversalen Schlinge.

d) Vkg desselben Falles 3 Wochen nach der Kommissurotomie. Das sagittale sowie das transversale Vkg zeigen, daß die Ablenkung der P-Schlinge nach dorsal nach der Operation wesentlich geringer ist. Die transversale P-Schlinge dehnt sich zuerst (bei negativem Umlaufsinn) nach ventral, in ihrem terminalen Abschnitt (bei positivemUmlaufsinn) noch etwas nach dorsal aus.

e) Vkg eines 49jährigen Patienten (M. K.) mit maligner Hypertonie, exzessiver Hypertrophie

hofaktivierung klar zum Ausdruck. Die räumliche P-Vektorschlinge ist nach kaudal zu verlängert, was in der frontalen und sagittalen Ebene deutlich wird. In der Abb. 32a ist ein derartiger Fall dargestellt. Es handelt sich um einen 62jährigen Mann mit produktiver Oberlappentuberkulose und Emphysem. Die transversale Vektorschlinge zeigt eine terminale Ausbuchtung nach dorsal. Derartige Befunde in der Transversalebene stimmen mit dem Befund überein, daß sich beim P-dextrocardiale in den Brustwandableitungen V_1 und V_2 häufig nach dem anfänglich spitz-positiven Anteil ein terminaler negativer Teil von P anschließt (563, 565).

Ähnliche Veränderungen der P-Vektorschlingen, nämlich eine Steilstellung und Verlängerung, konnten wir zusammen mit K. Hupka und E. Wick im Tierexperiment nach partieller Abklemmung der art. pulmonalis beim Hunde beobachten (685). Im Falle einer Senkung der P-R-Strecke bei P-pulmonale schließen sich die P-Vektorschlingen nicht ganz, d. h. der zentripetale Anteil der Schlinge kehrt nicht zum Nullpunkt zurück.

Es wurden auch bei Koronarsklerose P-Schlingenveränderungen gefunden, die denen bei Vergrößerung der Vorhöfe ähnlich sind. Daraus ergibt sich die Wichtigkeit der Kenntnis des Grundleidens bzw. näherer Umstände des betreffenden Falles auch für die vektorkardiographische Diagnostik (562).

Bei Dilatation beider Vorhöfe kann der erste Teil der P-Schlinge nach ventral und kaudal, der zweite Teil nach links und dorsal ausladen (532).

Bei *ektopischer Vorhoferregung* kommt es, sofern der Erregungsursprung im AV-Knoten oder in einem kaudal gelegenen Vorhofzentrum stattfindet, stets zu einer Umkehr der Richtung der P-Zacken in allen Standardableitungen bzw. in den Abl. II und III. Dementsprechend ist die räumliche Vektorschlinge nach kranial gerichtet, was in den frontalen und sagittalen Vkg zum Ausdruck kommt. Ein derartiger Fall ist in den Abb. 32b und c dargestellt. Es handelt sich um einen 21jährigen Mann mit normalem Organbefund, bei dem zeitweise ein Wechsel von normaler zu ektopischer Vorhoferregung zu beobachten war. Eine nähere Lokalisation dieses kaudal gelegenen ektopischen Zentrums war nicht möglich. Wir berichteten auf Grund eingehender Untersuchungen (Ösophagus-Ekg, Atriodiagramm, Vorhof-Vkg) an anderer Stelle über diesen Fall eingehend (689). Pescador und Garrido berichteten über das Vkg bei Koronarsinusrhythmus zusammenfassend (469).

Als weiteres Beispiel der durch das Vorhof-Vkg gegebenen Ausdrucksmöglichkeiten sei das *Vorhofflattern* besprochen. Die Abb. 32d und e stammen von einem 42jährigen Patienten mit paroxysmalem Vorhofflattern. Die Standardableitungen (Abb. 32d) zeigen, daß es sich um ein Vorhofflattern vom häufigen Typ (mit

---

des linken Ventrikels und Dilatation (sowie Dorsalverlagerung) des linken Vorhofs. Die transversale P-Schlinge zeigt eine beträchtliche Verlagerung nach dorsal.

Fig. 31. *Atrial VCG II. Overloading of the left auricle.*

a) Ecg of 52 year old man with severe mitral stenosis and incompetence. The P waves are wide and notched.

b) VCG of same case. The spatial P-loop is deviated toward the left and posteriorly.

c) Preoperative VCG of a 25 year old woman with mitral stenosis. There is a displacement of the P-loop toward the posterior in the sagittal and transverse planes.

d) VCG of same case 3 weeks after commissurotomy. The displacement of P-waves toward the posterior is less pronounced.

e) VCG of 49 year old man with severe hypertension. The left auricle is dilated. There is a posterior displacement of the transverse P-loop.

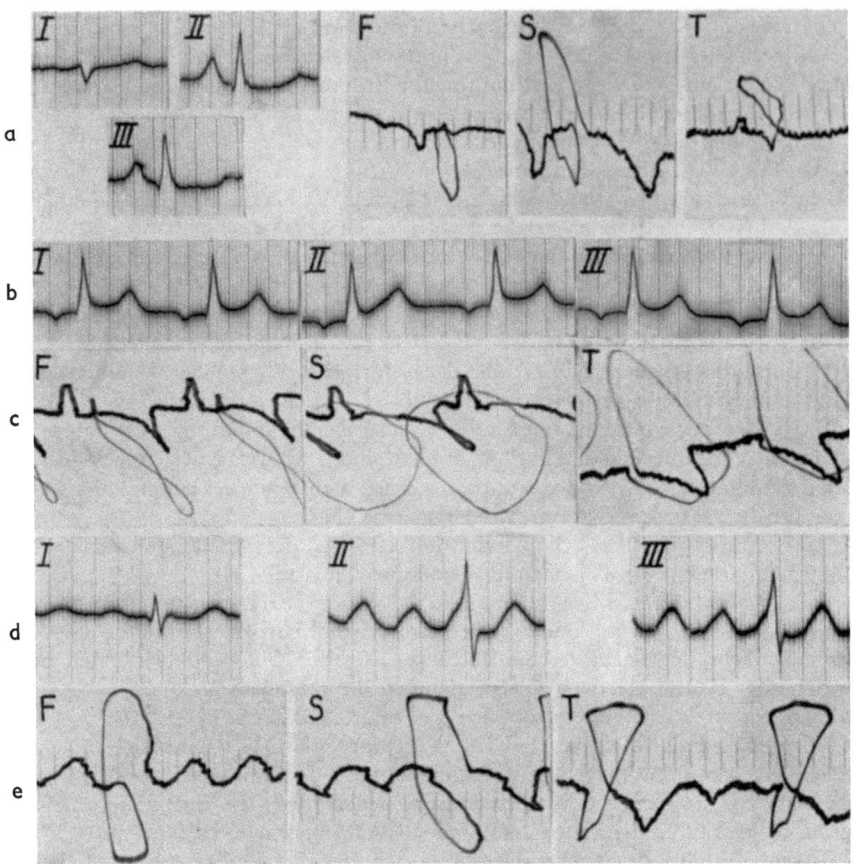

Abb. 32. *Vorhof-Vkg III.*

a) Ekg und Vkg eines 62jährigen Patienten mit Überlastung des rechten Vorhofes (V. A., Prot.-Nr. 180). Produktiv-fibröse Oberlappentuberkulose und beträchtliches Emphysem. Hohe, spitze P-Zacken in den Abl. II und III. Entsprechend der Verlängerung der räumlichen P-Schlinge nach kaudal zeigen das frontale und das sagittale Vkg eine starke Verlängerung der nach abwärts gerichteten P-Schlingen. In der transversalen Ebene ist der terminale Anteil der P-Schlinge nach rückwärts gerichtet.

b) Ekg eines 21jährigen Patienten mit normalem Organbefund, bei dem es zeitweise zum Auftreten eines ektopischen Vorhofrhythmus kam. Die P-Zacken sind in allen drei Standardableitungen negativ.

c) Vkg desselben Falles. Die frontalen und sagittalen P-Schlingen sind nach kranial gerichtet. Das transversale Vkg zeigt keine stärkere Ausdehnung der räumlichen P-Schlinge nach ventral oder dorsal (wie es sich auch aus dem sagittalen Vkg ergibt). Ektopische Aktivierung der Vorhöfe von einem im Av-Knoten oder im kaudalen Vorhofbereich gelegenen Reizbildungszentrum aus.

d) Ekg eines 42jährigen Patienten mit paroxysmalem Vorhofflattern (Sch. E., Prot.-Nr. 217). Häufiger Typ des Flatterns mit hohen Flatterwellen in den Abl. II und III.

e) Vkg desselben Falles. Der vektorielle Verlauf der Flatterwellen wird in allen drei Ebenen des Raumes sichtbar.

Fig. 32. *Atrial VCG III.*

a) 62 year old man, severe emphysema, pulmonary tuberculosis. There are high, peaked P-waves in II and III. The P-loops are elongated and directed toward the inferiorly.

hohen Flatterwellen in den Abl. II und III) handelt. Das Vkg (Abb. 32 e) zeigt in allen drei Ebenen den Ablauf der P-Vektorschlingen (bei bewegtem Registrierpapier). Grishman und Mitarb. sowie auch wir selbst und andere schlossen auf Grund einer vektoriellen Analyse der Momentanvektoren intrakardialer, ösophagealer und thorakaler Ableitungen sowie der vektorkardiographischen Befunde auf das Vorliegen einer Kreisbewegung („Circus movement") bei Vorhofflattern oder zumindestens in bestimmten Fällen dieser Rhythmusstörung (262, 524, 662). Auf das nach wie vor umstrittene Problem des Erregungsmechanismus bei Vorhofflattern, zu dem insbesondere Prinzmetal und Mitarb. (495, 496), sowie Scherf und Mitarb. (555, 556) wichtige Beiträge lieferten, kann nicht näher eingegangen werden. In einer Anzahl weiterer Arbeiten wird das normale und pathologische Vorhof-Vkg beschrieben (133, 231, 232, 273, 453, 475).

Zusammenfassung

Die räumliche Vorhofvektorschlinge ist normalerweise nach links, ventral und kaudal gerichtet. Der Umlaufsinn ist im allgemeinen in allen drei Ebenen negativ. Bei Mitralstenose stärkere Ausdehnung des zweiten Teiles oder unter Umständen der ganzen räumlichen P-Schlinge nach dorsal (P-Schlinge in der transversalen Ebene diphasisch oder ganz nach dorsal gerichtet mit positivem Umlaufsinn). Außerdem meist Vergrößerung der P-Schlinge, insbesondere in der transversalen Ebene. Verlängerung der P-Vektorschlinge nach kaudal bei P pulmonale. Charakteristische Richtungsänderung der P-Vektorschlingen bei ektopischen Vorhofrhythmen.

Conclusion

The normal spatial P-loop is directed toward the left, anteriorly and downward. In mitral stenosis the whole P-loop or its terminal part is displaced toward the posteriorly. In P-pulmonale the P-loops are elongated. In ectopic auricular rhythms the direction of the P-loop is altered.

13. Das Vektorkardiogramm bei S$_{I-III}$-Typ sowie bei geringen intraventrikulären Leitungsveränderungen

Als S$_{I-III}$-*Typ* wird vielfach eine Ekg-Form bezeichnet, bei der in allen drei Standard-Ableitungen tiefe S-Zacken vorhanden sind, die mindestens dieselbe Amplitude wie die entsprechenden R-Zacken aufweisen.

Es steht außer Zweifel, daß S$_{I-III}$-Typen häufig bei Normalen vorkommen. Schaefer und andere fanden sie bei Asthenikern mit Tropfenherzen und bei schnell wachsenden Jugendlichen (250, 539).

Es konnte bei zahlreichen Fällen von S$_{I-III}$-Typ eine deutliche Hypertrophie der rechten Herzkammer festgestellt werden. Es handelte sich hierbei z. B. um Fälle von Asthma bronchiale, Lungentuberkulose, angeborenen Herzfehlern (688) sowie verschiedene andere Zustände mit Hypertrophie der rechten Herzkammer.

---

b) ECG of otherwise healty 21 year old man with paroxysms of ectopic auricular rhythm. Inverted P-waves in I–III.
c) VCG of same case. The frontal and sagittal P-loops are directed toward the upward.
  d and e) ECG and VCG of 42 year old man with auricular flutter.

Wir fanden diesen Ekg-Typus in 7,8% von 5000 untersuchten Ekg, wobei das männliche Geschlecht deutlich überwog. Die klinische Untersuchung von 119 dieser Patienten, von denen in 45 Fällen Vkg registriert wurden, ergab eine Unterteilung in drei Hauptgruppen: 40% der Personen waren kreislaufgesund, bei 28% lag eine deutliche Hypertrophie der linken Herzkammer (die meist durch Hypertonie bedingt war) vor, bei 23% waren chronische Lungenerkrankungen nachweisbar (stärkeres Emphysem, chronische Bronchitis, Asthma bronchiale). Durchaus nicht bei allen dieser Fälle war klinisch oder röntgenologisch schon eine Rechtshypertrophie nachweisbar.

Unsere Untersuchung erstreckte sich insbesondere darauf, ob sich die Richtung der S-Zacken im sagittalen Vkg bei den einzelnen Gruppen verschieden verhält. Es ergaben sich insofern Unterschiede, als das Spektrum der S-Zacken bei den Normalfällen und den Fällen mit Hypertrophie des rechten Ventrikels zwischen etwa 210 und 270° lag, d. h. die Integralvektoren der S-Zacken nach dorsal und besonders nach kranial gerichtet waren. Bei der Gruppe mit Hypertrophie des linken Ventrikels reichte das Spektrum hingegen bis zum 180. Grad hinab, d. h., die Integralvektoren von S waren im Durchschnitt weniger nach kranial, dafür jedoch mehr nach dorsal gerichtet als die der beiden anderen Gruppen (287).

Die Erklärung für das verschiedene vektorielle Verhalten der S-Zacken dürfte darin liegen, daß die hypertrophierten Anteile der linken Herzkammer, die für das Auftreten der S$_{I-III}$-Vektoren verantwortlich sind, im Durchschnitt mehr dorsal und kaudal als jene basalen Muskelbezirke liegen, die in Normalfällen sowie bei Rechtshypertrophie die den S-Zacken zugrunde liegenden Potentiale hervorrufen.

Aufsplitterungen der Kammerkomplexe sind in manchen Fällen hinsichtlich ihrer Bedeutung schwer zu beurteilen. SCHAEFER weist auf den bedeutsamen subjektiven Faktor hin, der bei der vielfach auf Empirie beruhenden Deutung dieser Veränderungen beteiligt ist (539). Im allgemeinen besteht in letzter Zeit eher die Tendenz, gewisse Aufsplitterungen der Kammerkomplexe, denen man früher als „intraventrikulären Leitungsstörungen" häufiger eine, wenn auch nicht große, pathologische Bedeutung zubilligte, als noch innerhalb der Norm liegend zu betrachten. Dies gilt insbesondere für geringe Aufsplitterungen in den Brustwandableitungen sowie in der Abl. III. Derartige Aufsplitterungen wurden bei 1,4% von 421 gesunden Kindern gefunden (265).

Man wird solchen Aufsplitterungen eher eine pathologische Bedeutung zuerkennen, wenn sie bei abnormer Lage des Integralvektors von R auftreten (so z. B. bei überdrehtem Linkstyp nach SCHAEFER), wenn gleichzeitig eine Niederspannung vorliegt oder wenn QRS stärker verbreitert ist. Es muß allerdings eine Abnormität der Erregung, die zu einer Aufsplitterung von QRS führt, durchaus nicht immer eine Verbreiterung der Kammerkomplexe bewirken. Dies trifft insbesondere dann zu, wenn die Abweichung des Aktivierungsvorganges von der Norm schon sehr frühzeitig im Verlaufe der Kammeraktivierung stattfindet (397).

Aufsplitterungen sind auch dann eher als bedeutsam anzusehen, wenn sie in einer Ableitung gehäuft auftreten und wenn sie näher zur Spitze der Hauptzacke gelegen sind [KATZ (342)].

In Anlehnung an SCHAEFER (539) möchten wir folgende Ursachen für die Entstehung von Aufsplitterungen und Knotungen im Ekg anführen:

1. Lokale Verlangsamungen der Erregungsleitung. Diese können, wenn sie plötzlich einsetzen, zu Knotungen der Kammerkomplexe führen. Derartige lokale

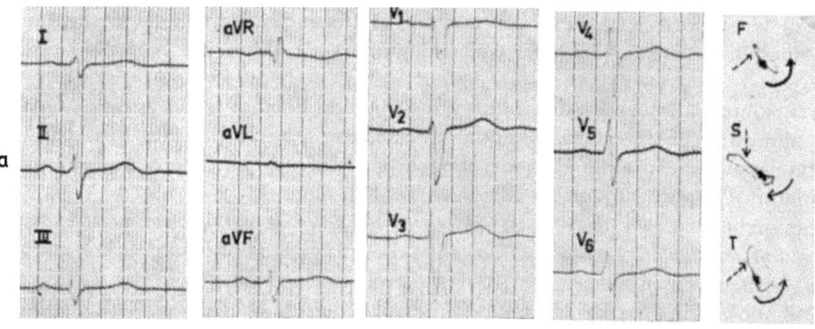

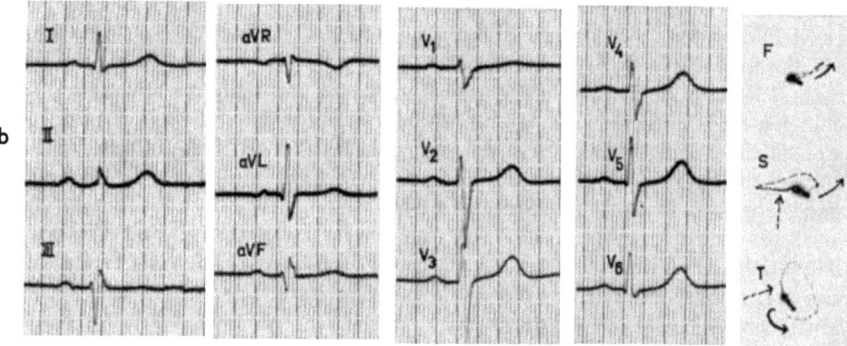

Abb. 33. *Intraventrikuläre Leitungsveränderungen mit tiefen linksthorakalen S-Zacken.*

b) 24jähriger Mann, kreislaufgesund, Tropfenherz. Im Elektrokardiogramm ist ein S$_{I-III}$-Typ vorhanden. Die S-Zacken sind etwas plump. Das Vkg zeigt eine terminale Ausziehung der QRS-Schlinge nach dorsal rechts. In allen drei Ableitungsebenen zeigt sich eine beträchtliche Verlangsamung der Umlaufgeschwindigkeit im terminalen Schlingenanteil (gefiederter Pfeil). Diese Ausziehung entspricht dem Auftreten tiefer S-Zacken in V$_4$ und V$_5$.

b) 60jährige Patientin, geringes Emphysem, sonst unauffälliger Befund. Das Ekg zeigt einen Linkstyp, der absteigende Schenkel von R ist in II, aVF und V$_2$ geringgradig aufgesplittert. Das Vkg zeigt eine nach links gerichtete QRS-Schlinge mit negativem Umlaufsinn in der transversalen Ebene und terminaler Ausziehung nach dorsal und rechts, wobei der Umlaufsinn deutlich verlangsamt ist, was aus den Vkg der sagittalen und transversalen Ebene hervorgeht (gefiederter Pfeil). Diese Ausziehung der transversalen Ebene nach rechts dorsal entspricht dem Auftreten tiefer S-Zacken linksthorakal. Der Umlaufsinn des terminalen Anteils der QRS-Schlinge ist in der sagittalen und transversalen Ebene deutlich verlangsamt (gefiederter Pfeil).

(Aus R. Wenger, W. Delius und H. Karobath: Z. Kreislaufforschg. 55, 98, 1966)

Fig. 33. *Changes of intraventricular conduction with deep S-waves in left chest leads.*

a) 24 year old healthy man, S $_{I-III}$ type of ECG. Terminal appendix of QRS toward the right and posteriorly. Terminal conduction delay (arrows).

b) 60 year old woman, slight emphysema, slight splitting of descending limb of R in II, aVF and V$_2$. Terminal appendix of QRS-loop with conduction delay (arrows).

Schädigungen können sowohl auf koronarsklerotischer, wie auch auf rheumatischer Basis auftreten.

2. Lokale Blockaden oder Ausfälle der Erregungsleitung. Es kommt zu einem Ausfall von Potentialen oder die Aktivierung erfolgt unter Umständen auf Um-

wegen. Dies kann vor allem als Folge von Vernarbungsvorgängen eintreten. Kleinste Schwielen im Myokard treten besonders als Folge der Koronarsklerose auf.

3. Es können auch zusätzliche, abnorm gerichtete Potentiale aus anderen Gründen (abnormer Faserverlauf, besondere Verteilung hypertrophierter Muskelfaserbezirke) auftreten, die als Ursache abnorm gerichteter Vektoren anzusehen sind und damit Aufsplitterungen im Ekg bewirken können.

Man sieht mitunter bei Fällen mit *tiefen S-Zacken in linksthorakalen Ableitungen geringe intraventrikuläre Leitungsveränderungen*, die im Vkg besonders deutlich dargestellt werden. Wir fanden unter 102 Fällen mit tiefen S-Zacken in der Ableitung V_6 30 Fälle von intraventrikulärer Leitungsveränderung, wobei kein Anhaltspunkt für Hypertrophie eines Ventrikels vorhanden war. Es handelte sich im Ekg meistens um mehr oder weniger deutliche Knotungen oder Aufsplitterungen der Kammerkomplexe. In einzelnen Fällen waren die Veränderungen nur sehr geringfügig. In der Mehrzahl der Fälle lag ein Linkstyp vor, in den anderen Fällen handelte es sich um einen S_{I-III}-Typ, bzw. um einen Steil- oder Normaltyp. In allen Fällen erwies sich das Vkg als diagnostisch wichtig, da die terminalen Anteile der QRS-Schlingen eine deutliche Verlangsamung der Umlaufgeschwindigkeit zeigten Dies hatte einen engen Abstand zwischen den einzelnen Unterbrechungspunkten der Schlinge zur Folge (673). Allerdings muß dieser Befund, um beweisend zu sein, in mindestens zwei Ebenen vorliegen. Die QRS-Schlinge war in allen Fällen nach dorsal bzw. dorsal rechts ausgezogen und häufig zugespitzt. Dieser Befund ist differentialdiagnostisch deswegen wichtig, weil bei allen 30 Fällen mit intraventrikulärer Leitungsveränderung eine ins Gewicht fallende Hypertrophie des rechten Ventrikels ausgeschlossen werden konnte. In solchen Fällen ist daher der Befund tiefer S-Zacken linksthorakal nicht als Rechtshypertrophiezeichen zu werten. Das Vkg erweist sich als zusätzliche Methode zur Klärung derartiger Ekg als nützlich. Es muß darauf hingewiesen werden, daß die Leitungsveränderungen nie so hochgradig waren, daß sie etwa die Diagnose eines unvollständigen Rechtsschenkelblocks gerechtfertigt hätten. Was die Lokalisation der intraventrikulären Leitungsveränderungen anbelangt, dürften sie nach dem vektorkardiographischen Bild am ehesten in der Basis der Ventrikel, und zwar besonders des linken gelegen sein. In der Abb. 33 werden zwei derartige Fälle dargestellt.

14. Hypertrophie des linken Ventrikels

Hypertrophierte Muskelfasern erzeugen eine höhere Faserspannung im Feld. Es kommt daher zu einer Erhöhung der Amplitude der registrierten Potentiale. Die Breite der Ausschläge ist bei reiner Hypertrophie nur unwesentlich vermehrt, da die Aktivierung einer wesentlich stärkeren Muskelmasse zwar an sich längere Zeit beansprucht, dickere Fasern jedoch andererseits rascher leiten (539). Sobald sich in einem Teil der Kammermuskulatur eine einseitige Hypertrophie entwickelt, erscheinen als deren Ausdruck einzelne Vektoren vergrößert, wodurch sowohl die Richtung des „Integralvektors von R", also der elektrischen Achse, wie auch die der räumlichen Vektorschlinge verändert werden. Das registrierte Vkg ist eine Resultierende aus dem Vkg, das normalerweise entstanden wäre, und den zusätzlichen Vektoren, die auf die Hypertrophie zurückzuführen sind.

Bei Hypertrophie des linken Ventrikels kommt es zu einer Abdrehung der elektrischen Herzachse und der räumlichen QRS-Schlinge nach links, die wesentlich stärker ist, als sie der anatomischen Verlagerung des Herzens nach dieser Seite entspräche (252).

Sie ist vor allem auf die Hypertrophie basaler Abschnitte der linken Herzkammer zurückzuführen. Wie in diesem Abschnitt näher ausgeführt werden wird, kommt es besonders auch zu einer Ablenkung der räumlichen Vektorschlinge nach dorsal, die gleichfalls vorwiegend auf die Hypertrophie dorsal gelegener Bezirke der Kammerbasis zurückgeführt werden muß.

Eine Dorsalverlagerung der QRS-Schlinge konnte auch tierexperimentell festgestellt werden (415). Über die vektorkardiographischen Veränderungen bei Kammerhypertrophie im allgemeinen (383, 453, 687a), sowie insbesondere bei Hypertrophie des linken Ventrikels liegen zahlreiche Veröffentlichungen vor (18, 42, 78, 166, 297, 347, 411, 418, 446, 455, 471, 484, 491, 536, 621, 625, 641, 655, 670, 687a, 707, 710). Sie betreffen z. T. die Verhältnisse bei Kindern (411). Die anfänglichen (der Q-Zacke entsprechenden) QRS-Vektoren entwickeln sich bei Linkshypertrophie mitunter stärker (nach rechts hin).

Außer diesen Veränderungen der Vektorschlinge von QRS kommt es zu kennzeichnenden Ablenkungen der T-Vektorschlinge. Diese werden in den folgenden Ausführungen beschrieben werden, wenn auch auf ihre Genese noch nicht näher eingegangen werden kann. Vor allem kann auch in diesem Rahmen die Frage, wie weit die Veränderungen der T-Vektoren im Einzelfall durch die Hypertrophie allein bedingt bzw. inwieweit andere Faktoren daran beteiligt sind, nicht näher besprochen werden.

Die räumliche QRS-Schlinge ist bei Hypertrophie des linken Ventrikels im allgemeinen nach links dorsal gerichtet. Die von der Schlinge eingeschlossene Fläche ist entweder nach ventral kaudal oder nach dorsal kaudal geneigt. Im ersten Falle finden wir, da der ventrale (zentrifugale) Schenkel tiefer als der dorsale (zentripetale) Schenkel liegt, einen gegen den Sinn des Uhrzeigers gerichteten Umlaufsinn der frontalen Vektorschlinge (Abb. 35d und e, 36a, d und e). Im zweiten Falle, in dem die von der räumlichen QRS-Schlinge eingeschlossene Fläche nach dorsal kaudal geneigt ist, liegt der zentrifugale Schenkel der Schlinge höher als der zentripetale, und es ergibt sich daher ein positiver Umlaufsinn in der frontalen Ebene. Beispiele hierfür sind in den Abb. 35b und c sowie 36b und c abgebildet. Auch das räumliche Vektormodell des Falles der Abb. 36b, das in der Abb. 34 gezeigt wird, weist dieses Verhalten auf. Die räumliche QRS-Schlinge ist bei Linkshypertrophie zumeist breit, in manchen Fällen konnten wir aber auch schmale Schlingen beobachten (Abb. 36). Nach PORTHEINE verliert das Vkg dann seine langgestreckte Form, wenn eine stärkere myogene Dilatation des linken Ventrikels vorhanden ist (487a). Auf Grund der verschiedenen Schlingenformen wurde auch der Versuch einer Typeneinteilung des Vkg bei Linkshypertrophie gemacht (649). Im allgemeinen kommt es bei Linkshypertrophie zu einer absoluten Vergrößerung der von der QRS-Vektorschlinge eingeschlossenen Fläche (383). Ähnlich den quantitativen Kriterien, die für die elektrokardiographische Hypertrophiediagnose angegeben wurden, wurde dies auch für den Bereich der Vektorkardiographie versucht (649): Für das FRANKsche Ableitungssystem sollten folgende Mindesterfordernisse erfüllt sein: Länge des maximalen QRS-Vektors in der transversalen und frontalen Ebene 2 mV oder darüber, in der sagittalen Ebene mindestens 1,6 mV. Außerdem sollte der maximale QRS-Vektor in der transversalen

Ebene bei −30° oder weiter dorsal, in der sagittalen Ebene bei +150° oder höher gelegen sein.

Das in der Abb. 34 dargestellte Modell entspricht dem in der Abb. 36b abgebildeten Vkg einer 49jährigen Patientin mit essentieller Hypertonie. Diese bestand seit einigen Jahren, die Blutdruckwerte lagen zur Zeit der Untersuchung bei 210/110. Das Herz war röntgenologisch und perkutorisch nur geringgradig nach links vergrößert, das Ekg normal. Auch in den linksseitigen Brustwandableitungen sind wohl entwickelte T-Zacken vorhanden.

Die räumliche QRS-Vektorschlinge ist nach links, kaudal und dorsal gerichtet. Die von ihr eingeschlossene Fläche ist etwas nach dorsal und kaudal geneigt. Die T-Vektorschlinge tritt insofern deutlich aus der QRS-Schlinge heraus, als sie mehr nach ventral gerichtet ist, was sowohl in der sagittalen, als auch in der transversalen Ebene zum Ausdruck kommt (die Vkg dieses Falles sind sowohl an den Wänden des Modells, als auch in der Abb. 36b dargestellt). Der Umlaufsinn der frontalen QRS-Vektorschlinge ist positiv. Dasselbe gilt für die (allerdings sehr schmale)

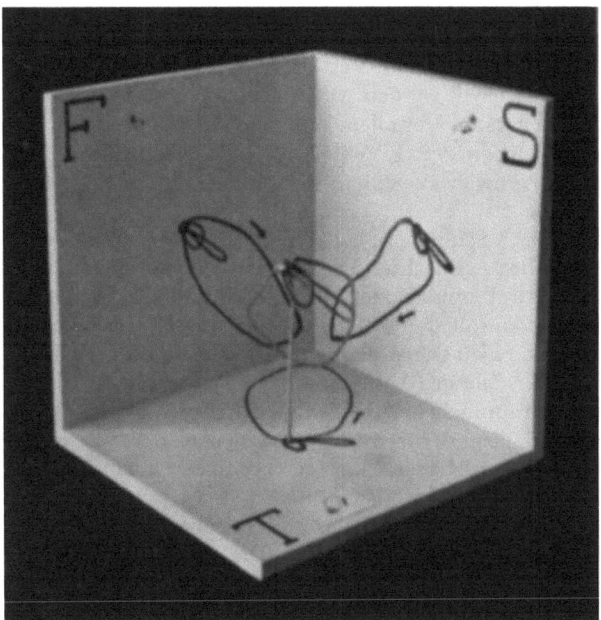

Abb. 34. *Modell eines räumlichen Vektorkardiogramms bei Hypertrophie des linken Ventrikels.*
49jährige Patientin mit essentieller Hypertonie (P. M., Prot.-Nr. 452). Normales Ekg. Das Vektormodell zeigt, daß die QRS-Schlinge nach links, dorsal und kaudal gerichtet ist. Die von ihr eingeschlossene Fläche ist nach dorsal und kaudal geneigt, der Umlaufsinn der frontalen Vektorschlinge ist daher positiv. Auch der Umlaufsinn in der sagittalen Ebene ist positiv, der der QRS-Schlinge in der transversalen Ebene ist negativ. Die T-Schleife ist nach links, ventral und kaudal gerichtet und liegt somit außerhalb der QRS-Vektorschlinge. Die Vkg der einzelnen Ebenen sind in der Abb. 36b dargestellt.

Fig. 34. *Wire-model, left ventricular hypertrophy.*
49 year old woman with hypertension. QRS-loop directed toward the left, posteriorly and downward. Clockwise sense of rotation in the frontal and sagittal planes, counterclockwise rotation in the transverse plane. The T-loop lies outside of the QRS-loop.

sagittale Schlinge. Die nach links dorsal gerichtete transversale QRS-Vektorschleife weist einen negativen Umlaufsinn auf. Es handelt sich demnach um einen Frühfall von essentieller Hypertonie mit noch überwiegend konzentrischer Hypertrophie des Herzens. Bei normalem Ekg weist das Vkg in Form einer Abweichung des T-Vektors gegenüber der QRS-Schlinge nach ventral schon einen deutlichen pathologischen Befund auf.

Die *anfänglichen Vektoren* von QRS sind in manchen Fällen nach rechts ventral gerichtet, was besonders in der transversalen Ebene zum Ausdruck kommt (Abb. 35a und b, 36a und c). In den anderen Fällen wendet sich die räumliche Vektorschlinge, soweit ihr Beginn nicht von den P- oder T-Schlingen verdeckt ist, gleich von Anfang an sichtbar nach links. Die terminalen QRS-Vektoren sind verhältnismäßig selten nach rechts bzw. rechts kranial gerichtet (Abb. 36d).

Die Umlaufgeschwindigkeit ist meist nicht in allen Teilen der Vektorschlinge gleich. Wir fanden sie im letzten Teil der räumlichen Vektorschlinge deutlich herabgesetzt. Dies geht aus jenen Vkg hervor, die mit einer Zeitmarkierung registriert wurden. Man sieht eine deutliche Verringerung der Zwischenräume zwischen den einzelnen Zeitmarken im letzten Teil der betreffenden Vektorschlingen (Abb. 35b, 36b, c und d).

Das *frontale Vkg* von QRS weist bei der Hypertrophie des linken Ventrikels im allgemeinen eine größere Amplitude der Schlinge auf. Die Schlinge ist nach links gerichtet, ihr Umlaufsinn ist entweder positiv oder negativ. Wir selbst fanden in der Mehrzahl der Fälle einen negativen Umlaufsinn. Bei Verwendung anderer Registriermethoden war dies bei allen Patienten mit Hypertrophie des linken Ventrikels der Fall (257, 557). Die Unterschiede zwischen den Befunden einzelner Autoren erklären sich durch die verschiedenen Ableitungssysteme. Genügt doch bei einer im allgemeinen schmalen Schlinge, wie sie die frontale Vektorschlinge bei Hypertrophie des linken Ventrikels häufig darstellt, schon eine geringe Veränderung der Neigung der von der räumlichen Vektorschlinge eingeschlossenen Fläche zur transversalen Ebene, um den Umlaufsinn des frontalen Vkg umzukehren.

Das *sagittale Vkg* von QRS ist im allgemeinen nach dorsal, bzw. dorsal und kaudal gerichtet, zeigt eine mehr oder weniger eirunde Gestalt und weist meistens einen positiven Umlaufsinn auf. Der Umlaufsinn kann in einzelnen Fällen auch negativ sein, wie in dem Fall der Abb. 35c. Dies ist darauf zurückzuführen, daß in derartigen Fällen die von der räumlichen Vektorschlinge eingeschlossene Fläche so stark nach dorsal geneigt ist, daß der zentrifugale Schenkel der Schlinge dorsal vom zentripetalen Schenkel zu liegen kommt. Gegenüber dem normalen Vkg ist die sagittale Vektorschlinge bei Linkshypertrophie im allgemeinen mehr nach dorsal gerichtet.

Das *transversale Vkg* von QRS ist im allgemeinen eiförmig und breiter als die Vektorschlingen der frontalen und sagittalen Ebene. Es ist nach links und dorsal gerichtet, wobei das Ausmaß der Entwicklung der QRS-Schlinge nach dorsal annähernd dem Grade der Linkshypertrophie proportional zu sein scheint. Der Umlaufsinn der transversalen Schlinge ist stets negativ.

In manchen Fällen sahen wir auch leichte Unregelmäßigkeiten des Kurvenverlaufes im Sinne von Abbiegungen und Verschlingungen. Abb. 36e stellt einen derartigen Fall dar. Entsprechend der Abweichung der Zwischenstücke und der isoelektrischen Linie sehen wir auch in manchen Fällen von Linkshypertrophie, daß sich die QRS-Schlinge nicht schließt, sondern daß die T-Schlinge von einem anderen Punkt ihren Ausgang nimmt als die QRS-Schlinge. Dies entspricht einer Überlappung des Depolarisationsvorganges mit dem Repolarisationsprozeß. Auf das vektorkardiographische Erscheinungsbild derartiger Abweichungen der ST-Strecken wird im Abschnitt über den Linksschenkelblock näher eingegangen werden. So wie bei diesem ist auch bei Linkshypertrophie die Richtung eines gegebenenfalls auftretenden ST-Vektors der Hauptrichtung der QRS-Schlinge entgegengesetzt.

Mit der Methode von SCHELLONG stellte PORTHEINE fest, daß es im Laufe der Ausbildung des für Linkshypertrophie typischen Vkg zunächst zu einer Torquierung des Kopfteils von QRS kommt. Die Q-Schlinge „tritt" von links nach rechts. Die S-Schlinge verändert ihre Lage in der Richtung von rechts dorsal nach links. Im weiteren Verlaufe der Umgestaltung des Vkg tritt die S-Schleife, die an Größe zunimmt, immer weiter nach links dorsal. Das „RS-Feld" wird so größer als das „QR-Feld" (487a).

Die *T-Schlingen* zeigen bei Linkshypertrophie kennzeichnende Veränderungen. In Fällen geringgradiger Hypertrophie bleiben die T-Vektorschleifen in allen drei Ebenen des Raumes innerhalb der QRS-Schleifen oder verlaufen, wenn sie auch knapp außerhalb liegen, zu ihnen parallel. Dies wird in den beiden ersten Reihen der Abb. 35 dargestellt. Die Abb. 35a stammt von einer 40jährigen Patientin mit nur mäßig ausgebildeter Isthmusstenose der Aorta. Klinisch und röntgenologisch ergaben sich nur geringe Zeichen einer Hypertrophie des linken Ventrikels. Der Blutdruck betrug 155/80. Das Ekg zeigt flach diphasische T-Zacken in den Abl. I, aVL und V$_6$. Im Vkg sind die T-Schlingen in der Frontalebene den QRS-Schlingen gleichgerichtet.

In jenen Fällen, in denen im Ekg die ST-Strecken der Abl. I gesenkt sind, kehrt die frontale und transversale QRS-Vektorschlinge nicht zum Nullpunkt zurück, sondern greift über diesen nach rechts und ventral hinaus. Es treten mithin nach rechts und ventral gerichtete *ST-Vektoren* auf. Dies ist in noch ausgeprägterem Maße bei Linksschenkelblock der Fall. Die Verhältnisse werden dort eingehend geschildert.

PORTHEINE (488) zeigte, daß die T-Schlingen im Verlaufe der Entwicklung einer Linkshypertrophie einem kennzeichnenden Formwandel unterworfen sind. Es kommt zunächst zu einer Drehung der T-Schleife um die Längsachse nach rechts, wodurch sich der Umlaufsinn in der frontalen Ebene umkehrt. Dieser Formwandel von T geht der (weiter oben beschriebenen)Umgestaltung der QRS-Schleifen parallel. Schließlich kommt es zu einer Überkreuzung des zentrifugalen und zentripetalen Schenkels von T und zu einer Verkleinerung der Amplitude der T-Vektorschlinge. Die Befunde wurden mit der Methode nach SCHELLONG erhoben. Eine Anzahl von Veröffentlichungen beschäftigt sich mit den Veränderungen der T-Schlingen bei Hypertrophie des linken Ventrikels, wobei auf die Wichtigkeit der Beurteilung des Umlaufsinnes besonders hingewiesen wird (272, 644). Es wurde auch über Veränderungen der U-Wellen berichtet (538).

In der Abb. 35b sind die Vkg einer 48jährigen Patientin mit labiler Hypertonie dargestellt. Der Blutdruck betrug 175/100 (die Werte waren auch manchmal um 20–30 mm Hg systolisch niedriger), es lagen Zeichen einer geringgradigen Vergrößerung des linken Ventrikels vor. Das Ekg zeigt eine Linksablenkung der elektrischen Herzachse und ist, davon abgesehen, vollkommen unauffällig. Die T-Schlingen des Vkg liegen innerhalb der QRS-Schlingen.

Abb. 35c zeigt die Kurven einer 63jährigen Patientin mit Nephrosklerose, einem Blutdruck von 210/120 mm Hg und mäßiger Hypertrophie des linken Ven-

Front.　　　　　　**Sag.**　　　　　　**Transv.**

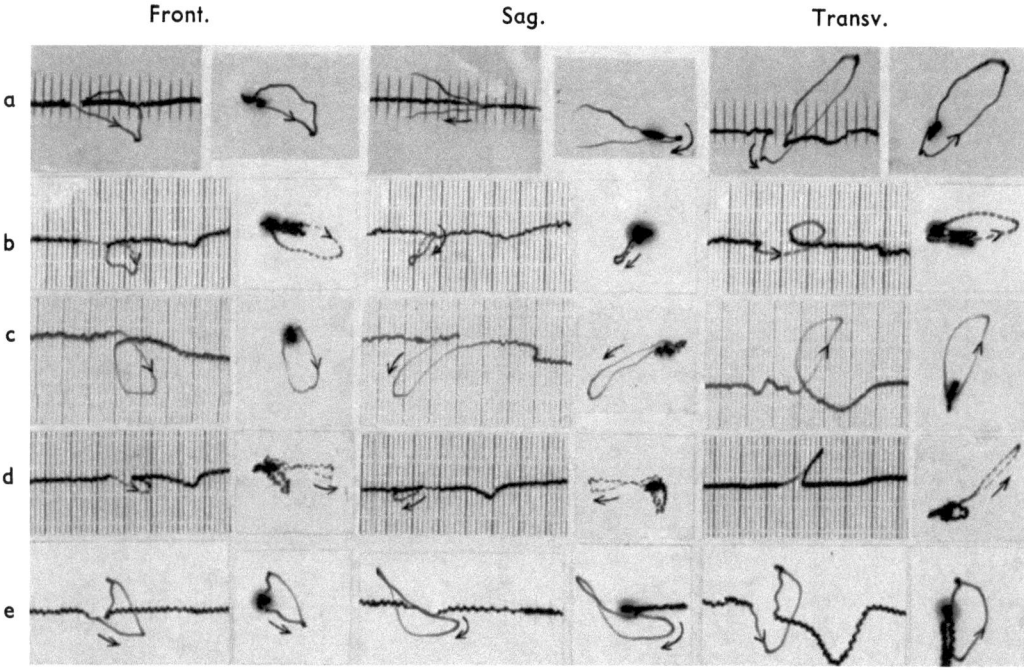

Abb. 35. *Vektorkardiogramme bei überwiegender Linkshypertrophie I.*

a) Vkg einer 40jährigen Patientin mit Isthmusstenose der Aorta (T. M., Prot.-Nr. 429). Geringe Linkshypertrophie. RR 155/80. Diphasische T-Zacken in den Abl. I, aVL und V_6. T-Schlingen in den QRS-Schlingen eingeschlossen.

b) Vkg einer 48jährigen Patientin mit labiler Hypertonie (Sch. A., Prot.-Nr. 457). RR 175/100. Geringgradige Vergrößerung des linken Ventrikels. Normales Ekg (Linksablenkung). Positiver Umlaufsinn der frontalen QRS-Schlinge, Verlangsamung der Umlaufgeschwindigkeit im zentripetalen Schenkel. Die T-Schlingen liegen innerhalb der QRS-Schlingen. Methode nach DUCHOSAL und SULZER.

c) Vkg einer 63jährigen Patientin mit Nephrosklerose (L. A., Prot.-Nr. 448). RR 210/120. Mäßige Hypertrophie des linken Ventrikels. Flach diphasisches T in den Abl. I und aVL, flach negative T-Zacken in der Abl. V_6. Ablenkung der QRS-Schlinge nach links und dorsal. Die T-Schlingen treten zum Teil aus den QRS-Schlingen ventralwärts heraus.

d) Vkg einer 70jährigen Patientin mit labiler Hypertonie (K. W., Prot.-Nr. 478). RR zeitweise 210/115. Noch normal großer Herzschatten. Linkstyp des Ekg mit positiven T-Zacken in der Abl. III. Verhältnismäßig kleine QRS-Schlingen. Die T-Schlingen sind nach links kaudal gerichtet (Positive T-Zacken in der Abl. III!). Methode nach DUCHOSAL und SULZER.

e) Vkg einer 23jährigen Patientin mit Isthmusstenose der Aorta (B. A., Prot.-Nr. 347). Mäßige Hypertrophie des linken Ventrikels, RR 220/90. T-Zacken flach in der Abl. I, flach negativ von V_4 bis V_6. Die T-Schlingen weisen nach ventral.

Fig. 35. *Left ventricular hypertrophy I.*

a) Coarctation of the aorta. T-loop within the QRS-loop.

b) 48 years old woman with hypertension. T-loop inside of the QRS-loop. Method of DUCHOSAL and SULZER.

c) 63 years old woman, nephrosclerosis, blood pressure 210/120 mm Hg. Moderate left ventricular hypertrophy. Flat T-waves in I. Parts of the T-loop outside the QRS-loop.

d) 70 years old woman, hypertension. T-loop directed toward the left and downward. Method of DUCHOSAL and SULZER.

e) Coarctation of the aorta. T-loop directed toward the anterior.

Front.   **Sag.**   **Transv.**

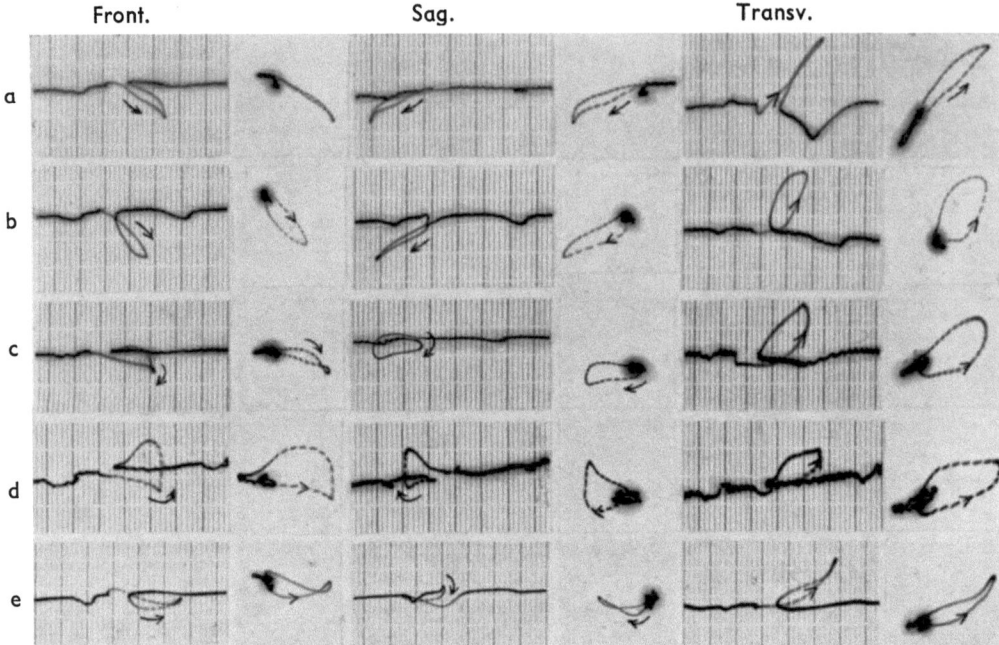

Abb. 36. *Vektorkardiogramme bei überwiegender Linkshypertrophie II.*

a) Vkg einer 60 jährigen Patientin mit essentieller Hypertonie (F. A., Prot.-Nr. 451). Deutliche Vergrößerung des linken Ventrikels, RR 230/105. T-Zacken negativ in Abl. I, positiv in Abl. III. Positiver Umlaufsinn der frontalen QRS-Schlinge. Die räumliche QRS-Schlinge ist nach links dorsal gerichtet. Verlangsamung der Umlaufgeschwindigkeit im letzten Teil des zentripetalen Schenkels. Die T-Schlingen sind nach rechts und ventral gerichtet und liegen außerhalb der QRS-Schlingen.

b) Vkg einer 49 jährigen Patientin (P. M., Prot.-Nr. 452). Essentielle Hypertonie, RR 210/110, klinisch und röntgenologisch nur angedeutete Zeichen einer Vergrößerung des linken Ventrikels. Ekg noch normal. Die T-Schlingen weichen gegenüber den QRS-Schlingen etwas nach vorne ab. Siehe auch das Vektormodell der Abb. 34!

c) Vkg einer 65 jährigen Patientin mit essentieller Hypertonie (N. A., Prot.-Nr. 475). RR 250/ 150. Starke Verbreiterung des Herzens nach links und aortische Konfiguration. Hypertrophieform des Ekg mit negativen T-Zacken in Abl. I, aVL und V_3 bis V_6. Die T-Schlingen sind nach rechts ventral gerichtet und damit der Richtung der QRS-Schlingen entgegengesetzt.

d) Vkg einer 50 jährigen Patientin mit Aorteninsuffizienz (R. A., Prot.-Nr. 320). Sehr starke Verbreiterung des Herzens nach links. T-Zacken diphasisch in Abl. I, positiv in Abl. III, negativ in Abl. V_5 und V_6. Die QRS-Schlingen sind nach links dorsal gerichtet, die T-Schlingen sind klein.

e) Vkg einer 45 jährigen Patientin mit Phäochromocytom (P. S., Prot.-Nr. 454). Starke Hypertrophie und Dilatation des linken Ventrikels. RR 295/140 mm Hg. Diphasische T-Zacken in Abl. I, positives T_{III}, negatives T in V_5 und V_6. Die schlanken QRS-Schlingen sind nach links dorsal, die kleinen T-Schlingen nach rechts kaudal gerichtet. Alle Vkg dieser Abbildung wurden nach der Methode von DUCHOSAL und SULZER registriert.

Fig. 36. *Left ventricular hypertrophy II.*
(Method of DUCHOSAL and SULZER

a) Hypertension. T-wave inverted in I. QRS-loop directed toward the left and posteriorly.
b) Hypertension. T-loop slightly deviated toward the anterior (Same case as that of wire-model fig. 34).
c) Hypertension. T-wave inverted in I, aVL and V_{3-6}. Direction of T-loop opposite to direction of QRS-loop.

trikels. Das Herz war aortisch konfiguriert, der linke Ventrikel (laut Röntgenbefund) verlängert und plump, die Aortenschlinge elongiert. Im Augenhintergrund Verengung der Arterien und Kreuzungsphänomene. Das Ekg zeigt flach diphasische T-Zacken in den Abl. I und aVL sowie flach negative T-Zacken in V_6. Das Vkg zeigt eine Ablenkung der räumlichen QRS-Schlinge nach links und dorsal. Die T-Schlinge liegt teilweise innerhalb der QRS-Schlinge, tritt jedoch z. T. nach ventral zu aus dieser heraus. Ihre verhältnismäßig starke Entwicklung nach ventral ist für die Ausbildung der flach negativen T-Zacken in der Abl. V_6 verantwortlich.

Je stärker die Hypertrophie der linken Kammer ausgebildet ist, desto weiter verlagert sich die T-Schleife nach ventral. Der in der Transversalebene zwischen der Hauptrichtung der QRS-Schlinge und der der T-Schlinge liegende Winkel wird so immer größer. Die in den Abb. 35 und 36 gezeigten Vkg stammen von Fällen von Linkshypertrophie, die von oben nach unten nach den Blutdruckwerten geordnet sind. Die Abb. 36 stellt in dieser Hinsicht die Fortsetzung der Abb. 35 dar. Die Betrachtung der beiden Abbildungen zeigt, daß sich die Richtung der T-Schlingen in zunehmendem Maße nach ventral zu verändert. In der Abb. 35 d, die von einer 70jährigen Patientin mit labiler Hypertonie stammt, sind die QRS-Schlingen verhältnismäßig klein. Die T-Schlingen weisen nach links kaudal. Die Blutdruckwerte betrugen bei dieser Patientin zeitweise 220/115 mm Hg, röntgenologisch war ein noch normal großer, unauffällig geformter Herzschatten festzustellen. Die Aorta war dilatiert. Entsprechend dem vektorkardiographischen Befund zeigt das Ekg eine Linksablenkung der elektrischen Herzachse. Die T-Zacken sind in den Abl. I, aVL und V_6 unauffällig, in der Abl. III – entsprechend der stark nach kaudal eingestellten T-Schlinge – positiv.

Abb. 35 e stammt von einem 23jährigen Patienten mit Isthmusstenose der Aorta. Die klinische und röntgenologische Untersuchung ergaben eine mäßige Hypertrophie und Vergrößerung des linken Ventrikels. Das Ekg zeigt flache T-Zacken in der Abl. I sowie flach negative T-Zacken in den Abl. $_{4-6}$. Die QRS-Schlinge ist zunächst nach links, ventral und kaudal, in ihrem zweiten Anteil nach links, dorsal und kranial gerichtet. Die T-Schlinge weist nach ventral (siehe insbesondere das transversale Vkg!) und erklärt so das Auftreten flach negativer T-Zacken in den linksseitigen Brustwandableitungen.

Die Fälle der Abb. 36 zeigten durchwegs eine stärkere Hypertrophie des linken Ventrikels bzw., soweit es sich um Hochdruckpatienten handelte, Blutdruckwerte über 200 mm Hg. In allen Fällen sind die T-Schlingen nach ventral bzw. rechts, die QRS-Schlingen nach links und dorsal gerichtet. Bei dem Fall der Abb. 36 a handelt es sich um eine 60jährige Patientin, bei der seit 8 Jahren eine essentielle Hypertonie bestand. Der Blutdruck betrug 230/105. Die Röntgenuntersuchung ergab eine deutliche Vergrößerung des linken Ventrikels sowie eine Elongation der Aorta. Im Ekg sind die T-Zacken in der Abl. I negativ, in der Abl. III positiv. Der Umlaufsinn der frontalen und transversalen Vektorschlinge ist negativ, der der sagittalen positiv. Die T-Schlingen sind nach rechts und ventral gerichtet, liegen also zur Gänze außerhalb der QRS-Schlingen.

---

d) 50year old woman with aortic incompetence. QRS-loop directed toward the left and posteriorly. T-loop small.
e) 45year old woman with pheochromocytoma. The small T-loop is directed toward the right and downward.

Abb. 36b stammt von einer 49jährigen Patientin mit essentieller Hypertonie. RR 210/100 mm Hg. Das Vorliegen der Hypertonie war seit etwa einem Jahre bekannt. Das Herz zeigte klinisch und röntgenologisch nur angedeutete Zeichen einer Vergrößerung des linken Ventrikels. Das Ekg ist normal. Die QRS-Schleifen zeigen eine deutliche Verlangsamung der Umlaufgeschwindigkeit im zentripetalen Schenkel. Die T-Schlingen weichen gegenüber der Richtung der QRS-Schleifen etwas nach ventral ab, was in der sagittalen und transversalen Ebene zum Ausdruck kommt. Es ist jedoch noch keine Abweichung nach rechts eingetreten, die T-Zacken sind daher in der elektrokardiographischen Abl. I, aVL und V_{5-6} noch normal positiv.

Abb. 36c stammt von einer 65jährigen Patientin mit essentieller Hypertonie. Der Blutdruck betrug 250/150 mm Hg, das Herz war stark nach links verbreitert und aortisch konfiguriert, der Spitzenstoß hebend und 2 Querfinger links von der Medioklavikularlinie verlagert. Das Ekg zeigt eine charakteristische Hypertrophie-Form mit negativen T-Zacken in den Abl. I, aVL und V_{3-6}. Die T-Schlingen weisen nach rechts und ventral, gerade entgegengesetzt der Hauptrichtung der QRS-Schlingen (siehe insbesondere die transversale Ebene). Auch in diesem Fall ist die Umlaufgeschwindigkeit im zentripetalen Schenkel deutlich herabgesetzt.

Bei dem Fall der Abb. 36d handelte es sich um eine 50jährige Patientin mit Aorteninsuffizienz. Der Herzschatten war röntgenologisch stark nach links verbreitert und reichte bis fast an die linke Thoraxwand. Der linke Ventrikelbogen war elongiert und stark gerundet. Das Ekg zeigt in den Abl. I, aVL, V_5 und V_6 neben einer bogenförmigen Senkung der Zwischenstücke flach diphasische T-Zacken. Die QRS-Schleifen zeigen eine besonders starke Verlangsamung der Umlaufgeschwindigkeit im letzten Teil des zentripetalen Schenkels. Die T-Schlingen sind klein.

Der letzte Fall (e) der Abb. 36 betrifft eine 45jährige Patientin mit Phäochromozytom. Die Blutdruckwerte lagen bei 240/135 mm Hg, der höchste gemessene Wert betrug 295/140 mm Hg. Der linke Ventrikel war stark hypertrophiert und dilatiert. Das Ekg zeigt diphasische T-Zacken in der Abl. I, positive T-Zacken in der Abl. III sowie hohe R- und negative T-Zacken in den Abl. V_5 und V_6. Die QRS-Schlingen sind nach links und dorsal, die kleinen T-Schlingen nach rechts gerichtet.

Es ergibt sich aus den gezeigten Beispielen, daß das Vkg in manchen Frühfällen von Linkshypertrophie schon einen pathologischen Befund (nämlich eine Ablenkung der T-Schleife nach ventral, die von der Hauptrichtung der QRS-Schleife abweicht) ergibt, während das Ekg noch unauffällig ist (Abb. 36b).

Auch von anderen Autoren wurde auf die Tatsache hingewiesen, daß das Ausmaß der vektorkardiographischen Veränderungen dem Grade der Linkshypertrophie weitgehend proportional ist. Als Vergleichsmerkmal diente z. T. gleichfalls die Höhe des Blutdrucks. Bei durch lange Zeit hindurch bestehender Hypertonie ist eine gute Korrelation zwischen der Höhe des Blutdrucks und der Größe des räumlichen (sowie frontalen) QRS-T-Winkels nachweisbar (327a). Es wurde auch der Versuch einer *Gruppeneinteilung*, je nach der Schwere der Hypertrophie der linken Herzkammer unternommen (18, 42, 166, 455, 625).

Wir sind derzeit nicht in der Lage, Feststellungen über jene Veränderungen des Vkg zu machen, die über die durch Hypertrophie allein bedingten Umgestaltungen hinausgehen und durch stärkere Ischämie bedingt sind. PORTHEINE unterschied jene Fälle, bei denen die T-Schlingen nicht torquiert sind von solchen mit einer

Torsion der T-Schlingen. Er fand nicht torquierte Schleifen bei leistungsstarken, torquierte bei leistungsschwachen Herzen (488).

Es wurde auch über das Vorkommen einer *umschriebenen* Hypertrophie im postero-basalen Bereich des linken Ventrikels berichtet, die als kompensatorische Folge-erscheinung eines abnormen Abganges oder Verschlusses der linken Koronararterie aufgefaßt wurde. Entsprechend dem Auftreten tiefer S-Zacken in den Abl. II, III, aVF und V_1-V_4, wurde eine Ablenkung des terminalen Anteiles von QRS nach links, kranial und dorsal festgestellt (96),

Bei gleichzeitiger *stärkerer Schwielenbildung im Myokard* kann die QRS-Schleife dadurch bedingte Unregelmäßigkeiten aufweisen, die neben den für Linkshyper-trophie kennzeichnenden Veränderungen bestehen, wie KNEBEL und WEICHERT zeigen konnten (353a).

Zusammenfassend möchten wir sagen, daß das Vkg manche Veränderungen bioelektrischer Natur bei Linkshypertrophie nicht nur anschaulich zum Ausdruck bringt, sondern daß es in Frühfällen mitunter dem Ekg als diagnostisches Hilfs-mittel überlegen ist. Auch KLEPZIG, DOLL und REINDELL fanden, daß das Vkg in manchen Fällen von Hypertrophie des linken Ventrikels aufschlußreicher sei als das Ekg, da es Täuschungsmöglichkeiten durch abnorme Herzlagen eher aus-schließe (352).

Zusammenfassung

Die räumliche QRS-Vektorschlinge ist vergrößert und nach links dorsal gerichtet. Häufig Verzögerung der Umlaufgeschwindigkeit im terminalen Schlingenanteil. Positiver, bei bestimm-ten Ableitungsmethoden mitunter auch negativer Umlaufsinn der QRS-Schlingen in der Fron-talebene, fast stets positiver Umlaufsinn in der Sagittal-, stets negativer Umlaufsinn in der Transversalebene. Ablenkung der T-Schlingen – je nach dem Schweregrad der Linkshyper-trophie – nach rechts bzw. rechts ventral. Die räumliche T-Schlinge tritt damit aus der QRS-Schlinge heraus. Häufig Verlagerung der ST-Vektoren nach rechts und ventral.

Conclusion

Spatial QRS-loop frequently enlarged, directed toward the left and posteriorly. The sense of rotation is clockwise or counterclockwise in the frontal plane, almost always clockwise in the sagittal plane, counterclockwise in the transverse plane. The T-loop in severe cases is outside the QRS-loop and directed toward the right and forward. There is frequently an ST-vector toward the right and forward.

15. Hypertrophie des rechten Ventrikels

Analog der Besprechung des Vkg bei Hypertrophie des linken Ventrikels betrifft dieser Abschnitt Fälle, in denen die Hypertrophie des rechten Ventrikels überwiegt. Geringgradige Hypertrophie des linken Ventrikels wirkt sich, falls der rechte Ven-trikel stark hypertrophiert ist, im Vkg (und Ekg) häufig nicht in einem derartigen Maße aus, daß dadurch das kennzeichnende Bild der Rechtshypertrophie wesent-lich verändert würde.

Bei stärkerer Hypertrophie des rechten Ventrikels bildet dieser größere Poten-tiale. Dadurch werden die bestimmten Zeitpunkten der Kammeraktivierung ent-sprechenden Integralvektoren oder Momentanachsen von QRS stärker nach rechts abgelenkt. Auch die bei Rechtshypertrophie häufig vorhandene Drehung des Herzens um seine Längsachse kann als solche eine Ablenkung der elektrischen Herzachse nach rechts bewirken. Schließlich wirkt sich die in manchen Fällen gleichzeitig vorhandene Leitungsverzögerung im Bereiche der hypertrophierten Muskulatur der rechten Herzkammer gleichfalls in diesem Sinne aus, da zu dieser Zeit die Aktivierung der linken Kammer unter Umständen bereits abgeschlossen ist und daher die nach rechts gerichteten, dem rechten Ventrikel zugeordneten Vektoren keinem kompensierenden Einfluß von seiten der linken Herzkammer mehr unterliegen. Die auffallendsten, für Rechtshypertrophie typischen Veränderungen des Vkg treffen wir bei bestimmten Fällen angeborener Anomalien des Herzens, so z. B. bei Pulmonalstenose und FALLOTscher Tetralogie an. Weniger stark ausgeprägt sind im allgemeinen die Veränderungen bei Fällen von Cor pulmonale, sowie bei Mitralklappenfehlern. Abgesehen davon, daß in diesen Fällen die abnorme Belastung der rechten Herzkammer nicht schon vor der Geburt, sondern erst später einsetzt, ist häufig, so z. B. bei gleichzeitiger Mitral-insuffizienz auch ein gewisses Maß von Linkshypertrophie vorhanden, so daß die Auswirkungen der Rechtshypertrophie auf das Vkg teilweise kompensiert werden.

Die räumliche QRS-Schlinge ist bei überwiegender Rechtshypertrophie im allgemeinen nach rechts gerichtet, wobei auch die terminalen Vektoren häufig nach rechts und kranial weisen. Die frontale Schlinge weist stets einen positiven Umlaufsinn auf. Das sagittale Vkg besteht aus einer schlanken oder (insbesondere bei hochgradiger Rechtshypertrophie) breiteren Schlinge, die bei geringer Hypertrophie der rechten Herzkammer häufig noch im, in Fällen hochgradiger Rechtshypertrophie jedoch stets gegen den Uhrzeigersinn verläuft. Dies kommt dadurch zustande, daß der zentrifugale, nach kaudal gerichtete Schlingenschenkel weiter dorsal als der zentripetale, nach kranial gerichtete Schenkel liegt.

Die für die Bildung des zentripetalen Schenkels verantwortlichen Vektoren entsprechen anscheinend in eher ventral gelegenen Bezirken der hypertrophierten rechten Kammer entstehenden Potentialen. Das transversale Vkg besteht meist aus einer breiteren Schlinge, deren Umlaufsinn positiv ist. Auch diese Schlinge breitet sich, dem bei Rechtshypertrophie häufigen Auftreten hoher Kammerkomplexe in rechtsseitigen Brustwandableitungen entsprechend, stärker nach rechts hin aus.

Auch in der transversalen Ebene kommt es hiermit zum Ausdruck, daß der zentripetale Schlingenanteil von QRS vor dem zentrifugalen Anteil liegt. Normalerweise liegt der zentrifugale Anteil ventral vom zentripetalen. Das eben geschilderte Verhalten der zentrifugalen und zentripetalen Schlingenschenkel im Raume zueinander ist für Rechtshypertrophie charakteristisch.

Falls die räumliche QRS-Schlinge, wie dies bei Hypertrophie des rechten Ventrikels mitunter auch vorkommt, stark nach dorsal auslädt, findet man in V_1 bis V_3 tiefe S-Zacken. Man sieht dies mitunter bei exzessiver Hypertrophie der rechten Herzkammer (Abb. 39a).

Das in Abb. 37 dargestellte Modell stammt von einem 27jährigen Patienten mit valvulärer Pulmonalstenose. Der systolische Druck im rechten Ventrikel betrug 60 mm Hg. Die dazu gehörigen Vkg sind in der Abb. 38a dargestellt. Wie das räumliche Vektormodell zeigt, entwickelt sich die QRS-Schlinge zunächst nach links kaudal, um dann nach rechts, später nach kranial abzubiegen und schließlich in dorsaler Richtung wieder zum „Nullpunkt" „zurückzukehren". Die räumliche T-Schlinge ist in diesem Falle nach links dorsal gerichtet, was sowohl im Modell, wie auch in den Vkg der Abb. 38a deutlich dargestellt wird.

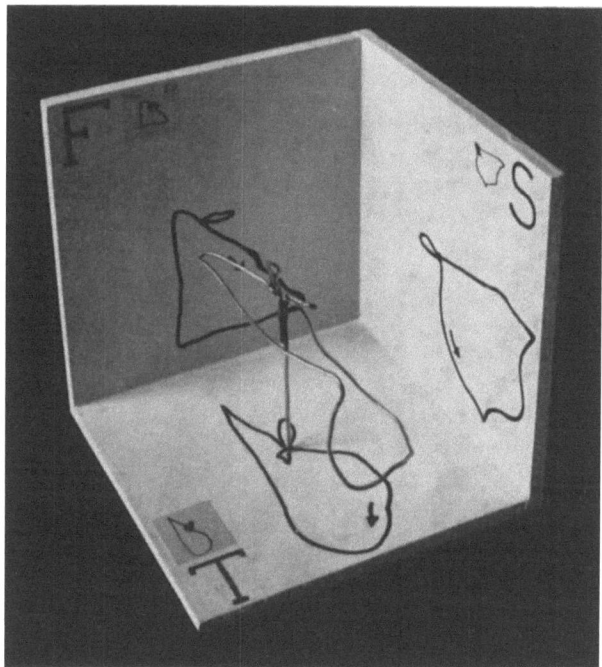

Abb. 37. *Modell der räumlichen QRS- und T-Vektorschlingen bei starker Rechtshypertrophie.*
27jähriger Patient mit valvulärer Pulmonalstenose (W. M., Prot.-Nr. 440). Die QRS-Schlinge
entwickelt sich zunächst nach links kaudal, um dann nach rechts und später nach kranial abzubiegen. Der terminale Anteil der QRS-Schlinge ist nach dorsal gerichtet. Die T-Schlinge weist
nach links und dorsal. Die zugehörigen Vkg sind auch in der Abb. 38a dargestellt.

Fig. 37. *Wire-model, right ventricular hypertrophy.*
27 years old man with valvular pulmonary stenosis. The QRS-loop is initially directed toward
the left and downward, later it tends toward the right and upward. The T-loop is directed
toward the left and posteriorly. The VCG-loop is also shown in fig. 37.

In anderen Fällen von Hypertrophie des rechten Ventrikels ist die T-Schlinge
auch gleichzeitig etwas nach kranial gerichtet (Abb. 38b). Die T-Schlingen liegen
demnach im allgemeinen – falls es sich um eine höhergradige Hypertrophie der
rechten Herzkammer handelt – in allen drei Ebenen außerhalb der QRS-Schleifen.
Die häufig tief negativen T-Zacken in den Abl. V_1 und V_2 entsprechen der von
diesen Ableitungsstellen abgewandten Richtung des Integralvektors von T. Falls
sich die T-Schlingen stark nach kranial zu ausdehnen, sehen wir tief negative T-
Zacken der Abl. III. Es kann auch der Umlaufsinn der T-Vektorschlingen abnorm
sein (272).

In der Abb. 38a (es handelt sich um denselben Fall wie bei dem Modell der
Abb. 37, nämlich einen 27jährigen Patienten mit valvulärer Pulmonalstenose)
sind zunächst die Ekg dargestellt. Sie zeigen Rechtsablenkung von QRS, hohes T_1
und tief negative T-Zacken in der Abl. III. In der Abl. V_1 fallen eine hohe Amplitude von R, eine geringe Verbreiterung und spitzennahe Aufsplitterung dieser
Zacke sowie ein tief negatives T auf. Das frontale Vkg von QRS zeigt einen positiven Umlaufsinn und eine terminale Ausziehung nach rechts kranial, das sagittale

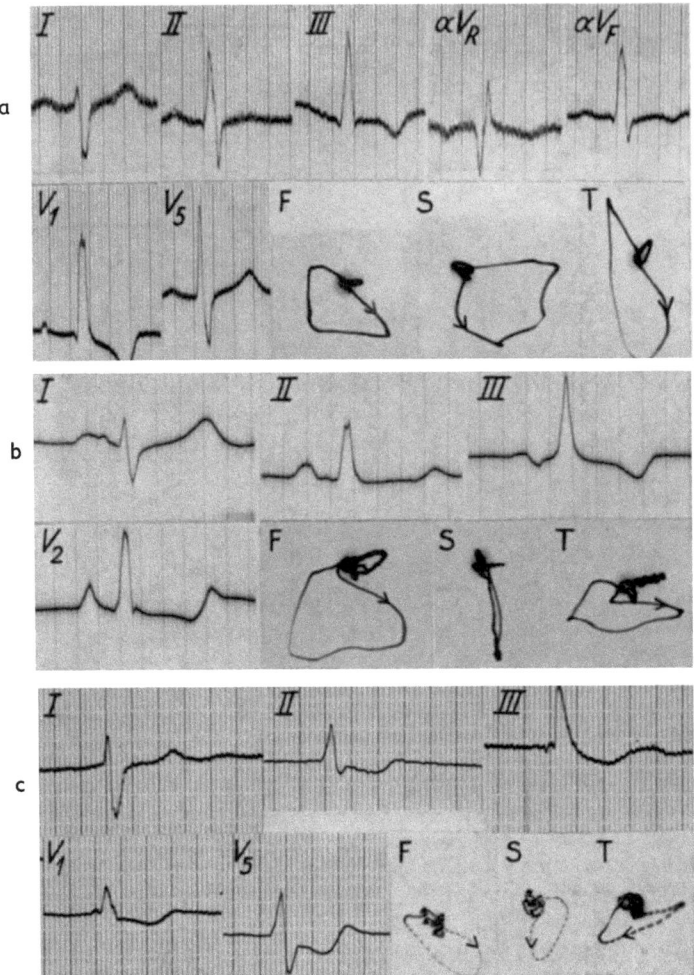

Abb. 38. *Vektorkardiogramme bei überwiegender Rechtshypertrophie.*

a) Vkg und Ekg desselben Falles, von dem das Modell der Abb. 37 gewonnen wurde (27 jähriger Patient mit valvulärer Pulmonalstenose. W. M., Prot.-Nr. 440). Das Ekg zeigt eine „pathologische Rechtskurve", hohes T_I sowie tief negatives T_{III}. Hohes, etwas aufgesplittertes R mit tief negativem T in V_1. Positiver Umlaufsinn der frontalen und transversalen QRS-Schlinge. In beiden Ebenen starke Entwicklung der räumlichen QRS-Schlinge nach rechts. Negativer Umlaufsinn der sagittalen QRS-Schlinge.

b) Ekg und Vkg einer 32 jährigen Patientin mit schwerer Mitralstenose (P. P., Prot.-Nr. 240). Verbreiterte und gebuckelte P-Zacken, Rechtsablenkung, T-Zacken positiv in I, negativ in III. Positiver Umlaufsinn der frontalen und transversalen QRS-Schlinge, die eine Entwicklung nach kaudal bzw. ventral zeigt. Die sagittale QRS-Schlinge ist schmal. Die T-Schlinge ist nach links, kranial und dorsal gerichtet.

c) Ekg und Vkg einer 54 jährigen Patientin mit Mitral-Trikuspidalvitium und starker Hypertrophie des rechten Ventrikels (K. A., Prot.-Nr. 480). Vorhofflimmern, Rechtsablenkung, T-Zacken positiv in I, negativ in II, diphasisch in V_2 und V_5. Die räumliche QRS-Schlinge liegt ventral und kaudal und zeigt erst in ihrem terminalen Anteil eine Entwicklung nach rechts. Der Umlaufsinn ist in der frontalen und transversalen Ebene positiv, in der sagittalen Ebene negativ.

Vkg einen negativen und das transversale Vkg wiederum einen positiven Umlaufsinn.

Bei dem Fall der Abb. 38b handelt es sich um eine 32jährige Patientin mit schwerer Mitralstenose. Bei der Operation zeigte sich eine beträchtliche Hypertrophie des rechten Ventrikels.

Das Ekg zeigt verbreiterte und gebuckelte P-Zacken in der Abl. I sowie eine Rechtsablenkung der elektrischen Herzachse mit T-Zacken, die in der Abl. I positiv und in der Abl. III negativ sind. Die räumliche QRS-Schlinge ist nach ventral und kaudal gerichtet, wobei ihr terminaler Anteil nach rechts zu liegen kommt. Die T-Schlinge ist nach links, kranial und dorsal gerichtet. Dementsprechend ist der Umlaufsinn der QRS-Schlinge in der frontalen sowie in der transversalen Ebene positiv. Die Ablenkung der T-Schlingen in einer den hauptsächlichen QRS-Vektoren entgegengesetzten Richtung wird besonders in der frontalen und transversalen Ebene sichtbar.

In der Abb. 38c sind die Ekg und Vkg einer 54jährigen Patientin mit Mitralinsuffizienz und -stenose sowie Trikuspidalinsuffizienz dargestellt. Hämodynamisch überwog die Mitralstenose. Entsprechend dem Vorliegen einer schweren Mitralstenose zeigt das Vkg die beschriebenen kennzeichnenden Merkmale der Hypertrophie des rechten Ventrikels. Die Kammerkomplexe des Ekg zeigen eine Rechtsablenkung, die T-Zacken sind in der Abl. I positiv, in der Abl. III negativ, in den Abl. V_1 und V_5 diphasisch. Die räumliche QRS-Schlinge liegt ventral und kaudal, die (kleinere) T-Schlinge dehnt sich nach links, dorsal und kranial aus. Die terminalen Anteile der räumlichen QRS-Schlinge liegen rechts, kranial und ventral, wie aus der Betrachtung der Vkg der drei Ebenen hervorgeht. Der Umlaufsinn der frontalen und transversalen QRS-Schlinge ist positiv, der der sagittalen QRS-Schlinge negativ. Die terminalen Schlingenanteile zeigen, wie sich aus dem engen Abstand der Zeitmarken ergibt, eine Verlangsamung der Umlaufgeschwindigkeit. Auch dieser Fall, bei dem die Hypertrophie des rechten Ventrikels bei weitem überwiegt, weist ein für Rechtshypertrophie typisches Vkg auf. Allerdings ist die Ablenkung der QRS-Schlinge nach rechts erst in ihrem terminalen Anteil ausgeprägt. Dies ist darauf zurückzuführen, daß gleichzeitig eine mäßige Hypertrophie des linken Ventrikels besteht, die während der Zeit, in der der erste Teil des Vkg zustande kommt, kompensierend wirkt und so eine stärkere Ausbreitung der räumlichen QRS-Schlinge nach rechts verhindert.

Verschiedene Autoren untersuchten die Frage, ob zwischen dem Ausmaß der Rechtshypertrophie und dem Grad der Ablenkung der räumlichen QRS-Vektorschlinge nach ventral bzw. rechts eine Beziehung bestünde. Von manchen wurde eine gute Übereinstimmung der Vkg-Veränderungen mit den Druckwerten im

---

Verlangsamung der Umlaufgeschwindigkeit im terminalen Schlingenanteil. Die weniger ausgeprägte Ablenkung des Vkg nach rechts ist auf das gleichzeitige Bestehen einer mäßigen Linkshypertrophie zurückzuführen. Methode nach Duchosal und Sulzer.

Fig. 38. *Right ventricular hypertrophy.*

a) Same case as shown in fig. 37. Valvular pulmonary stenosis. The QRS-loop is directed toward the anterior, downward and right. Clockwise rotation in the frontal and transverse planes.
b) Severe mitral stenosis. Clockwise sense of rotation of QRS-loop in the frontal and transverse planes. The T-loop is directed toward the left, posteriorly and upward.
c) 54 years old woman with mitral and tricuspid valvular disease. Clockwise rotation of the QRS-loop in the frontal and transverse planes. Terminal conduction delay. Method of Duchosal and Sulzer.

rechten Ventrikel festgestellt (27, 224, 387, 584). Diese war besser als die Korrelation zwischen Ekg und Druckwerten (27). Von anderer Seite wurde eine weniger gute Übereinstimmung gefunden (353). PIPBERGER und Mitarb. (483) fanden, daß die beste Korrelation zwischen der Arbeit des rechten Ventrikels und dem von den QRS- und T-Vektorschlingen eingeschlossenen Winkel bestehe. Ein derartiger Winkel, der den Wert von 40° übersteigt, wird als pathologisch angesehen. In Fällen geringer Rechtshypertrophie kann nach diesen Autoren der QRS-T-Winkel noch normal, d. h. kleiner als 40° sein, während der terminale Anteil der QRS-Schleife schon häufig nach rechts abgelenkt ist. Auch andere stellten eine gute Korrelation der vektorkardiographischen Veränderungen zur Herzarbeit fest (198). Es wurde auch eine gute Übereinstimmung mit der Dicke des rechten Ventrikels gefunden, wobei die Zuordnung zum Vkg besser als zum Ekg war (658). Es ist deshalb nicht verwunderlich, daß von zahlreichen Autoren der Versuch einer Einteilung der vektorkardiographischen Veränderungen in verschiedene Gruppen (je nach der Schwere der Veränderungen) unternommen wurde (18, 27, 42, 120, 136, 153, 170, 455).

Unsere eigenen Erfahrungen gehen dahin, daß im allgemeinen eine gute Übereinstimmung zwischen dem Grad der Rechtshypertrophie und der Ablenkung der räumlichen QRS-Vektorschleife besteht. Die Tatsache mangelhafter Übereinstimmung in manchen Fällen ist auf eine gleichzeitig vorhandene Hypertrophie des linken Ventrikels zurückzuführen – was insbesondere für Fälle von Mitralvitium sowie chronischem Cor pulmonale zutrifft –, die kompensierend wirkt. Dem Vkg kommt bei der Beurteilung von Fällen mit Rechtshypertrophie bzw. von fraglichen Ekg nach unserer Ansicht eine diagnostische bzw. differentialdiagnostische Bedeutung zu. Dies gilt z. B. für kindliche Vkg mit Rechtsablenkung der elektrischen Herzachse und hohen R-Zacken in V_1 oder V_2. Wenn in derartigen Fällen die transversale Vektorschlinge einen negativen Umlaufsinn aufweist, spricht dies gegen das Vorhandensein einer (isolierten) Rechtshypertrophie stärkeren Grades. Dasselbe gilt für Fälle mit steilgestelltem Herzen bzw. „vertikaler elektrischer Herzlage", bei denen gleichfalls mitunter Brustwandableitungen registriert werden, die auf eine Hypertrophie des rechten Ventrikels verdächtig sind. Auch hier kommt dem Umlaufsinn der transversalen QRS-Vektorschlinge differentialdiagnostische Bedeutung zu. Wir finden in der vektorkardiographischen Literatur eine große Zahl von Beiträgen zum Thema der Hypertrophie des rechten Ventrikels (1, 98, 121, 124, 140, 149, 198, 233, 343, 388, 425, 433, 487, 589, 621, 624, 625, 627, 642, 658). Über die Veränderungen des Vkg nach Pneumektomie berichtete K. HUPKA (311 a).

Auf die Frage, inwieweit das Vkg bei der Beurteilung von Rechtsschenkelblock-Ekg diagnostischen Wert hat – insbesondere auch hinsichtlich der Erkennung einer gleichzeitig vorhandenen Rechtshypertrophie – wird später noch näher eingegangen werden (s. Abschnitt 20).

Es wurde von manchen Autoren über auffallende Vkg-Veränderungen bei höhergradigem *Emphysem* berichtet, so z. B. über beinahe fadenförmige Schlingen bei Registrierung nach der SCHELLONGschen Methode (491) oder über eine Verlagerung der QRS-Schlinge nach links und dorsal bei Verwendung der Kubusmethode (146). Die angenommene stärkere Wirksamkeit extrakardialer Faktoren (146) erscheint nach unseren eigenen Untersuchungen eher zweifelhaft, wenn man von einer durch die verringerte elektrische Leitfähigkeit der Lunge bedingten mitunter vorhandenen Amplitudenverkleinerung der Vektorschlingen absieht (673).

Ungewöhnliche Vkg-Formen, wie z. B. wellige Konturen wurden auch bei chronischem *Cor pulmonale* gefunden und gleichfalls z. T. auf extrakardiale Einflüsse zurückgeführt (433, 714). Auch andere Arbeiten beschäftigen sich mit dem Thema der vektorkardiographischen Veränderungen bei Cor pulmonale (167, 667). Nicht selten sieht man das Bild eines Rechtsschenkelblocks (Abb. 51 b). Bei akuter Lungenembolie wurde eine auffallende Verlagerung der QRS-Schlinge nach ventral beobachtet (336). Es wurde auch über vektorkardiographische Veränderungen bei *umschriebener Hypertrophie* des rechten Ventrikels, und zwar in der crista supraventricularis berichtet: In derartigen Fällen (insbesondere bei Vorhof- und Ventrikelseptumdefekt) kann man im Ekg tiefe breite S-Zacken in I und II oder I–III, eine RSR′-Form in der Abl. V_1 sowie auffallende S-Zacken in V_{4-5} finden, denen eine terminale Ablenkung der QRS-Schlinge nach rechts, kranial (und ventral oder dorsal) entspricht. Anatomische Vergleichsuntersuchungen zeigten eine auffallende Hypertrophie der crista supraventricularis (96).

Zusammenfassung

Die räumliche QRS-Schlinge ist bei stärkerer bzw. überwiegender Rechtshypertrophie nach rechts ventral, mitunter auch nach rechts kranial abgelenkt. Das Ausmaß dieser Ablenkung geht dem Grade der Hypertrophie weitgehend parallel. Der terminale Schlingenanteil ist meistens rechts kranial gelegen. Der Umlaufsinn der frontalen und transversalen QRS-Vektorschlinge ist positiv, der der sagittalen QRS-Schlinge in Fällen hochgradiger Hypertrophie stets negativ, sonst positiv. Bei exzessiver Rechtshypertrophie u. U. starke Entwicklung der räumlichen QRS-Schlingen nach dorsal mit negativem Umlaufsinn in der transversalen Ebene. Die T-Vektorschlingen sind in Fällen höhergradiger Rechtshypertrophie nach links, dorsal, sowie häufig nach kranial gerichtet und somit der Hauptrichtung der QRS-Vektoren entgegengesetzt.

Conclusion

The QRS-loop is frequently directed toward the right and anteriorly, sometimes also toward the right and upward. There is a clockwise sense of rotation in the frontal and transverse planes in most cases. In severe right ventricular hypertrophy the sense of sagittal QRS-loop rotation is counterclockwise and the T-loop is directed toward the left, posteriorly (and frequently also upward).

16. Die Differentialdiagnose tiefer S-Zacken in linksthorakalen Ableitungen

Bei Hypertrophie des rechten Ventrikels können mitunter tiefe S-Zacken in linksthorakalen Ableitungen (besonders V_5 und V_6) der einzige elektrokardiographische Hinweis sein. Sie können aber auch bei einer Reihe anderer Zustände vorhanden sein. Da zu ihrer Differentialdiagnose das Vkg beizutragen vermag, sei darauf näher eingegangen:

Grundsätzlich kommt die Ekg-Veränderung bei Hypertrophie des rechten Ventrikels dadurch zustande, daß in solchen Fällen die terminalen Anteile der QRS-Schlinge rechts dorsal liegen. Bei exzessivem Cor pulmonale ist im allgemeinen der Umlaufsinn der QRS-Schlinge in der frontalen Ebene positiv, in der transversalen

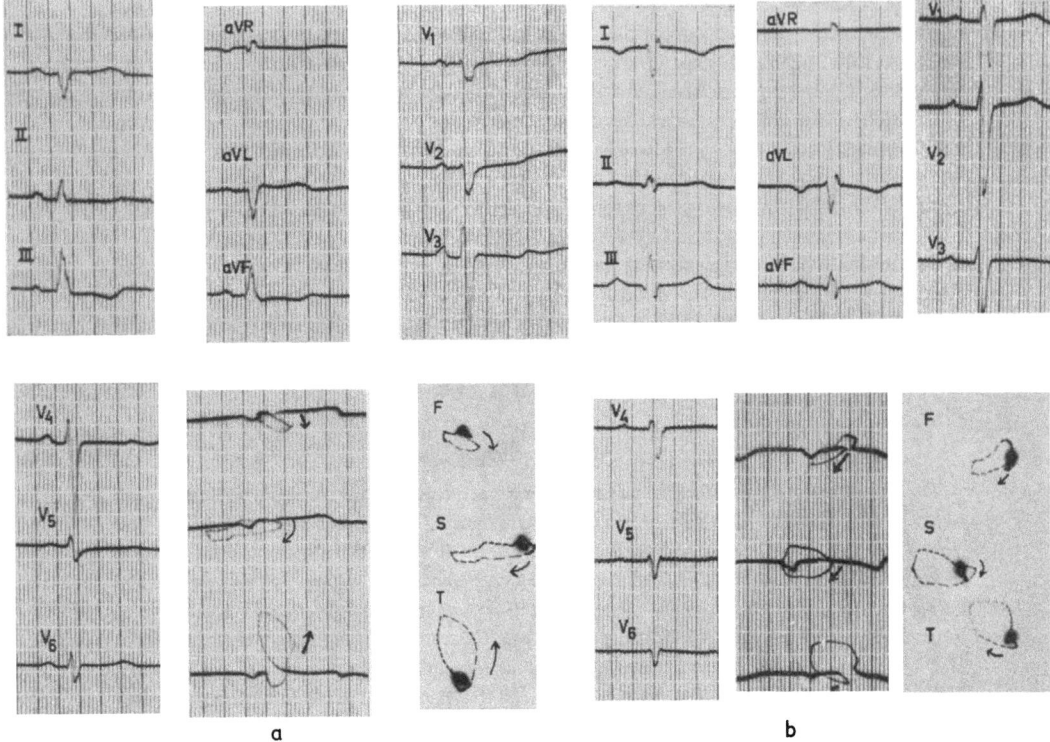

a   b

Abb. 39. *Tiefe S-Zacken linksthorakal I.*

a) 40jährige Patientin mit Lungenfibrose (Morbus Boeck). Exzessive Hypertrophie des rechten
Ventrikels. Das Ekg zeigt, abgesehen von einer intraventrikulären Leitungsveränderung
(Aufsplitterung der Kammerkomplexe in verschiedenen Ableitungen) tiefe S-Zacken von V_1
bis V_6. Das Vkg zeigt einen positiven Umlaufsinn der QRS-Schlinge in der frontalen und sagittalen, einen negativen in der transversalen Ebene, die räumliche QRS-Schlinge ist mithin nach
dorsal und kaudal geneigt. Keine stärkeren Unregelmäßigkeiten des Umlaufsinnes. Die transversale QRS-Schlinge dehnt sich nach dorsal und rechts aus. Dem entsprechen die tiefen S-
Zacken in V_1 bis V_6.
b) 27jähriger Patient mit Situs inversus. Das Ekg zeigt einen Rechtstyp, die P-Zacken sind in I
negativ, die QRS-Komplexe sind geringgradig aufgesplittert. Das Vkg zeigt eine Entwicklung
der QRS-Schlinge nach rechts dorsal mit positivem Umlaufsinn in der frontalen und transversalen Ebene. Dieser Entwicklung der Potentiale entspricht das Vorhandensein tiefer S-Zacken
linksthorakal.

(Aus R. WENGER, W. DELIUS und H. KAROBATH, Z. Kreislaufforschg. *55*, 98, 1966)

Fig. 39. *Deep S-waves in left chest leads I.*

a) Pulmonary fibrosis with excessive right ventricular hypertrophy. The spatial QRS-loop is
oriented mainly toward the posterior, the sense of rotation in the transverse plane is clockwise.
b) Dextrocardia. The P-wave is inverted in I. The QRS-loop is oriented toward the right and
posteriorly.

Ebene ist er in fortgeschrittenen Fällen oft deswegen negativ, weil die QRS-
Schlinge schräg nach dorsal abfällt und somit nach dorsal gekippt ist. Ein derartiger Fall wird in der Abb. 39a dargestellt. Auch bei akutem Cor pulmonale (Lungenembolie) wurden derartige Ekg registriert.

Auch bei *Mitralvitien* fanden wir in einem Teil der Fälle (die allerdings nur einen kleinen Bruchteil der in diesem Zeitraum beobachteten Fälle von Mitralklappenfehlern ausmachen), das Vorhandensein tiefer S-Zacken in V_5. Es handelt sich dabei meist um Fälle von Mitralinsuffizienz und -stenose, wobei aber die Stenose überwog, bzw. um Fälle reiner Mitralstenose. Bei reiner Mitralstenose fand sich im allgemeinen ein positiver Umlaufsinn der transversalen QRS-Schlinge, was damit zusammenhängt, daß die räumliche QRS-Schlinge meist nach ventral schräg abfallend im Raume liegt (oder in manchen Fällen auch sagittal eingestellt ist, was eine schmale Schlingenform in der transversalen Ebene bedingt). Bei gleichzeitigem Vorliegen einer Mitralinsuffizienz fällt die räumliche QRS-Schlinge oft nach dorsal kaudal ab, woraus sich ein negativer Umlaufsinn in der transversalen Ebene ergibt.

Man findet das beschriebene Ekg-Bild unter Umständen auch bei *Hypertrophie beider Ventrikel*, worauf verschiedene Autoren hinwiesen. Die entscheidende Rolle dürfte hierbei die begleitende Rechtshypertrophie spielen. Da wir nicht mit Sicherheit feststellen konnten, daß tiefe S-Zacken in V_5 auch in Fällen reiner Linkshypertrophie vorkommen können, glauben wir auch nicht, daß die Linkshypertrophie bei den Fällen von Hypertrophie beider Ventrikel eine Rolle spielt.

Man findet tiefe S-Zacken in V_5 auch in manchen Fällen von *Trikuspidalatresie*. Bei dieser Anomalie ist der rechte Ventrikel unterentwickelt, es überwiegen daher die Potentiale der (mehr dorsal gelegenen) linken Herzkammer. Dadurch wird die räumliche QRS-Schlinge stark nach dorsal ausgezogen, wodurch die tiefen S-Zacken in V_5 entstehen.

Das Vorkommen des Ekg-Bildes mit tiefen S-Zacken linksthorakal bei *Situs inversus* ist seit langem bekannt und durch die Abdrehung des QRS-Vektors nach rechts zu erklären. Die Abb. 39b zeigt die Ekg und Vkg eines derartigen Falles.

Auch bei *schwerer Trichterbrust*, *Kyphoskoliose* sowie nach *Pneumektomie* (Verziehung des Herzens) können, durch die Verlagerung des Herzens bedingt, entsprechende Veränderungen der linksthorakalen Ableitungen zustandekommen (673). In der Abb. 40a werden die Ekg und Vkg eines Falles von schwerer Kyphoskoliose dargestellt.

Bei *Herzmuskelinfarkt* kann durch den Ausfall normalerweise nach links gerichteter Potentiale eine teilweise Ablenkung der QRS-Schlinge nach rechts zustande kommen, wodurch das Auftreten tiefer S-Zacken in V_5 erklärt wird. Derartige Veränderungen werden meist bei anteroseptalen, aber auch bei posterolateralen Infarkten oder „rudimentären Vorderwandinfarkten" beobachtet. Es sei erwähnt, daß die Diagnose eines Vorderwandinfarktes unter Umständen auch durch das gleichzeitige Vorhandensein einer Hypertrophie des rechten Ventrikels erschwert werden kann. Es kann in solchen Fällen an Stelle eines Q in den entsprechenden Brustwandabteilungen durch das Wirksamwerden der Rechtshypertrophie ein r bestehen bleiben. Differentialdiagnostisch spricht in derartigen Fällen für das Vorliegen eines Infarktes das Vorhandensein von Infarktzeichen (insbesondere von negativen T-Zacken) in anderen Ableitungen. Unter Umständen spricht auch ein Gleichbleiben oder Kleinerwerden von R („R-Verlust") in diesem Sinne. Zugunsten der Rechtshypertrophie spricht differentialdiagnostisch das Vorliegen eines Steil- oder Rechtstyps sowie das Vorhandensein eines P-pulmonale. In der Abb. 40b werden die Ekg und Vkg eines Falles von anteroseptalem Infarkt mit tiefen S-Zacken in V_5 dargestellt.

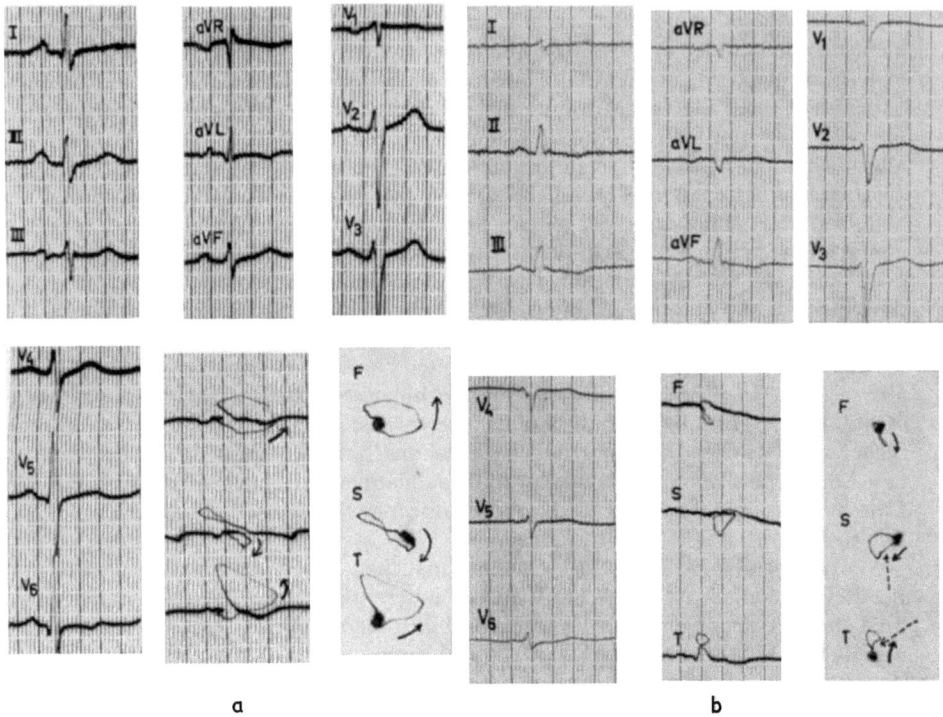

Abb. 40. *Tiefe S-Zacken linksthorakal II.*

a) 30jährige Patientin mit schwerer rechtskonvexer Kyphoskoliose und beträchtlicher Thorax-deformierung. Das Ekg weist einen Linkstyp auf, die S-Zacken in V_4 und V_5 sind tief. Das Vkg zeigt eine nach rechts, dorsal und kranial gerichtete QRS-Schlinge mit negativem Umlaufsinn in der frontalen und transversalen Ebene. Die transversale QRS-Schlinge ist nach rechts dorsal hin zugespitzt, was den tiefen S-Zacken in V_5 entspricht.

b) 69jähriger Patient, Stenokardie, Zustand nach anteroseptalem Infarkt. Das Herz ist röntge-nologisch unauffällig. Steiltyp, flach negative T-Zacken in II und III, QS-Form in V_1, sehr kleine R-Zacken in V_2 und V_3, QS-Form in V_4, sehr kleines R in V_5, RS-Form (bei sehr kleiner Amplitude der Kammerkomplexe) in V_6. Das Vkg zeigt eine Ablenkung der QRS-Schlinge nach dorsal, wobei der Umlaufsinn in der frontalen und sagittalen Ebene positiv, in der trans-versalen Ebene negativ ist. In charakteristischer Form ist die initiale QRS-Schlinge in der sagittalen Ebene von kaudal her, in der transversalen Ebene von links ventral her eingedellt (gefiederter Pfeil), was durch den Potentialausfall nach dem anteroseptalen Infarkt bedingt ist. Die transversale QRS-Schlinge ist im ganzen nach dorsal verlagert, was dem Auftreten tiefer S-Zacken in V_5 entspricht.

(Aus R. WENGER, W. DELIUS und H. KAROBATH, Z. Kreislaufforschg. *55*, 98, 1966)

Fig. 40. *Deep S-waves in left chest leads II.*

a) Severe kyphoscoliosis. The QRS-loop is oriented toward the right, posteriorly and upward. Terminal appendix toward the right and posteriorly.

b) Anteroseptal myocardial infarction. The QRS-loop shows an early indentation toward the left, anteriorly and downward and is deviated toward the posterior and downward.

Bei *Rechtsschenkelblock* (s. Abschn. 20) wird der zweite Anteil der QRS-Schlinge (Doppelschlinge) im allgemeinen nach rechts abgelenkt, was der verzögerten Ent-wicklung des mehr rechts und ventral gelegenen rechten Ventrikels entspricht. Dementsprechend kommt es in zahlreichen Fällen zum Auftreten tiefer S-Zacken linksthorakal. Da dies im Rahmen des Vorhandenseins eines Rechtsschenkelblocks keine differentialdiagnostischen Schwierigkeiten bereitet, sei hierauf nicht näher eingegangen. Bei *Linksschenkelblock* treten infolge der starken Ausdehnung der QRS-Schlinge nach dorsal in manchen (allerdings seltenen) Fällen tiefe S-Zacken in der Ableitung V_5 auf.

Auf das vektorkardiographische Bild bei *Kammerextrasystolie* und die Möglichkeiten der Extrasystolenlokalisation wird an anderer Stelle näher eingegangen (s. S. 151). Bei Extrasystolen, die ihren Ursprung im ventralen bzw. lateralen Bereich des linken Ventrikels haben, ist die QRS-Schlinge hauptsächlich nach rechts bzw. rechts dorsal gerichtet, so daß in linksthorakalen Ableitungen tiefe S-Zacken auftreten.

Es fand sich kein sicherer Anhaltspunkt dafür, daß *Emphysem* als solches – ohne gleichzeitige Hypertrophie des rechten Ventrikels bzw. ohne Vorhandensein einer intraventrikulären Leitungsveränderung – das Ekg-Bild verursachen kann. Lageveränderungen des Herzens oder extrakardialen Faktoren (Verminderung des Leitungsvermögens der Lunge) wird beim Emphysem im Hinblick auf die mögliche Entstehung tiefer S-Zacken linksthorakal keine wesentliche Bedeutung beigemessen. Die Untersuchungen ergaben auch keinen sicheren Anhaltspunkt dafür, daß Rotation des Herzens um seine Längsachse allein – ohne gleichzeitige Hypertrophie des rechten Ventrikels oder intraventrikuläre Leitungsveränderung – für das Auftreten dieses Ekg-Bildes verantwortlich sein kann. Tiefe S-Zacken in linksthorakalen Ableitungen können zwar bei klinisch Kreislaufgesunden auftreten, es fanden sich aber in allen diesen Fällen elektro- oder vektorkardiographische Anhaltspunkte für intraventrikuläre Leitungsveränderungen, wie weiter oben ausgeführt wurde. Auch der Einfluß zu hoher oder zu tiefer Lage des elektrischen Nullpunktes im Verhältnis zur Ableitungsebene der Brustwandableitungen (bei Zwerchfellhochstand bzw. Tropfenherzen) wurde untersucht. Die Höhe der Ableitungsebene dürfte für die Differentialdiagnose der tiefen S-Zacken in linksthorakalen Ableitungen keine entscheidende Bedeutung haben.

Es sei abschließend die elektrophysiologische Deutung des im Vorangehenden beschriebenen Ekg-Bildes mit tiefem S in V_5 besprochen. Bei Hypertrophie des rechten Ventrikels entsteht die Ekg-Veränderung durch einen Potentialzuwachs im Bereich des rechts dorsal gelegenen Vektorfeldes, bedingt durch die bioelektrische Aktivität der hypertrophierten Muskulatur. Bei Verlagerung des Herzens, wie sie z. B. bei Situs inversus, schwerer Trichterbrust, schwerer Kyphoskoliose oder nach Pneumektomie vorkommt, kann auch die QRS-Schlinge derart verlagert werden, daß ihr terminaler Anteil nach rechts dorsal gerichtet ist und entsprechende Ekg-Befunde in linksthorakalen Ableitungen erhoben werden. Bei Kammerextrasystolen sowie bei Linksschenkelblock kann der gesamte QRS-Vektor eine derartige Richtungsveränderung erfahren, daß er nach dorsal oder rechts dorsal gerichtet ist und mithin an der linken seitlichen Thoraxwand im wesentlichen negative Kammerkomplexe registriert werden. Bei Rechtsschenkelblock sowie auch bei intraventrikulären Leitungsstörungen geringerer Art kann der terminale QRS-Vektor nach rechts dorsal ausgezogen sein und außerdem eine starken Verlangsamung der Umlaufgeschwindigkeit aufweisen. Dies führt zu entsprechenden Ekg-Veränderungen in V_5. Schließlich kann auch ein Ausfall von Potentialen in der Gegend der linken vorderen Brustwand zu einem Überwiegen der spiegelbildlichen Potentiale rechts dorsal führen, was bei Herzmuskelinfarkten zum Auftreten des beschriebenen Ekg-Bildes führen kann.

17. Hypertrophie beider Ventrikel

Die elektrokardiographische Diagnose einer Hypertrophie beider Ventrikel ist mitunter sehr schwierig. Wir treffen diese am häufigsten bei kombinierten Klappenfehlern an. Aber auch bei bestimmten kongenitalen Anomalien (z. B. offenem Ductus Botalli oder Kammerseptumdefekt) oder z. B. bei Hypertonie mit gleichzeitiger schwerer Emphysembronchitis finden wir mitunter eine Hypertrophie beider Ventrikel. Das Ekg bietet mannigfache Bilder. Es wurden etwa 10 verschiedene elektrokardiographische Erscheinungsformen beschrieben (294, 342, 395, 397). So z. B. das Bild einer Rechtshypertrophie in den Standard- und gleichzeitig das einer Linkshypertrophie in den Brustwandableitungen, positive Kammerkomplexe mit negativen T-Zacken in allen drei Standardableitungen, Fälle mit für Links- oder Rechtshypertrophie charakteristischen Zwischenstücken und T-Zacken in den Standardableitungen und einer damit nicht übereinstimmenden Form der Kammerkomplexe, tiefe S-Zacken in allen drei Standardableitungen bzw. in den Abl. II und III oder unvollständiger Rechtsschenkelblock. Schließlich kann das Ekg, falls es zu einer weitgehenden Kompensation der Auswirkungen der Kammerhypertrophien kommt, auch noch innerhalb der Norm sein.

Auch die Interpretation der Veränderungen des Vkg ist schwierig. Es soll nur auf einige charakteristische Veränderungen, die wir häufig in solchen Fällen beobachten konnten, hingewiesen werden. Besonders der erste Teil der räumlichen QRS-Schlinge zeigt häufig Veränderungen, die an die bei Linkshypertrophie erinnern, während der terminale Anteil oft so wie bei isolierter Rechtshypertrophie gestaltet ist. In den Fällen, die in diesem Abschnitt gezeigt werden, weist jedes einzelne Vkg sowohl Züge, die auf eine Rechtshypertrophie, wie auch solche, die auf eine Hypertrophie der linken Herzkammer hindeuten, auf.

Die räumliche QRS-Schlinge ist oft stark nach dorsal verlagert, die von ihr eingeschlossene Fläche ist dabei nach dorsal und kaudal geneigt. Die ventral liegende Fläche von QRS wird dadurch verkleinert. Da sich die räumliche QRS-Schlinge häufig schon anfänglich nach links oder dorsal entwickelt, fehlen in linksthorakalen Ableitungen Q-Zacken (368). Dies kommt in den Abb. 41 a zum Ausdruck.

Der terminale Schlingenanteil weist häufig nach rechts kranial (Abb. 41 a) bzw. rechts, kranial und ventral (Abb. 41 b). Der Umlaufsinn der frontalen Vektorschlinge ist meistens positiv (Abb. 41 b und c), wie es für Rechtshypertrophie charakteristisch ist, mitunter aber auch negativ (Abb. 41 a), wie wir es bei Hypertrophie des linken Ventrikels in der Mehrzahl der Fälle sehen.

Die QRS-Schlinge kann sich in der frontalen Ebene – der Hypertrophie des linken Ventrikels entsprechend – nach links und gleichzeitig - entsprechend der Hypertrophie der rechten Herzkammer – in der transversalen Ebene nach ventral entwickeln. Sie kann aber auch – als Folge einer Rechtshypertrophie – in der frontalen Ebene nach rechts und – eher durch die gleichzeitige Linkshypertrophie bedingt – in der transversalen Ebene nach dorsal verlagert sein. Diese Erscheinung wurde von Bilger als paradoxe Achsenabweichung bezeichnet (44).

Der Umlaufsinn der sagittalen QRS-Schlinge ist entweder negativ, wie es für hochgradige Rechtshypertrophie charakteristisch ist (Abb. 41 a) oder positiv, wie es u. a. auch für Linkshypertrophie kennzeichnend ist (Abb. 41 b und c). Im ersten Fall liegt, wie häufig bei isolierter Rechtshypertrophie, der zentripetale Schlingenschenkel vor dem zentrifugalen. Im zweiten Fall ist es umgekehrt.

Das transversale Vkg ist in vielen Fällen dadurch gekennzeichnet, daß es stärker nach dorsal auslädt und eine angedeutete Nierenform besitzt (Abb. 41 c). Dies kommt dadurch zustande, daß der erste Teil der transversalen QRS-Schlinge nach links zu liegen kommt – er dürfte im wesentlichen Aktivierungsvorgängen im linken Ventrikel entsprechen –, während sich der zweite Anteil nach rechts hin anschließt. Seine Entstehung dürfte vorwiegend auf den hypertrophierten rechten Ventrikel zurückzuführen sein. Zwischen beiden Schlingenanteilen entsteht eine nach ventral offene Kerbe, so daß die ganze Vektorschlinge der Form einer Niere nicht unähnlich ist. Die Brustwandableitungen V_1 und V_2 zeigen in diesen Fällen meistens rsr'– oder ähnliche Formen, die darauf zurückzuführen sind, daß sich jeder der beiden Anteile der transversalen QRS-Schlinge zeitweise gegen diese Ableitungsstellen hin und danach wieder von ihnen weg „entwickelt". In diesen Fällen wird vielfach die elektrokardiographische Diagnose eines unvollständigen Rechtsschenkelblockes gestellt.

Die T-Vektorschlingen sind entweder den QRS-Schlingen mehr oder weniger parallel (Abb. 41 a und b) oder sie sind nach dorsal und links gerichtet (Abb. 41 c), wie es für Fälle mit höhergradiger Hypertrophie der rechten Herzkammer kennzeichnend ist.

Bei dem Fall der Abb. 41 a handelt es sich um eine 30 jährige Patientin mit Mitralstenose und -insuffizienz. Der Herzschatten war geringgradig nach links verbreitert und mitral konfiguriert, beide Ventrikelbögen zeigten eine starke Rundung, der linke Vorhof war deutlich vergrößert. Das Ekg zeigt etwas niedrige und leicht verplumpte Kammerkomplexe in der Abl. I, angedeutete rsr'-Formen von QRS in V_1 sowie hohe R-Zacken mit gesenktem Zwischenstück und diphasischem T in V_5. Die Kammerkomplexe sind 0,06 Sek. breit, der Befund in V_5 weist auf eine Hypertrophie des linken Ventrikels hin (die Patientin stand zur Zeit der elektrokardiographischen Untersuchung nicht unter Digitaliswirkung). Die räumliche QRS-Schlinge ist im wesentlichen nach links kaudal gerichtet, wobei ihr terminaler Anteil rechts kranial zu liegen kommt.

Während ein negativer Umlaufsinn der frontalen QRS-Schlinge bei isolierter Rechtshypertrophie nicht angetroffen wird, entspricht der negative Umlaufsinn in der Sagittalebene dem für hochgradige Rechtshypertrophie typischen Befund. In gleicher Weise muß die terminale Ausziehung nach rechts kranial als für Rechtshypertrophie kennzeichnend angesehen werden. Die T-Schlingen sind der Hauptrichtung der QRS-Schlingen annähernd parallel gerichtet.

Die Abb. 41 b stammt von einem 43 jährigen Patienten mit Mitralstenose und -insuffizienz. Beide Herzkammern waren vergrößert. Es bestand Vorhofflimmern. Das Ekg zeigt kleine Kammerkomplexe in der Abl. I sowie eine rSR-Form in der Abl. V_2. Die räumliche QRS-Vektorschlinge entwickelt sich zunächst nach links und kaudal, um dann terminal rechts, kranial und ventral zu enden. Sowohl der positive Umlaufsinn des frontalen Vkg wie auch die terminale Ablenkung nach rechts kranial können als Zeichen für Rechtshypertrophie angesehen werden, während der gegen den Sinn des Uhrzeigers gerichtete Umlaufsinn des transversalen Vkg eher nicht für Rechts-, wohl aber für Linkshypertrophie kennzeichnend ist. Das transversale Vkg zeigt, daß die von der räumlichen QRS-Schlinge eingeschlossene Fläche nach dorsal und kaudal geneigt ist. Die Tatsache, daß sich die transversale QRS-Schlinge zweimal nach ventral zu entwickelt (anfänglich und terminal), entspricht der angedeuteten rSR'-Form in V_2, die die Diagnose eines unvollständigen Rechtsschenkelblocks nahelegt. QRS ist 0,1 Sek. breit.

Bei dem Fall der Abb. 41c handelte es sich um eine 38jährige Patientin mit Mitralstenose und -insuffizienz. Der Herzschatten war nach beiden Seiten, besonders aber nach rechts vergrößert, zeigte eine mitrale Konfiguration sowie eine starke Rundung und Elongation beider Ventrikelbögen. Der linke Vorhof war beträchtlich vergrößert. Das Ekg zeigt eine Verbreiterung der Kammerkomplexe auf 0,1 Sek., flach positive T-Zacken in der Abl. I, flach negatives T_{III}, eine rSr'-Form in V_1 und negative T-Zacken in V_1 und V_2. Das Vkg zeigt, daß sich die QRS-Schlinge zuerst nach links und später nach rechts hin entwickelt. Daraus ergibt sich eine nierenförmige Gestalt der transversalen und eine mehrfach verschlungene Form der sagittalen QRS-Schlinge. Als Zeichen der Rechtshypertrophie sind der positive Umlaufsinn in der Frontalebene sowie die Ablenkung der T-Schlingen nach rechts und dorsal zu werten. Als Zeichen der gleichzeitig noch bestehenden Hypertrophie des linken Ventrikels sehen wir die anfängliche Entwicklung nach links und dorsal (mit negativem Umlaufsinn) in der transversalen Ebene an. Das vektorkardiographische Erscheinungsbild der Hypertrophie beider Herzkammern wurde in zahlreichen Veröffentlichungen behandelt (440, 459, 491, 620, 625). Stoermer, Apitz und Beuren befaßten sich insbesondere mit den Verhältnissen bei Kindern (626).

In diesem Abschnitt wurden einige Beispiele von Vkg bei kombinierter Hypertrophie beider Ventrikel gezeigt. Sowohl klinisch, als auch vektor- (und elektro-) kardiographisch überwogen die Zeichen der Rechtshypertrophie. Klinisch handelte es sich um kombinierte Vitien, bei denen die Mitralstenose hämodynamisch im Vordergrund stand und eine gleichzeitig vorhandene Mitralinsuffizienz für die Ausbildung eines gewissen Grades von Linkshypertrophie verantwortlich war. Die Erklärung dafür, daß nur solche Fälle kombinierter Hypertrophie, bei denen die Rechtshypertrophie beträchtlich ist, im Vkg häufiger Zeichen beider Hypertrophien aufweisen, dürfte darin liegen, daß an sich schon eine mächtige Hypertrophie des rechten Ventrikels vorhanden sein muß, um deutliche Veränderungen des Vkg hervorzurufen, da sonst die an sich wesentlich muskelstärkere linke Herzkammer durch kompensatorische Wirkung das Auftreten derartiger Veränderungen verhindert. Wenn hingegen eine starke Linkshypertrophie vorhanden ist, wird eine gleichzeitig ausgebildete Hypertrophie des rechten Ventrikels nur in seltenen Fällen so mächtig sein, daß sich im Vkg dafür charakteristische Merkmale entwickeln.

Zusammenfassung

Bei Hypertrophie beider Herzkammern treten im Vkg verschiedene Typen auf. Häufig ist die räumliche QRS-Schlinge nach dorsal und kaudal geneigt, woraus sich ein gegen den Sinn des Uhrzeigers gerichteter Umlaufsinn der transversalen QRS-Schlinge ergibt. Der gleichzeitig oft vorhandenen terminalen Ausziehung der räumlichen QRS-Schlinge nach rechts, kranial und ventral entspricht in manchen Fällen eine nierenförmige Form der transversalen Schlinge. Die frontale QRS-Schlinge verläuft meistens im Sinne des Uhrzeigers, die sagittale QRS-Schlinge im oder gegen den Sinn des Uhrzeigers. Die häufig im Ekg auftretenden, im Sinne eines unvollständigen Rechtsschenkelblocks deutbaren Veränderungen in den Ableitungen V_1 und V_2 sind auf die manchmal deutlicher ausgeprägte Unterteilung der von der räumlichen QRS-Schlinge eingeschlossenen Fläche in zwei Anteile, die besonders in der transversalen Ebene zum Ausdruck kommt, zurückzuführen.

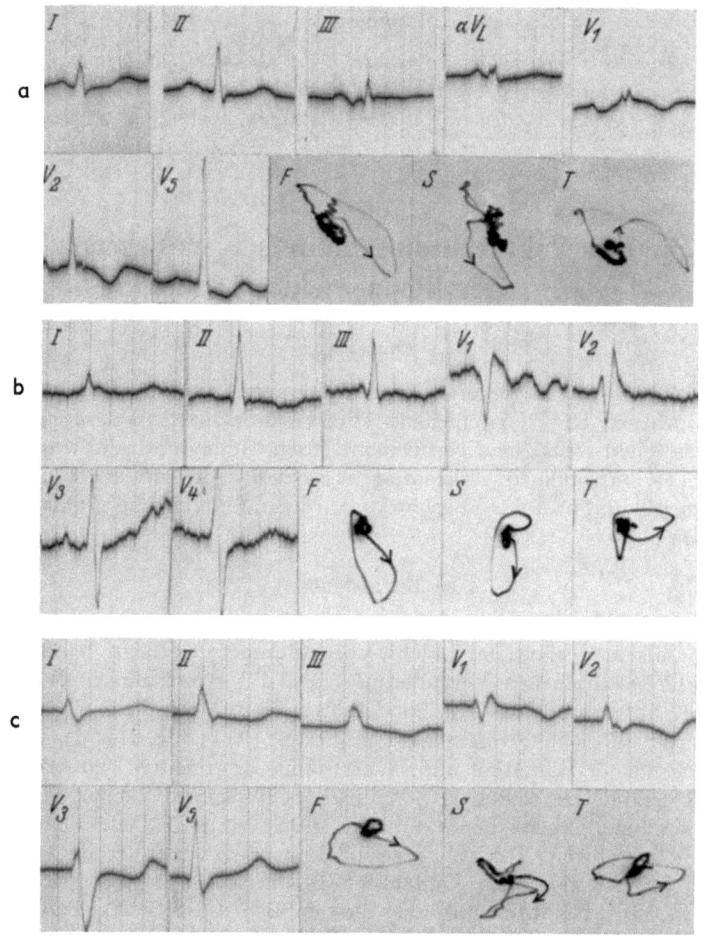

Abb. 41. *Vektorkardiogramme bei Hypertrophie beider Ventrikel.*

a) 30jährige Patientin mit Mitralstenose und -insuffizienz (W. R., Prot.-Nr. 251). Hypertrophie beider Ventrikel. M-Form des Ekg in V_1. Hohes R und diphasisches T in V_5. Terminale Ausziehung der räumlichen QRS-Schlinge nach rechts kranial. Negativer Umlaufsinn des sagittalen Vkg von QRS.

b) 43jähriger Patient mit Mitralstenose und -insuffizienz (L. K., Prot.-Nr. 241). Vergrößerung beider Ventrikel. Vorhofflimmern, rSR-Form in V_2. Terminale Ausziehung der räumlichen QRS-Schlinge nach rechts, kranial und ventral. Die diphasische Form der transversalen QRS-Schlinge entspricht dem Ekg-Befund in der Abl. V_2.

c) 38jährige Patientin mit Mitralstenose und -insuffizienz. Vergrößerung beider Ventrikel. QRS 0,1 Sek. breit. T-Zacken flach positiv in I, flach negativ in III. rSr'-Form in V_1 mit negativer T-Zacke. Diphasische Gestalt des transversalen Vkg (Nierenform). Das sagittale Vkg von QRS weist eine verschlungene Gestalt auf.

Fig. 41. *Biventricular hypertrophy.*

a) Mitral stenosis and incompetence, terminal appendix of QRS toward the right and superiorly. The sagittal QRS-loop shows a counterclockwise sense of rotation.

b) Mitral stenosis and incompetence. Terminal appendix of the QRS-loop toward the right, upward and anteriorly. rSR-pattern of ECG in V_2.

c) Mitral stenosis and incompetence. Clockwise sense of frontal QRS-loop rotation. The transverse QRS-loop shows a „kidney-pattern".

Conclusion

There is frequently a counterclockwise rotation of the transverse QRS-loop with a terminal appendix, directed toward the right, upward, and eventually anteriorly. The frontal QRS-loop usually shows a clockwise rotation. In the transverse plane sometimes a „kidneypattern" of QRS is seen.

18. Das Vektorkardiogramm bei erworbenen Herzklappenfehlern

a) Allgemeines

In diesem Abschnitt werden die vektorkardiographischen Befunde bei den wichtigsten erworbenen Herzklappenfehlern kurz zusammenfassend dargestellt. Wiederholungen sollen weitgehend vermieden werden, weshalb auf die Kapitel über das Vkg bei Hypertrophie des linken und des rechten Ventrikels, bei Hypertrophie beider Ventrikel und über das Vorhofvektorkardiogramm nochmals besonders hingewiesen sei.

b) Mitralstenose

Bei reiner oder überwiegender Mitralstenose finden wir, entsprechend der Dilatation des linken Vorhofs, falls nicht Vorhofflimmern vorliegt, häufig die im Abschnitt 12 beschriebenen Veränderungen der P-Vektorschlinge. Es sind dies eine stärkere Entwicklung des ganzen oder des zweiten Teiles dieser Schlinge nach dorsal, wobei die P-Schlinge meistens vergrößert ist (Abb. 30 e, 31 b–d).

Entsprechend der Dilatation und Hypertrophie des rechten Ventrikels finden sich häufig Veränderungen der QRS-Schlinge im Sinne einer Rechtshypertrophie, die allerdings nicht einheitlicher Natur sind. In schwereren Fällen sehen wir u. U. ein Bild wie bei schwerer Rechtshypertrophie mit nach ventral rechts verlagerter QRS-Schlinge und positivem Umlaufsinn in der frontalen und transversalen Ebene (Abb. 38 b). Nicht selten ist aber die räumliche QRS-Schlinge auch so eingestellt, daß der Umlaufsinn in der transversalen Ebene gegen den Sinn des Uhrzeigers gerichtet ist. Dies ist durch eine stärkere Dorsalverlagerung der QRS-Schlingen bedingt (Abb. 42 b). Die T-Schlingen können der QRS-Schlinge entgegengesetzt sein (Abb. 38 b).

Nicht selten finden sich auch *terminale Ausziehungen der QRS-Schlinge* nach rechts, dorsal und kranial, die entweder als Zeichen einer Hypertrophie des rechten Ventrikels angesehen werden können oder, falls die Umlaufgeschwindigkeit deutlich herabgesetzt ist, einen Hinweis auf eine Reizleitungsveränderung darstellen (693). Mitunter sieht man auch das Bild eines unvollständigen oder vollständigen *Rechtsschenkelblocks*, eventuell mit gleichzeitig vorhandenen Zeichen einer Hypertrophie des rechten Ventrikels, nämlich einer starken Entwicklung des 2. Teiles der Doppelschlinge von QRS nach ventral. (Abb. 51 a und e, 52 b). Insbesondere mit der Kubusmethode wurde in manchen Fällen auch eine auffallende Dorsalentwicklung der QRS-Schlinge (mit terminaler Ausziehung nach rechts) gefunden (413).

Es wurde bei der Mitralstenose der Versuch einer *Gruppeneinteilung* – nach dem Ausmaß der vektorkardiographischen Veränderungen bzw. der Schwere der

Stenose – gemacht (20, 493, 631). Es muß darauf hingewiesen werden, daß das Vkg bei Mitralstenose in seltenen Fällen auch uncharakteristisch sein kann (394). In Fällen mit lange bestehenden und schweren Veränderungen der Lungenstrombahn wurden – ähnlich manchen Fällen von Cor pulmonale – auch ungewöhnliche Verformungen der QRS-Schlingen gefunden (714).

Nach der Kommissurotomie konnten verschiedene Autoren – ebenso wie wir selbst – einen Rückgang der vektorkardiographischen Veränderungen (153, 408, 675)feststellen.

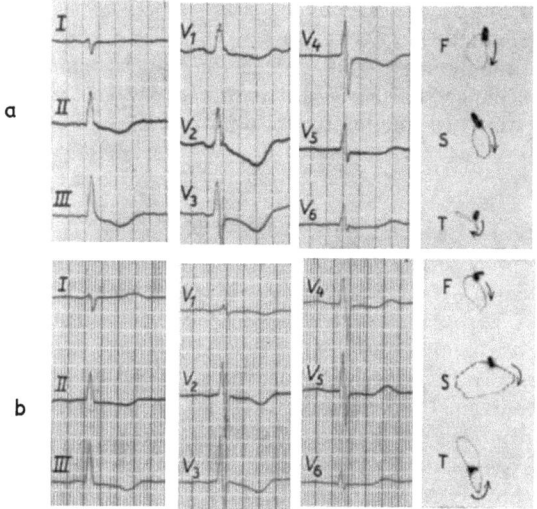

Abb. 42. *Mitralstenose.*

a) 33jährige Patientin mit reiner Mitralstenose (P. G., Prot.-Nr. 1138). Nach rechts, ventral und kaudal verlagerte QRS-Vektorschlinge mit positivem Umlaufsinn in der frontalen Ebene. Kleine unregelmäßig (annähernd dreieckig) geformte QRS-Schlinge in der transversalen Ebene.
b) 47jährige Patientin (S. M., Prot.-Nr. 1360) mit Knopflochstenose der Mitralis. Vorwiegend nach dorsal verlagerte QRS-Vektorschlinge, positiver Umlaufsinn in der frontalen und sagittalen, negativer Umlaufsinn in der transversalen Ebene.

Fig. 42. *Mitral stenosis.*

a) 33year old woman (Autopsy). The QRS-loop is directed toward the right, anteriorly and downward.
b) 47year old woman with severe mitral stenosis (Operation). The QRS-loop is essentially directed toward the posterior. The sense of rotation is clockwise in the frontal and sagittal, counterclockwise in the horizontal plane.

In der Abb. 42a sind die Ekg und Vkg einer 33jährigen Patientin mit reiner Mitralstenose dargestellt. Der Herzfehler wurde 20 Jahre vor dem Tod erstmals festgestellt. Aus dem autoptischen Befund: „Rechter Ventrikel stark hypertrophisch, seine Wand 8 mm dick. Der linke Vorhof sehr stark ausgeweitet, seine Wand hypertrophisch. Das Mitralostium linsengroß, umschlossen von einem harten Kalkring mit zackigen Auflagerungen. Der linke Ventrikel atrophisch, klein. Das

Herzfleisch blaßgraurotbräunlich, mit zahlreichen kleinsten myokarditischen Schwielen."

Das Ekg zeigt Vorhofflimmern sowie die Zeichen von Hypertrophie des rechten Ventrikels und von Digitaliswirkung. Das Vkg zeigt eine nach rechts, ventral und kaudal verlagerte QRS-Schlinge mit positivem Umlaufsinn in der Frontalebene. Die transversale QRS-Schlinge ist unregelmäßig (annähernd dreieckig) geformt.

In der Abb. 42b sieht man die Ekg und Vkg einer 47jährigen Patientin mit vorwiegender Mitralstenose. Druck im rechten Ventrikel 110/60 mm Hg.

Aus dem Operationsbericht:

„Der linke Ventrikel ist klein, der linke Vorhof nicht stark vergrößert. Die arteria pulmonalis ist mächtig erweitert. Hochgradige Knopflochstenose der Mitralklappen. Keine wesentliche Regurgitation."

Das Ekg zeigt Vorhofflimmern und Zeichen von Hypertrophie des rechten Ventrikels. Die QRS-Schlinge ist vorwiegend nach rechts dorsal verlagert. Positiver Umlaufsinn in der frontalen und sagittalen, negativer Umlaufsinn in der transversalen Ebene.

c) Mitralinsuffizienz

Bei reiner oder vorwiegender Mitralinsuffizienz sind – abgesehen von Veränderungen der P-Schlingen – die QRS-Schlingen im Sinne einer Hypertrophie beider Ventrikel verändert. Es sind daher meist sowohl Zeichen einer Rechts- als auch einer Linkshypertrophie vorhanden (Abb. 43a).

Die QRS-Schlinge ist im ganzen vorwiegend nach links dorsal abgelenkt. Der Umlaufsinn der frontalen QRS-Schlinge ist meist positiv, der der transversalen meist negativ, die frontale QRS-Schlinge ist häufig normal.

In der Abb. 43a werden die Ekg und Vkg einer 34jährigen Patientin mit Mitralinsuffizienz (und geringer Aorteninsuffizienz) dargestellt. Der präoperativ bei der Herzkatheterisation festgestellte Druck im rechten Ventrikel betrug systolisch 70 mm Hg. Es wurde ein Starr-Ventil eingesetzt.

Aus dem Operationsbefund:

„Der linke Ventrikel ist mäßig vergrößert, der linke Vorhof ist enorm erweitert. Über diesem läßt sich ein deutliches systolisches Schwirren tasten. Das Mitralostium hat normale Weite. Das murale Segel ist stark verdickt und ventrikelwärts eingerollt. Im Bereiche der vorderen Kommissur besteht eine enorme Insuffizienz, die durch eine Verkürzung der am aortalen Segel ansetzenden Sehnenfäden bedingt ist."

Das Ekg zeigt Vorhofflimmern, tiefere S-Zacken in I und II sowie fast fehlende T-Zacken in diesen Ableitungen. Plumpe S-Zacken in V_1 und V_2.

Die QRS-Schlinge ist in der frontalen Ebene schmal und zeigt in dieser sowie in der sagittalen Ebene einen positiven Umlaufsinn. In der transversalen Ebene ist sie nach links dorsal verlagert und zeigt negativen Umlaufsinn. Sie ist in ihrem zentrifugalen Abschnitt unregelmäßig geformt und von dorsal her eingedellt, was als Folge einer Myokarditis angesehen werden kann.

Die Vkg der Abb. 43b stammen von einem 41jährigen Patienten mit geringer Mitralinsuffizienz. Das Ekg zeigt flache T-Zacken in den Abl. I, aVL und V_4 bis V_6. Die QRS-Schlinge ist in der frontalen Ebene schmal und zeigt eine Achterform. In der sagittalen Ebene ist der Umlaufsinn positiv, in der transversalen Ebene negativ. Die transversale QRS-Schlinge lädt stark nach links und dorsal aus.

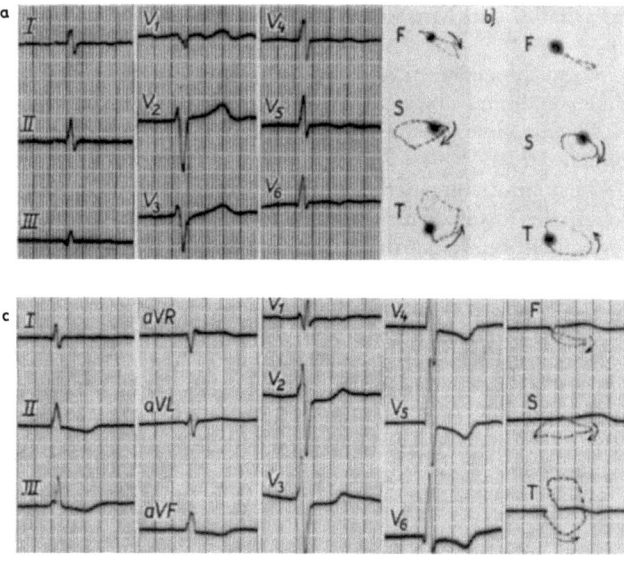

Abb. 43. *Mitralinsuffizienz, Mitralinsuffizienz und -stenose.*

a) 34jährige Patientin (E. H., Prot.-Nr. 1285) mit Mitralinsuffizienz (und geringer Aorten-insuffizienz). Einsetzung eines Starr-Ventils. Im Ekg Vorhofflimmern, abnorme T-Zacken, Zeichen geringer intraventrikulärer Leitungsveränderung. Schmale QRS-Schlinge in der frontalen Ebene mit positivem Umlaufsinn, breite, anfänglich unregelmäßig geformte QRS-Vektorschlinge in der transversalen Ebene mit negativem Umlaufsinn.

b) 41jähriger Patient (K. A., Prot.-Nr. 1514) mit geringer Mitralinsuffizienz. Schmale achter-förmige QRS-Schlinge in der frontalen Ebene. Breite QRS-Vektorschlinge mit negativem Umlaufsinn in der transversalen Ebene.

c) 31jährige Patientin mit Mitralinsuffizienz und -stenose (Überwiegen der Insuffizienz.) Im Ekg Vorhofflimmern und Zeichen von Hypertrophie beider Ventrikel. Schmale QRS-Vektorschlinge mit negativem Umlaufsinn in der transversalen Ebene. Kleine T-Vektorschlingen.

Fig. 43. *Mitral incompetence, mitral incompetence and stenosis.*

a) 34year old woman with mitral incompetence. A Starr-valve has been implanted. The transverse QRS-loop is wide and shows an irregular contour (as a consequence of previous myocarditis).

b) Mild mitral incompetence. Figure of eight pattern in the frontal QRS-loop. The wide transverse QRS-loop shows a counterclockwise rotation.

c) Mitral incompetence and stenosis. The QRS-loop shows slight irregularities of contour and is slim in the frontal plane. The wide transverse QRS-loop is directed toward the left and posteriorly.

d) Mitralinsuffizienz und -stenose

Bei Mitralinsuffizienz und -stenose finden wir – ähnlich wie bei isolierter Mitral-insuffizienz – vektorkardiographische Veränderungen, die auf eine Hypertrophie beider Ventrikel hinweisen. Wenn die Mitralstenose überwiegt, entwickelt sich die QRS-Schlinge mehr nach rechts (ventral oder dorsal) hin. Bei Überwiegen der Mitralinsuffizienz (und Hypertrophie des linken Ventrikels) sind die Potentiale, die vom linken Ventrikel gebildet werden, stärker ausgeprägt. Dies hat zur Folge, daß sich die QRS-Schlingen mehr nach *links* dorsal hin ausdehnen, wobei die T-Vektorschlingen im allgemeinen in den QRS-Schlingen eingeschlossen bleiben.

Das Vkg eines Falles von Mitralinsuffizienz und -stenose wird in der Abb. 43 c dargestellt.

Es wurde darauf hingewiesen, daß bei Mitralinsuffizienz und -stenose in tiefer Inspiration oder während eines VALSALVAschen Preßversuches die vektorkardiographischen Zeichen einer Rechtshypertrophie besonders deutlich zum Ausdruck kommen können (523).

Die Abb. 43 c stammt von einer 31 jährigen Patientin mit Mitralinsuffizienz und -stenose, wobei die Insuffizienz etwas überwiegt. Druck im rechten Ventrikel 80 mm Hg systolisch. Starke kardiale Dekompensation.

Im Ekg sieht man Vorhofflimmern, einen Steiltyp von QRS mit Zeichen intraventrikulärer Leitungsstörung, abnorme T-Zacken sowie Zeichen von Digitaliswirkung. Negative T-Zacken in V_6. Das Vkg zeigt einen positiven Umlaufsinn einer eher schlanken QRS-Schlinge in der frontalen Ebene. Mäßige Konturunregelmäßigkeiten. In der transversalen Ebene ist die QRS-Schlinge breit und lädt stark nach links und dorsal aus. Die T-Schlingen sind klein.

Auch in den Abb. 64 b und c sind Fälle von Mitralinsuffizienz dargestellt.

e) Aortenstenose

Bei erworbenen Aortenklappenfehlern findet man im allgemeinen auch im Vkg die Zeichen der Hypertrophie des linken Ventrikels, wobei sich die T-Schlingen häufig je nach dem Vorliegen bzw. Überwiegen einer Stenose oder Insuffizienz verschieden verhalten. Bei isolierter oder überwiegender Aortenstenose (mit vorwiegender Hypertrophie des linken Ventrikels) sind die T-Schlingen den QRS-Schlingen oft entgegengesetzt, wie dies im Kapitel „Hypertrophie des linken Ventrikels" für Fälle von schwerer Hypertrophie gezeigt wurde. Es handelt sich dabei um Fälle sogenannter „*Widerstandshypertrophie*" (120). Die Vkg eines Falles von schwerer Aortenklappenstenose sind in der Abb. 64 d wiedergegeben.

In der Abb. 44 a werden die Ekg und Vkg eines 52 jährigen Patienten mit schwerer Aortenstenose und relativer Mitralinsuffizienz dargestellt. Der Patient hatte während des 2. Weltkrieges eine fieberhafte Angina. Eineinhalb Jahre vor dem Tod setzte Arbeitsdyspnoe ein. Der Patient starb an kardialer Insuffizienz. Aus dem Obduktionsbefund: „Wanddicke des sehr weiten linken Ventrikels an der Basis 22 mm. Der rechte Ventrikel bis zu 8 mm dick. Papillarmuskel und Trabekel links außerordentlich kräftig. Der rechte Ventrikel mäßig dilatiert. Die Mitralis zart, das Ostium für 3 Querfinger durchgängig, der linke Vorhof weit. Die Aortenklappen vollkommen starr, an den Kommissuren weitgehend miteinander verwachsen, so daß das kalkharte und vollkommen starre arterielle Ostium nur mehr eine etwa 3 mm breite Spalte darstellt. Im Herzmuskel streifige Schwielenherde."

Das Ekg zeigt ein P-mitrale sowie die Zeichen von Hypertrophie des linken Ventrikels. Die QRS-Schlingen sind nach links dorsal und kranial abgelenkt, entsprechend der starken Senkung der Zwischenstücke in den Abl. I, II, V_5 und V_6 ist ein *ST-Vektor* aufgetreten, d. h. der zentripetale Schenkel der QRS-Schlinge kehrt nicht zu deren Ausgangspunkt zurück. Die T-Schlingen sind – als Zeichen der Hypertrophie des linken Ventrikels – nach rechts ventral abgelenkt. Die sagittale QRS-Schlinge weist am Übergang vom zentrifugalen zum zentripetalen Schlingenschenkel eine Eindellung (gefiederter Pfeil) auf, die auf myokarditische Narben zurückzuführen sein dürfte.

f) Aorteninsuffizienz

Bei isolierter oder überwiegender Aorteninsuffizienz, bei der neben der Hypertrophie auch eine Dilatation des linken Ventrikels bedeutend ist, bleiben die T-Schlingen häufig in den QRS-Schlingen eingeschlossen. Die Veränderungen des linken Ventrikels wurden in derartigen Fällen als „Volumshypertrophie" bezeichnet (120).

Die Abb. 44b zeigt die Ekg und Vkg einer 22jährigen Patientin mit Aorteninsuffizienz. Polyarthritis in der Kindheit. Typisches diastolisches Geräusch über dem Auskultationspunkt der Aorta. Beträchtliche Vergrößerung des linken Ventrikels, aortale Konfiguration des Herzens.

Im Ekg sieht man 0,08 Sek. breite und aufgesplitterte Kammerkomplexe, einen Linkstyp, mäßig gesenkte Zwischenstücke und niedrige T-Zacken in I. Diphasische T-Zacken in V_6.

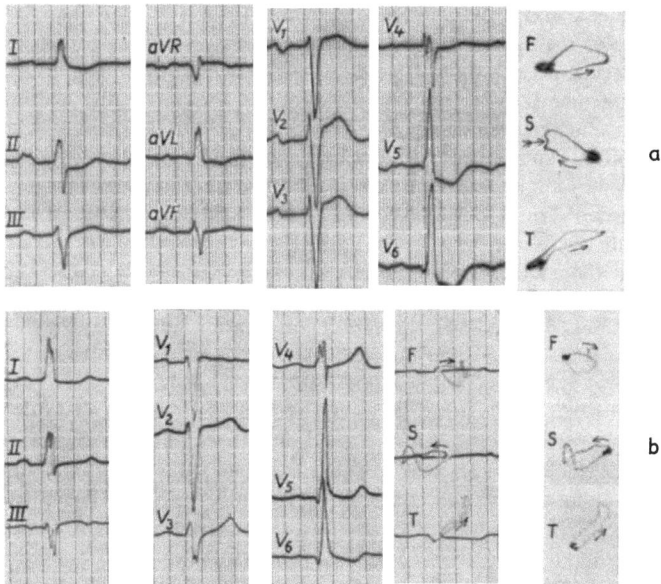

Abb. 44. *Aortenvitien.*

a) 52jähriger Patient (T. F., Prot.-Nr. 1309) mit Aortklappenstenose und relativer Mitralinsuffizienz. Im Ekg P-mitrale und Zeichen von Hypertrophie des linken Ventrikels. Ablenkung der QRS-Schlinge nach links dorsal und kranial. Auftreten eines nach rechts ventral gerichteten ST-Vektors. Eindellung von QRS von dorsal her (gefiederter Pfeil in der sagittalen Ebene) als Folge der abgelaufenen Myokarditis.
b) 22jährige Patientin (K. E., Prot.-Nr. 1145) mit schwerer rheumatischer Aorteninsuffizienz. Aufsplitterungen der Kammerkomplexe sowie abnorme Zwischenstücke und T-Zacken im Ekg. Ablenkung der QRS-Vektorschlingen nach links dorsal mit starker Verformung der Schlingen als Folge einer abgelaufenen rheumatischen Myokarditis.

Fig. 44. *Aortic valvular disease.*

a) Valvular aortic stenosis, relative mitral incompetence. The QRS-loop is directed toward the left, posteriorly and upward. An ST-vector is present. There is an indentation of the QRS-loop posteriorly (arrow).
b) Rheumatic aortic incompetence. The QRS-loop is directed toward the left and posteriorly and shows irregularities as a consequence of myocarditis.

Die QRS-Schlingen sind – offenbar als Folge einer abgelaufenen Myokarditis – stark deformiert und nach links und dorsal gerichtet. In der sagittalen Ebene ist eine Achterform vorhanden. Die T-Schlingen sind klein.

g) Mitralaortenvitien

Bei Mitralaortenvitien ist das Vkg je nach dem Überwiegen des Aorten- oder des Mitralvitiums mehr im Sinne der Links- oder der Rechtshypertrophie verändert. Häufig sind Zeichen einer Hypertrophie beider Ventrikel vorhanden.

Die Vkg zweier Fälle mit überwiegender Hypertrophie des linken Ventrikels werden in den Abb. 45a und b dargestellt.

Im Fall der Abb. 45a handelte es sich um einen 33jährigen Patienten mit schwerer dekompensierter postendokarditischer Aorteninsuffizienz, Mitralstenose und -insuffizienz und Trikuspidalinsuffizienz (Autopsie). Der linke Ventrikel war hochgradig, der rechte etwas geringer dilatiert. Die Wand der linken Kammer war 24, die der rechten 6 mm dick. Im Ekg waren neben Vorhofflimmern ein Linkstyp, eine Verbreiterung der Kammerkomplexe auf 0,1 Sek. sowie diskordante Zwischenstücke und T-Zacken erkennbar. Das Vkg zeigt nach links dorsal und kranial abgelenkte QRS-Schlingen mit negativem Umlaufsinn in der frontalen Ebene. Geringe Konturunregelmäßigkeiten könnten im Sinne einer abgelaufenen Myokarditis gedeutet werden. Die T-Schlingen sind klein. In diesem Fall überwog – dem entsprechen auch die Veränderung des Vkg – die Hypertrophie des linken Ventrikels.

Die Abb. 45b stammt von einem 24jährigen Patienten mit rheumatischer Aortenstenose und -insuffizienz sowie Mitralinsuffizienz. Im Ekg sind die 0,09 Sek. breiten Kammerkomplexe spitzennahe geringgradig aufgesplittert. Die Zwischenstücke sind in I, aVL und V_6 leicht gesenkt, die T-Zacken sehr flach.

Die Vkg sind sowohl nach der Methode von POLZER-SCHUHFRIED (links) als auch nach der von McFEE und PARUNGAO (rechts) wiedergegeben. Die QRS-Schlingen erscheinen bei grober Betrachtung einander ähnlich, bei detaillierter Analyse sind allerdings zahlreiche Unterschiede erkennbar. Die QRS-Schlingen sind groß und breit, sie dehnen sich im wesentlichen nach links aus. Die T-Schleifen weichen etwas nach ventral ab und verdecken z. T. den ersten, nach ventral gerichteten Anteil des zentripetalen QRS-Schenkels. Auch in diesem Fall überwiegt, wie sich aus der Lage und dem Umlaufsinn der QRS-Schlingen ergibt, die Hypertrophie des linken Ventrikels.

Die Abb. 45c stammt von einem 26jährigen Patienten mit Mitralstenose und -insuffizienz, Aortenstenose und -insuffizienz sowie relativer Trikuspidalinsuffizienz. Seit dem 10. Lebensjahr ereigneten sich Schübe von Polyarthritis. Vier Jahre vor dem Tod erstmalig Hämoptoe. Zunehmende kardiale Insuffizienz. Aus dem autoptischen Befund: „Das Herz enorm vergrößert. Im Myokard kleinste grauweißliche Schwielenherde. Die Mitralis am freien Rand verdickt, die Sehnenfäden verkürzt, z. T. miteinander verwachsen. Überdies die Klappen an den Kommissuren miteinander auf einer Strecke von etwa 3 mm verwachsen. Das Ostium schlitzförmig stenosiert. Der linke Vorhof weit. Die Wand des linken Ventrikels 27, die des rechten 8 mm dick. Papillarmuskel und Trabekel beiderseits kräftig, rechts überdies abgeplattet. Die Aortenklappen am freien Rand verdickt, verkalkt, an den Kommissuren miteinander verwachsen. Das Ostium gleichfalls stenosiert. Die Trikuspidalklappen relativ insuffizient, der rechte Vorhof ausgeweitet."

Das Ekg zeigt ein P-mitrale, einen Steiltyp von QRS, diphasische T-Zacken in V_6 sowie negative T-Zacken in II und III. Das Vkg zeigt im wesentlichen nach kaudal gerichtete QRS-Schlingen mit positivem Umlaufsinn in der frontalen Ebene und kleine T-Schlingen. In diesem Fall überwiegt hinsichtlich der Gestaltung des Vkg das Mitralvitium. Dies ergibt sich aus der Steilstellung der QRS-Schlingen mit positivem Umlaufsinn in der frontalen Ebene, wie es im allgemeinen bei Hypertrophie des rechten Ventrikels gefunden wird.

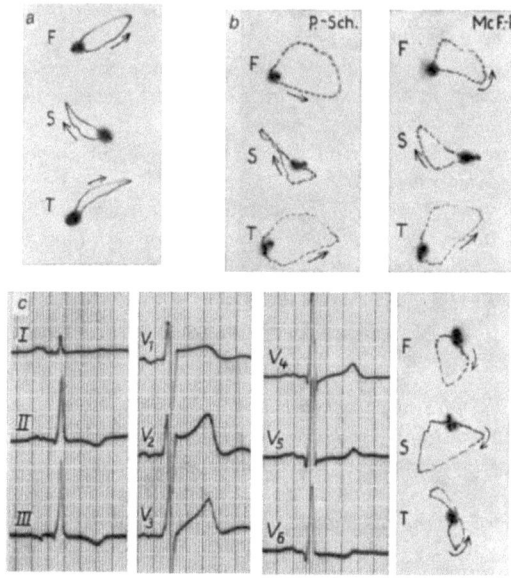

Abb. 45. *Mitralaortenvitien.*

a) 33 jähriger Patient (F. E., Prot.-Nr. 1180). Postendokarditische Aorteninsuffizienz, Mitralstenose und -insuffizienz, Trikuspidalinsuffizienz. Überwiegen der Hypertrophie des linken Ventrikels, dementsprechende Ablenkung der QRS-Vektorschlingen nach links dorsal und kranial. Geringe Konturunregelmäßigkeiten als Folge der abgelaufenen Myokarditis.

b) 24 jähriger Patient (Sch. H., Prot.-Nr. 1559) mit Aortenstenose und -insuffizienz sowie Mitralinsuffizienz. Vkg nach Polzer-Schuhfried (P.-Sch.) und McFee und Parungao (Mc F.-P.). Nach links gerichtete breite QRS-Schlingen. Die T-Schlingen sind eher klein und nach ventral gerichtet.

c) 26 jähriger Patient (W. S., Prot.-Nr. 1179) mit Mitralinsuffizienz und -stenose, Aorteninsuffizienz und -stenose und relativer Trikuspidalinsuffizienz. P-mitrale, Steiltyp, flach diphasische T-Zacken in V_6 (Hypertrophie beider Ventrikel). Im Vkg Steilstellung der QRS-Schlingen mit positivem Umlaufsinn in der frontalen Ebene. Kleine T-Vektorschlingen. Vkg wie bei Hypertrophie beider Ventrikel mit relativem Überwiegen der Rechtshypertrophie.

Fig. 45. *Mitral and aortic valvular disease.*

a) Severe aortic incompetence, mitral stenosis and incompetence, tricuspid incompetence (Autopsy). The QRS-loop shows a counterclockwise rotation in the frontal plane and is directed toward the left, upward and posteriorly. Slight irregularities of contour.

b) Aortic stenosis and incompetence, mitral incompetence. The QRS-loop (Method of Polzer and Schuhfried on the left, of McFee and Parungao on the right) is wide and directed toward the left and superiorly. The T-loop deviates a little toward the anterior.

c) 26 year old man with mitral stenosis and incompetence, aortic stenosis and incompetence and relative tricuspid incompetence. With regard to the Vcg (and hemodynamically) the right ventricular hypertrophy prevails. The QRS-loop is wide in the frontal plane and shows a clockwise sense of rotation.

Zusammenfassung

Bei reiner oder vorwiegender Mitralstenose fast stets positiver Umlaufsinn der QRS-Schlingen in der frontalen Ebene. Der Umlaufsinn der transversalen QRS-Schlingen kann positiv oder negativ sein. Falls kein Vorhofflimmern, kennzeichnende P-Schlingenveränderungen. Mitunter intraventrikuläre Leitungsstörungen (insbesondere unvollständiger oder vollständiger Rechtsschenkelblock).

Bei reiner oder vorwiegender Mitralinsuffizienz im allgemeinen eher schmale frontale QRS-Schlingen mit positivem Umlaufsinn, breite transversale QRS-Schlingen mit negativem Um-laufsinn. Häufig kleine T-Schlingen.

Bei Aortenstenose nach links dorsal und kranial gerichtete verlängerte QRS-Schlingen. In der frontalen Ebene häufig, in der transversalen Ebene meist negativer Umlaufsinn von QRS. Nach rechts und ventral gerichtete T-Schlingen.

Bei Aorteninsuffizienz ähnliches Bild der QRS-Schlingen, in denen die eher kleinen T-Schlingen häufig eingeschlossen bleiben.

Bei Mitralaortenvitien Zeichen von Hypertrophie beider Ventrikel, bei Überwiegen der Aortenklappenveränderungen Ablenkung der QRS-Schlingen nach links (dorsal und kranial), bei Überwiegen des Mitralvitiums Steilstellung der QRS-Schlinge mit meist positivem Umlauf-sinn in der frontalen Ebene.

Conclusion

In mitral stenosis the QRS-loop rotation is usually clockwise in the frontal plane, clockwise or counterclockwise in the transverse plane. The P-loop-changes are described in chapter 12. Intraventricular conduction changes or right bundle branch block, partial or complete, are sometimes found.

In mitral incompetence, there are wide transverse QRS-loops with counterclockwise rotation and small T-loops.

In aortic stenosis QRS-loops are elongated and directed toward the left, posteriorly and upward. The transverse QRS-loop frequently shows counterclockwise sense of rotation. The T-loops are directed anteriorly and toward the right. In aortic incompetence there are similar QRS-loops, the T-loops are frequently small and remain inside the QRS-loops.

In mitral and aortic valvular disease there are signs of biventricular hypertrophy. If the changes of the aortic valve prevail hemodynamically the QRS-loops are directed toward the left (posteriorly and superiorly). If mitral valve disease predominates, the QRS-loop shows a vertical position and most often a clockwise sense of rotation in the frontal plane.

19. Linksschenkelblock

So wie beim Rechtsschenkelblock dürfte auch beim Ekg des Linksschenkelblocks die Pathogenese der elektrokardiographischen Veränderungen nicht in allen Fällen einheitlich sein. Grundsätzlich bleibt zunächst bei jedem Schenkelblock-Ekg die Frage offen, ob die Veränderung der elektrokardiographischen Kurve auf eine Unterbrechung in einem der beiden Schenkel des Reizleitungssystems zurückzu-führen ist oder ob weiter in der Peripherie lokalisierte Leitungsveränderungen dafür verantwortlich sind. Auch in den Fällen, in denen eine Unterbrechung im Bereiche eines Schenkels anzunehmen ist, dürfte niemals der ganze Querschnitt des betreffen-den Schenkels unterbrochen sein, da in diesem Fall QRS noch viel stärker verbrei-

tert sein müßte, als dies tatsächlich der Fall ist (539). Die vektorkardiographischen
Veränderungen wurden von zahlreichen Autoren untersucht (15, 77, 118, 163,
228, 400, 405, 413, 442, 445, 446, 460, 484, 500, 557, 655).

Die räumliche QRS-Schlinge zeigt in allen Fällen eine starke Ausladung nach
dorsal, was in den sagittalen und transversalen QRS-Schlingen zum Ausdruck
kommt (Abb. 46–49). Diese starke Betonung der Entwicklung nach der Dorsalseite
entspricht auch der anatomischen Tatsache, daß die linke Herzkammer gegenüber
der rechten weiter dorsal liegt. Eine längere Dauer der Erregung in diesem Ventrikel wird daher an sich schon eine stärkere Entwicklung der räumlichen QRS-
Vektorschlinge nach dorsal und links zur Folge haben. Darüber hinaus ist der
zusätzliche Summationsvektor, der sich aus der Notwendigkeit der Umfahrung der
blockierten „Straße" – wenn dieser Vergleich erlaubt ist – ergibt, gleichfalls nach
dorsal gerichtet (539).

Der Anfangsteil der QRS-Schlinge entwickelt sich nach links und nicht, wie dies
beim normalen Vkg häufig der Fall ist, ein wenig nach rechts. Dem entspricht das
Fehlen von Q-Zacken in linksthorakalen Ekg-Ableitungen. Dies wird darauf zurückgeführt, daß bei Linksschenkelblock die normale, vorwiegend von links nach
rechts gerichtete Erregung des Kammerseptums fehlt. Mitunter sieht man auch
eine anfängliche stärkere Entwicklung der QRS-Schlinge nach kaudal (und links).
Die von der räumlichen QRS-Schlinge eingeschlossene Fläche ist nach rechts,
dorsal und kaudal geneigt. Es ergibt sich daraus ein gegen den Sinn des Uhrzeigers
gerichteter Umlaufsinn in der Frontalebene sowie ein im Sinn des Uhrzeigers
gerichteter Umlaufsinn in der Transversal- und Sagittalebene. In seltenen Fällen
ist jedoch der Umlaufsinn in dieser Ebene negativ (Abb. 48d). Die frontale QRS-
Schlinge ist nach links bzw. links kranial, die sagittale Schlinge nach dorsal bzw.
dorsal kranial, die transversale nach dorsal und links gerichtet. Mitunter ist das
periphere Ende der transversalen Schlinge nach links gebogen. Die Umlaufgeschwindigkeit der QRS-Vektorschlinge ist im allgemeinen in ihrem mittleren Anteil
stark, in ihrem Endteil mäßig verlangsamt (s. Abb. 46 und 48c). Mitunter ist aber
auch die Umlaufgeschwindigkeit in allen Schlingenanteilen annähernd gleich
(Abb. 48b). Der Bezirk der QRS-Schlinge, innerhalb dessen die Umlaufgeschwindigkeit meistens stärker verlangsamt ist, entspricht jenem Anteil, in dem die Schlinge
in manchen Fällen abnormerweise nach links abbiegt bzw. mit ihrem zentripetalen
Schenkel, der links und ventral vom zentrifugalen liegt, sich wiederum schließt. In
diesen Fällen dürfte die Leitungsgeschwindigkeit in posterolateralen Kammerbe-
zirken besonders stark herabgesetzt sein.

Im Tierversuch wurden in schweren Fällen von Linksschenkelblock Leitungs-
verlangsamungen bis auf 35 cm/Sek. (gegenüber einer normalen Leitungsgeschwindigkeit von 100–129 cm/Sek.) festgestellt (513). Einkerbungen am peripheren Ende der frontalen QRS-Vektorschlinge entsprechen der Aufsplitterung an
der Spitze von QRS in der Abl. I sowie der Abbiegung des peripheren Endes der
transversalen QRS-Schleife dieser Fälle nach links.

Entsprechend der Abweichung der ST-Strecken von der isoelektrischen Linie in
zahlreichen Ekg-Ableitungen bei Linksschenkelblock finden wir im Vkg, daß sich
die QRS-Schleife nicht schließt, sondern daß sich die T-Schleife von einem zweiten
Ausgangspunkt aus entwickelt. An je zwei Vektorschleifen der Abb. 48b und d ist
der Ursprung der QRS-Schleife mit x, der der T-Schleife mit y bezeichnet. Eine
von x nach y gezogene Linie, an der bei y eine Pfeilspitze angebracht wird, entspricht der Richtung des *ST-Vektors*. Dieser ist im allgemeinen nach rechts, ventral

und kaudal gerichtet. Dem entspricht die Senkung der Zwischenstücke in den Abl. I sowie V_5 und V_6 sowie ihre Hebung in den Abl. III und V_1 bis V_3 in den meisten Fällen von Linksschenkelblock.

Die räumliche *T-Vektorschlinge* ist – der Hauptrichtung der QRS-Schlinge entgegengesetzt – nach rechts, ventral und kaudal gerichtet. Ihr Umlaufsinn ist im allgemeinen in der Frontalebene gegen den, in der Sagittal- und Transversalebene im Sinne des Uhrzeigers gerichtet. Er entspricht auf den Abb. 48b und d der Richtung von y nach x und ist durch punktierte Pfeile angedeutet. Nur im Fall der Abb. 48d, in dem der Umlaufsinn der transversalen QRS-Schleife ausnahmsweise

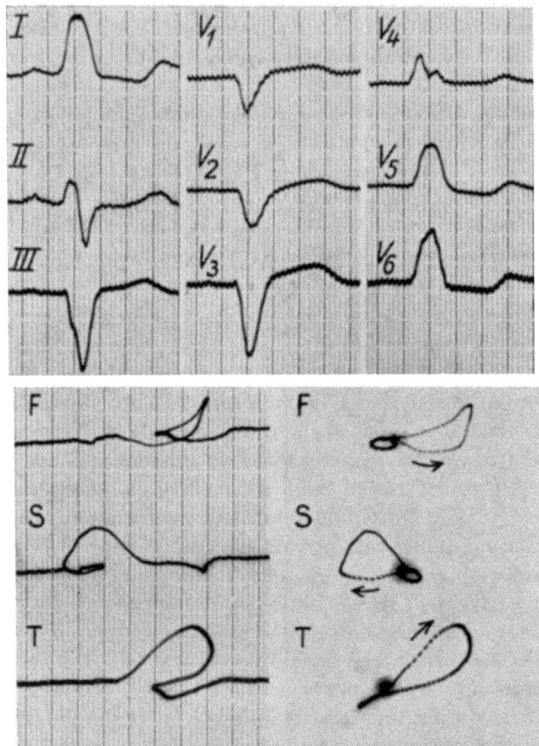

Abb. 46. *Vektorkardiogramm bei Linksschenkelblock I.*
54jährige Patientin mit essentieller Hypertonie und deutlicher Linkshypertrophie. Das Ekg zeigt das typische Bild eines Linksschenkelblocks. Frontales Vkg: Negativer Umlaufsinn der nach links kranial gerichteten QRS-Schlinge, Verzögerung der Umlaufgeschwindigkeit im mittleren Schlingenanteil. Die T-Schlinge ist nach rechts gerichtet. – Sagittales Vkg: Nach dorsal und kranial gerichtete Schlinge mit positivem Umlaufsinn und Verlangsamung der Umlaufgeschwindigkeit. Die T-Schlinge weist nach ventral und kaudal. – Transversales Vkg: Nach links und dorsal gerichtete QRS-Schlinge mit positivem Umlaufsinn und starker Verlangsamung der Umlaufgeschwindigkeit im mittleren sowie mäßiger Verlangsamung im terminalen Schlingenanteil. Methode nach DUCHOSAL und SULZER.

Fig. 46. *Left bundle branch block I.*
The QRS-loop is oriented toward the left, superiorly and posteriorly, the T-loop is directed toward the right and anteriorly. The sense of rotation is counterclockwise in the frontal, clockwise in the sagittal and transverse planes. Moderate conduction delay in the middle part of the QRS-loop. Method of DUCHOSAL and SULZER.

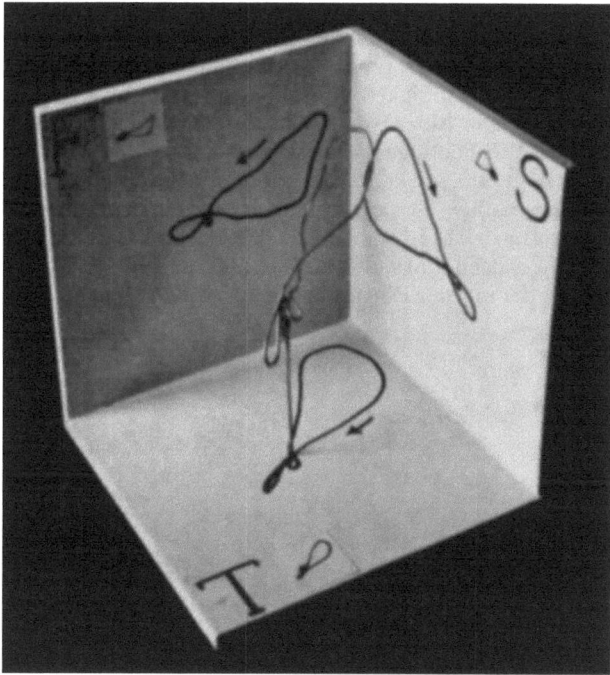

Abb. 47. *Vektormodell eines Falles von Linksschenkelblock.*

Drahtmodell des in der Abb. 46 dargestellten Falles von Linksschenkelblock. 54jährige Patientin mit essentieller Hypertonie und deutlicher Hypertrophie des linken Ventrikels. Die räumliche QRS-Schlinge ist nach links und dorsal gerichtet, der zentrifugale Schlingenschenkel liegt kaudal, rechts und dorsal vom zentripetalen Schenkel. Der zentripetale Schlingenschenkel ist in jeder Ebene durch einen Pfeil gekennzeichnet. Die von der QRS-Schlinge eingeschlossene Fläche ist nach rechts, dorsal und kaudal geneigt. Die T-Schlinge ist nach rechts, ventral und kaudal gerichtet.

Fig. 47. *Wire-model, left bundle branch block.*

Same case as shown in Fig. 46. The centrifugal limb of the QRS-loop lies downward, posteriorly and to the right with regard to the centripetal limb, which is marked by an arrow in each plane.

gegen den Sinn des Uhrzeigers gerichtet ist, trifft dasselbe für die T-Schleife zu. Im allgemeinen ist der Umlaufsinn der T-Schleifen – wenn es zu keiner Überkreuzung der Schlingenanteile im zentralen Schlingenbereich von T kommt – dem der QRS-Schlingen gleichgerichtet. Sie können mitunter auch auffällig gedreht sein (405).

Die Abb. 46 stammt von einer 54jährigen Patientin mit essentieller Hypertonie und deutlicher Hypertrophie des linken Ventrikels. Das Ekg zeigt das Bild eines Linksschenkelblocks. Die Kammerkomplexe sind auf 0,14 Sek. verbreitert, positiv in I, vorwiegend negativ in II und negativ in III. Die Zwischenstücke sind in I mäßig gesenkt, in III ebenso erhöht, die T-Zacken in der Abl. I diphasisch, in den Abl. II und III positiv. Die Brustwandableitungen zeigen einen plötzlichen Übergang von überwiegend negativen Kammerkomplexen in V_{1-3} zu positiven, zum Teil M-förmigen QRS-Komplexen mit starker Verspätung des abwärts führenden Schenkels von R in V_{4-6}. Das frontale Vkg zeigt eine nach links kranial gerichtete QRS-Schlinge mit negativem Umlaufsinn und Verlangsamung der Umlaufgeschwindigkeit im mittleren Schlingenanteil. Die T-Schlinge ist nach rechts gerichtet. Die sagittale QRS-Schlinge ist nach dorsal und kranial gerichtet, zeigt einen im Sinne des Uhrzeigers gelegenen (positiven) Umlaufsinn und eine starke Verlangsamung der Umlaufgeschwindigkeit im mittleren und terminalen Schlingenanteil. Die T-Schlinge zeigt eine Ablenkung nach ventral und kaudal. In der transversalen Ebene ist die QRS-Schlinge nach links dorsal gerichtet, weist negativen Umlaufsinn auf und zeigt eine starke Verlangsamung der Umlaufgeschwindigkeit im mittleren und eine mäßige Verlangsamung im terminalen Schlingenanteil. Das dazugehörige Drahtmodell ist in der Abb. 47 dargestellt. Es zeigt, daß die räumliche QRS-Vektorschlinge nach links dorsal gerichtet ist und daß der zentrifugale Schlingenschenkel, der in jeder Ebene durch einen Pfeil gekennzeichnet ist, kaudal,

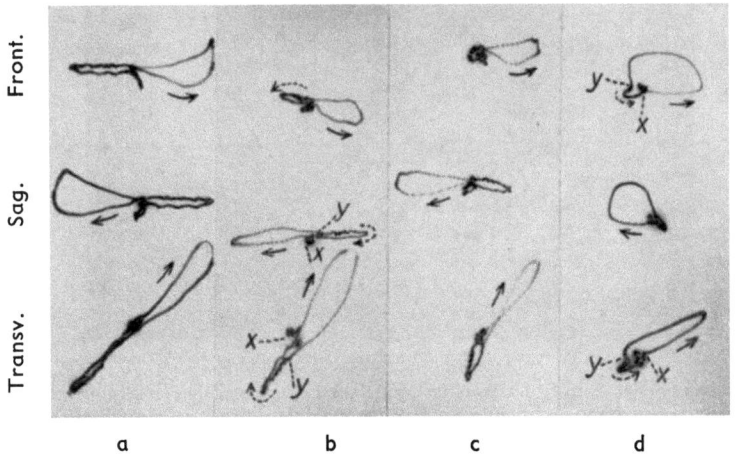

Abb. 48. *Vektorkardiogramm bei Linksschenkelblock II.*

a) 45jährige Patientin mit essentieller Hypertonie. Typisches Vkg. Langgestreckte T-Vektorschlingen, deren zentripetaler Anteil leicht gewellt ist.

b) 65jähriger Patient mit mäßiger Linkshypertrophie. Verlangsamung der Umlaufgeschwindigkeit im mittleren Schlingenanteil. Der Umlaufsinn der T-Vektorschlingen ist durch punktierte Pfeile angedeutet. Die Richtung vom Punkt x (Beginn der QRS-Vektorschlinge) nach dem Punkt y (Beginn der T-Vektorschlinge) entspricht der Richtung des ST-Vektors. Methode nach DUCHOSAL und SULZER.

c) 53jährige Patientin mit essentieller Hypertonie und deutlicher Linkshypertrophie (L. L., Prot.-Nr. 484). Überkreuzung des zentrifugalen mit dem zentripetalen Schenkel in der transversalen Ebene nahe dem Nullpunkt. Methode nach DUCHOSAL und SULZER.

d) 60jährige Patientin mit dekompensierter Hypertonie. Relative Mitralinsuffizienz. Die transversale QRS- und T-Vektorschlinge zeigt einen negativen Umlaufsinn. Der ST-Vektor (x→ y) ist nach rechts und ventral gerichtet.

Fig. 48. *Left bundle branch block II.*

a) Typical VCG. Elongated T-loop. Its centripetal limb shows an undulated contour.

b) Conduction delay in the middle portion of the QRS-loop. From x (the starting point of QRS-loop) to y (the endpoint of QRS-loop) an ST-vector is present, which is directed toward the anterior, rightward and upward. The transverse QRS- and T-loops show a clockwise rotation.

c) 53year old woman with hypertension. Typical ECC of left bundle branch block. Slight crossing of centrifugal and centripetal limbs of QRS.

d) The ECG is typical for left bundle branch block. The transverse QRS- and T-loops show - what is unusual - counterclockwise rotation. An ST-vector (x → y) is directed toward the right and anteriorly.

rechts und dorsal vom zentripetalen Schenkel liegt, woraus sich ein im Sinne des Uhrzeigers gerichteter Umlaufsinn des transversalen Vkg ergibt. Die von der räumlichen QRS-Schlinge eingeschlossene Fläche ist nach rechts, kaudal und dorsal geneigt. Die T-Schlinge ist der QRS-Schlinge entgegengesetzt und nach rechts, ventral und etwas nach kaudal gerichtet.

In der Abb. 48 sind die Vkg von vier Fällen von Linksschenkelblock dargestellt. Bei dem Fall der Abb. 48a handelt es sich um eine 45 jährige Patientin mit essentieller Hypertonie und deutlicher Vergrößerung des linken Ventrikels. Die QRS-Schlingen zeigen das oben beschriebene kennzeichnende Verhalten. Die T-Schlingen sind langgestreckt und in ihrem zentripetalen Anteil leicht gewellt.

Die Abb. 48b stammt von einem 65 jährigen Patienten mit mäßiger Linkshypertrophie. Man sieht eine Verlangsamung der Umlaufgeschwindigkeit im mittleren Schlingenanteil sowie eine Verlagerung des ST-Vektors, die darin zum Ausdruck kommt, daß sich die QRS-Schlinge nicht schließt. Die T-Schlingen beginnen bei y und kehren bei x zum Ausgangspunkt der QRS-Schlinge zurück. Der Umlaufsinn der T-Schlingen (gestrichelte Pfeile) entspricht dem der QRS-Schlingen. Die ST-Vektoren sind nach ventral, rechts und kranial gerichtet (sie entsprechen der Richtung von x nach y).

Die Kurven der Abb. 48c stammen von einer 53 jährigen Patientin mit essentieller Hypertonie und deutlicher Linkshypertrophie. In der transversalen Ebene kommt es, nahe dem Nullpunkt, zu einer Überkreuzung des zentrifugalen mit dem zentripetalen Schenkel. In der Abb. 48d sind die Vkg einer 60 jährigen Patientin mit dekompensierter Hypertonie dargestellt. Es bestand eine relative Mitralinsuffizienz. Die QRS-Schlingen zeigen insofern ein atypisches Verhalten, als sie zwar nach links, dorsal und kranial gerichtet sind, die transversale QRS-Schlinge jedoch einen gegen den Sinn des Uhrzeigers gerichteten Umlaufsinn aufweist. Man sieht deutlich die verschiedenen Ausgangspunkte der QRS- („x") und T-Vektorschlingen („y") und die dementsprechende Ablenkung des ST-Vektors nach rechts und ventral. Die Ekg dieses Falles zeigen das typische Bild des Linksschenkelblocks. An der Brustwand kommt es erst zwischen V_5 und V_6 zum Übergang von vorwiegend negativen zu vorwiegend positiven Kammerkomplexen. Die von der räumlichen QRS-Schlinge eingeschlossene Fläche ist in diesem Fall nicht nach rechts dorsal, sondern nach links ventral geneigt. Die Schlinge ist allerdings schmal, was, wie weiter oben ausgeführt wurde, die Bedeutung einer Veränderung des Umlaufsinns einschränkt.

Die vektorkardiographischen Untersuchungen von Fällen mit Linksschenkelblock ergaben ziemlich einheitliche Veränderungen. Kleinere Abweichungen der Kurventypen voneinander werden u. a. dadurch erklärt, daß der linke Tawara-Schenkel ein verhältnismäßig breites Band darstellt, das in verschiedener Breite und auch in verschiedenen Höhenlagen unterbrochen sein kann (539). Darüber hinaus ergeben die wechselnden Verhältnisse der „Umleitung" des blockierten Reizes in der Peripherie zahlreiche Variationsmöglichkeiten.

Ungewöhnliche Veränderungen von Ekg oder Vkg bei Linksschenkelblock erwecken u. U. den Verdacht, daß gleichzeitig ein Myokardinfarkt vorliegen könnte. Stärkere Unregelmäßigkeiten des Kurvenverlaufs wurden auf diffuse Myokardschäden zurückgeführt. Eine auffallende Veränderung des Vkg bei Linksschenkelblock gegenüber der Norm besteht – von der Ablenkung nach links, dorsal und kranial abgesehen – darin, daß der zentrifugale Schlingenschenkel meist rechts, kaudal und dorsal vom zentripetalen Schenkel liegt, woraus sich der in den meisten

Fällen vorhandene positive Umlaufsinn in der transversalen Ebene ergibt. Dem ist die in der Mehrzahl der Fälle anzutreffende Verlangsamung der Umlaufrichtung im mittleren und terminalen Schlingenanteil an die Seite zu stellen. Die Erklärung hierfür liegt nach unserer Ansicht darin, daß links und dorsal gelegene Bezirke der Kammerbasis besonders spät erregt werden und daß die Erregungsgeschwindigkeit dort sehr stark herabgesetzt ist. Dadurch kommt es zum Auftreten besonders zahlreicher und starker Integralvektoren, die in diese Richtung weisen und daher die beschriebene Verformung des Vkg bewirken.

Die späte Aktivierung links kranial gelegener Abschnitte der linken Herzkammer konnte auch tierexperimentell (156) sowie durch perikardiale Ableitungen am Menschen bestätigt werden. Nach neueren Untersuchungen scheinen anterolaterale Bereiche des linken Ventrikels als letzte erregt zu werden (413). Es wurde auch die Ansicht geäußert, daß die mehr dorsal gelegenen Bezirke der Kammerbasis bei Linksschenkelblock auch von der rechten Seite des Kammerseptums her rascher aktiviert werden als die lateralen Anteile (257, 557). Auch die durch die Leitungsblockierung bedingten Umwege der Erregung können zum Auftreten eines positiven Umlaufsinnes der QRS-Schlingen in der transversalen Ebene beitragen.

Bei *unvollständigem Linksschenkelblock* mit einer QRS-Verbreiterung, die 0,12 Sek. nicht übersteigt (253, 526, 676), sind die vektorkardiographischen Veränderungen grundsätzlich gleicher Natur, wenn auch häufig weniger deutlich ausgeprägt. Man findet meist auch einen positiven Umlaufsinn der QRS-Schlinge in der transversalen Ebene.

Zur Frage, ob das Vkg zwischen Fällen von Linksschenkelblock mit und ohne Hypertrophie des linken Ventrikels zu unterscheiden gestattet, können wir auf Grund unserer Untersuchungen nicht Stellung nehmen, da alle unsere vektorkardiographisch untersuchten Fälle von Linksschenkelblock gleichzeitig auch eine Hypertrophie der linken Herzkammer aufwiesen. Entsprechend den von LENÈGRE dargelegten elektrokardiographischen Kriterien könnten besonders lange QRS-bzw. T-Vektorschleifen bei Linksschenkelblock als Zeichen gleichzeitig vorhandener Linkshypertrophie aufgefaßt werden (395).

Zusammenfassung

Ablenkung der räumlichen QRS-Vektorschlinge nach links, dorsal und kranial, Neigung der von der QRS-Schlinge eingeschlossenen Fläche in den meisten Fällen nach rechts, dorsal und kaudal. Die Umlaufgeschwindigkeit ist im allgemeinen im mittleren bzw. terminalen Schlingenanteil verlangsamt. Die frontale QRS-Vektorschleife ist bei negativem Umlaufsinn nach links kranial, die sagittale Schlinge bei positivem Umlaufsinn nach dorsal und kranial gerichtet. Die nach dorsal und links gerichtete transversale QRS-Schlinge weist in fast allen Fällen einen Umlaufsinn im Sinne des Uhrzeigers (= positiv) auf. Unregelmäßiger Verlauf der QRS-Schlingen deutet auf stärkere, diffuse koronarsklerotische Veränderungen hin. Die ST-Vektoren sind, ebenso wie die T-Schlingen meist nach rechts, ventral und kaudal gerichtet. Der Umlaufsinn der T-Vektorschlingen ist im allgemeinen dem der QRS-Schlingen gleichgerichtet.

Conclusion

The spatial QRS-loop is directed toward the left, posteriorly and upward. There is conduction delay in the middle or terminal portion of the QRS. The transverse QRS-loop in most cases shows clockwise rotation. ST-vectors and T-loops are generally directed toward the right, anteriorly (and downward). The sense of T-loop rotation is usually the same as that of the QRS-loop.

20. Rechtsschenkelblock

Rechtsschenkelblock-Ekg können mit verschiedenen Stellungen der elektrischen Herzachse (Rechts-, Steil-, Mittel- und Linkstyp) einhergehen.

Die Veränderungen des Vkg bei Rechtsschenkelblock sollen so dargestellt werden, daß zunächst das vektorkardiographische Bild bei Patienten mit klinisch normalem Herzbefund beschrieben wird. Im Anschluß daran werden die vektorkardiographischen Befunde bei Patienten dargestellt, bei denen eine Hypertrophie des linken oder des rechten Ventrikels vorliegt bzw. überwiegt oder bei denen eine deutliche Hypertrophie beider Ventrikel (in annähernd gleichem Ausmaße) vorhanden ist. Grundsätzlich ist dazu zu sagen, daß das Vkg bei Rechtsschenkelblock besonders in der transversalen Ebene in fast allen Fällen deutlich zwei Teile der QRS-Schlinge, d. h. eine *Doppelschlinge* erkennen läßt. Der erste Teil ist durch die Leitungsverzögerung im Bereiche des rechten Schenkels bzw. des rechten Ventrikels insofern beeinflußt, als normalerweise von diesem gebildete Potentiale zu diesem Zeitpunkt wegfallen. Er zeigt daher Eigenschaften, wie sie der Lage des Herzens bzw. eventuell vorhandenen Kammerhypertrophien entsprechen, jedoch durch den Ausfall dem rechten Ventrikel zugehöriger Potentiale verändert sein können. Der zweite Teil der QRS-Schlinge entspricht der verzögerten Aktivierung im Bereiche des rechten Ventrikels und ist daher – entsprechend der anatomischen Lage der rechten Herzkammer im Verhältnis zum gesamten Herzen – nach rechts und ventral gerichtet.

Der zweite Teil der Doppelschlinge weist meist auch Zeichen einer Verlangsamung der Umlaufgeschwindigkeit auf (Abb. 50a sowie 51a). Auf Grund der verschiedenen Formen der Doppelschlinge in der transversalen Ebene wurde auch der Versuch einer Typeneinteilung unternommen (32). Der Umlaufsinn der QRS-Schlingenanteile in der transversalen Ebene wechselt.

ST-Vektoren, wie sie bei Linksschenkelblock auftreten, sind bei Rechtsschenkelblock im allgemeinen nicht vorhanden. Eine Ausnahme wird in der Abb. 51c dargestellt. Die T-Vektorschlingen sind nach links gerichtet und grundsätzlich dem zweiten Teil der Doppelschlinge von QRS entgegengesetzt. Sie sind häufig im ersten Teil der QRS-Schlinge eingeschlossen bzw. diesem parallel. Mitunter sind sie aber auch stärker nach links dorsal gerichtet und liegen dann dorsal vom ersten Anteil der QRS-Doppelschlinge.

Die räumliche QRS-Vektorschlinge eines Falles von Rechtsschenkelblock bei klinisch normalen Herzbefund wird in der Abb. 49 dargestellt. Der zweite Teil der Schlinge ist nach rechts ventral gerichtet, ohne dabei wesentlich weiter nach ventral zu reichen als der erste Teil. Die T-Vektorschlinge ist in der QRS-Schlinge eingeschlossen. Die (an den Seiten des Modells sichtbaren) Projektionen auf die Ebenen des Raumes zeigen, daß in der frontalen Ebene der erste Teil der QRS-Schlinge annähernd normal ist. Der Umlaufsinn ist, von einer kleinen spitzennahen Überkreuzung abgesehen, im Sinne des Uhrzeigers gerichtet. Die terminale Ausziehung der räumlichen QRS-Schlinge nach ventral wirkt sich auf die frontale Projektion nicht aus.

Die transversale Schlinge ist zunächst nach links gerichtet, kehrt nach einer Abdrehung nach dorsal beinahe wieder zum Ausgangspunkt zurück und entwickelt sich von da in einem zweiten Schlingenanteil nach rechts und ventral. Der Umlaufsinn ist gegen den Sinn des Uhrzeigers gerichtet. Die sagittale QRS-Schlinge weist einen positiven Umlaufsinn auf. Die Vkg stammen von einem

65jährigen Mann mit klinisch und röntgenologisch normaler Herzkonfiguration.

Ekg vom Typus des *unvollständigen Rechtsschenkelblocks* werden sowohl bei gesunden Personen als auch bei Patienten mit Hypertrophie des rechten Ventrikels beobachtet. QRS ist in solchen Fällen nicht breiter als 0.12 Sek.

Wenn der zweite nach oben gerichtete Ausschlag (r′) in der Abl. V_1 eine kleinere Amplitude als die S-Zacke in derselben Ableitung hat, wird dem Ekg vielfach keine

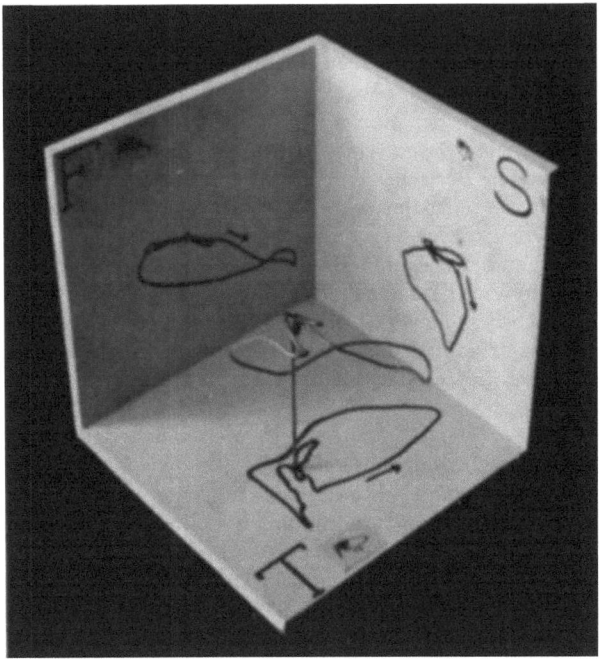

Abb. 49. *Vektormodell eines Falles von Rechtsschenkelblock bei normaler Herzgröße und -form.*
Vektormodell eines 65jährigen Mannes (V. F., Prot.-Nr. 496) mit normaler Herzkonfiguration. Das Ekg zeigt einen Rechtsschenkelblock. Die räumliche QRS-Schlinge breitet sich zunächst nach links und terminal nach rechts ventral aus. Die T-Vektorschleife liegt innerhalb der QRS-Schleifen. Das transversale Vkg zeigt eine „Doppelschlingenbildung".

Fig. 49. *Wire-model, right bundle branch block, normal heart size.*
65 year old man. Normal heart size. The spatial QRS-loop initially develops toward the left and terminally toward the right and anteriorly. The T-loop lies inside the QRS-loop. „Double-loop" in the transverse plane.

pathognomonische Bedeutung zugemessen, wenngleich auch solche Ekg-Bilder bei Rechtshypertrophie vorkommen.

Die sekundären Veränderungen der T-Vektorschlingen sind bei unvollständigem Rechtsschenkelblock geringer. Die T-Schlingen sind daher im allgemeinen weniger stark nach dorsal abgelenkt. Bei Fällen von Rechtsschenkelblock mit überwiegender Linkshypertrophie ist im allgemeinen ein Linkstyp des Ekg vorhanden. Andererseits weisen aber durchaus nicht alle Fälle von Rechtsschenkelblock mit Linkstyp eine Hypertrophie des linken Ventrikels auf.

In den Abl. V_5 und V_6 sind meist hohe R-Zacken mit verspätetem Einsatz des abwärtsführenden Schenkels von R sowie häufig diphasische oder negative T-Zacken vorhanden. Die S-Zacken sind in den Abl. V_1 und V_2 meist auffallend tief.

Entsprechend dem eingangs erwähnten Grundsatz, daß der erste Teil der QRS-Doppelschlinge bei Rechtsschenkelblock so geformt ist, wie es den anatomischen Verhältnissen – unabhängig von der Blockierung im Bereiche des rechten Schenkels bzw. Ventrikels – entspricht, ist er nach links und stärker nach kranial gerichtet und mitunter ziemlich lang. Der zweite Schlingenanteil weist, dem blockierten Bereich entsprechend, nach rechts ventral. Die beiden Schlingenanteile der transversalen Doppelschlinge sind dadurch oft besser voneinander abgesetzt als in anderen Fällen von Rechtsschenkelblock. Die frontale QRS-Schlinge verläuft im allgemeinen gegen den Sinn des Uhrzeigers. Nur bei sehr schmalen Schlingen beobachtet man öfter auch einen Verlauf im Sinne des Uhrzeigers. Die sagittale QRS-Schlinge zeigt oft eine starke Überlagerung der beiden Schlingenanteile (Abb. 50a und c). In der transversalen Ebene dehnt sich der erste Schlingenanteil stark nach links zu aus und weist einen gegen den Sinn des Uhrzeigers gerichteten Umlaufsinn auf. Die T-Schlingen waren in den von uns und anderen (389) beobachteten Fällen im allgemeinen den ersten Schlingenanteilen von QRS parallel.

Die Kurven der Abb. 50a stammen von einem 58jährigen Patienten mit labiler Hypertonie und mäßiger Hypertrophie des linken Ventrikels. QRS ist auf 0,13 Sek. verbreitert. Die frontale QRS-Schlinge verläuft gegen den Sinn des Uhrzeigers, in der sagittalen Ebene überlagern sich beide Anteile der Doppelschlinge weitgehend, in der transversalen Ebene zeigt der erste (großflächige) Schlingenanteil einen negativen (Schlinge „1"), der zweite einen positiven Umlaufsinn (Schlinge „2").

Die Ekg und Vkg der Abb. 50b stammen von einem Patienten mit essentieller Hypertonie. Bei dem 63jährigen Mann bestand eine deutliche Hypertrophie des linken Ventrikels. Das Ekg zeigt einen Linkstyp sowie eine rsR-Form in V_1. Das frontale Vkg von QRS besteht aus einer gegen den Sinn des Uhrzeigers verlaufenden, nach links gerichteten schmalen Schlinge. In der Sagittalebene ist die erste Schlinge nach dorsal („1"), der zweite Schlingenanteil nach ventral gerichtet („2"). In der Transversalebene ist gleichfalls eine scharfe Trennung der beiden Schlingenanteile vorhanden, wobei der erste Anteil einen gegen den Sinn des Uhrzeigers gerichteten Verlauf aufweist.

Die Abb. 50c zeigt Kurven einer 74jährigen Patientin mit essentieller Hypertonie. In allen drei Ebenen des Raumes sind Doppelschlingen vorhanden. Deren erster Anteil („1") erstreckt sich, wie aus den frontalen und transversalen Vkg hervorgeht, stark nach links und weist in beiden Ebenen einen gegen den Sinn des Uhrzeigers gerichteten Umlaufsinn auf. Der zweite Schlingenanteil („2") stellt in der Transversalebene sozusagen nur ein Anhängsel des ersten, großen und nach links gerichteten Schlingenteiles dar.

Aus den Vkg der Abb. 50a geht hervor, daß die Umlaufgeschwindigkeit des zweiten Schlingenanteiles deutlich verzögert ist.

Bei *Rechtsschenkelblock mit überwiegender Rechtshypertrophie* (32, 33, 378, 511) ist die räumliche QRS-Schlinge – ähnlich wie bei Rechtshypertrophie ohne Schenkelblockierung – häufig so geneigt, daß die von ihr eingeschlossene Fläche nach ventral, links und kaudal geneigt ist. Daraus ergibt sich, daß der Umlaufsinn in der Frontalebene häufig im Sinne des Uhrzeigers gerichtet ist (Abb. 51b, c, d und e, 52a und b) und daß dasselbe mitunter auch für die transversale QRS-Schlinge bzw. für deren ersten Anteil zutrifft (Abb. 51a und b). In anderen Fällen ist der

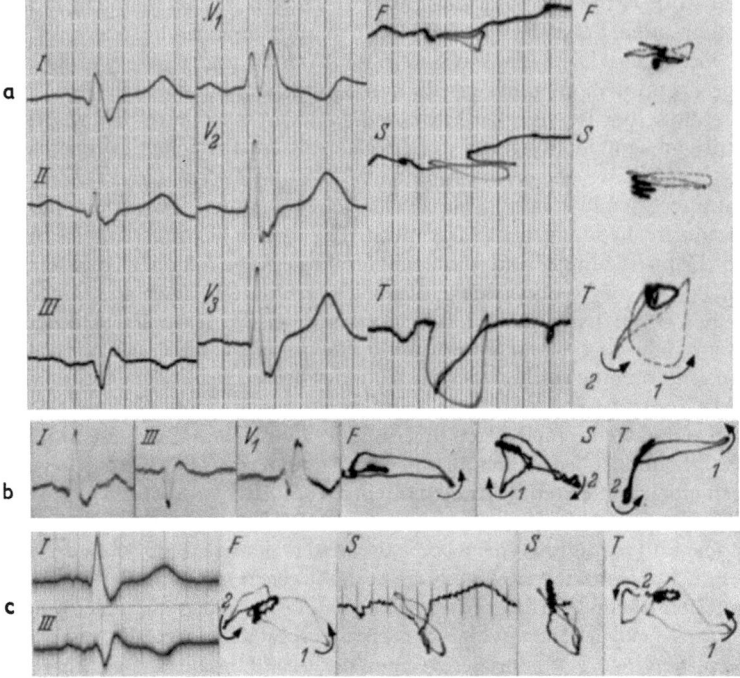

Abb. 50. *Rechtsschenkelblock bei überwiegender Hypertrophie des linken Ventrikels.*

a) 58jähriger Patient mit labiler Hypertonie und mäßiger Hypertrophie des linken Ventrikels. Rechtsschenkelblock mit Linkstyp im Ekg, RSR,-Form in V_1. Doppelschlinge von QRS in allen drei Ebenen. Der erste Schlingenanteil ist in der frontalen und transversalen Ebene nach links gerichtet und zeigt negativen Umlaufsinn („1"). Die Umlaufgeschwindigkeit des zweiten Schlingenanteils („2" im transversalen Vkg) ist deutlich verlangsamt. Methode nach Duchosal und Sulzer.

b) 63jähriger Patient mit essentieller Hypertonie. Linkstyp des Ekg, rsR-Form in V_1. QRS auf 0,14 Sek. verbreitert. Negativer Umlaufsinn des ersten Schlingenanteils in der Frontal- und Transversalebene. Doppelschlinge mit zwei deutlich voneinander abgesetzten Schlingenanteilen („1" und „2") in der Sagittalebene. Der erste transversale Schlingenanteil lädt stark nach links aus und zeigt negativen Umlaufsinn.

c) 74jährige Patientin mit essentieller Hypertonie. Doppelschlinge in allen drei Ebenen. Der erste Schlingenanteil weist sowohl in der frontalen, als auch in der transversalen Ebene einen negativen Umlaufsinn auf und dehnt sich weit nach links hin aus.

Fig. 50. *Right bundle branch block with left ventricular hypertrophy.*

a) 58 year old man with hypertension and moderate left ventricular hypertrophy. Left axis deviation of Ecg. „Double loop" QRS in all 3 planes. The first part of the transverse QRS-loop is wide, directed toward the left and shows a counterclockwise sense of rotation („1"). The second part of the „double loop" („2") shows a conduction delay. Method of Duchosal and Sulzer.

b) 63 year old man with hypertension. Double loop QRS in the sagittal and transverse planes. The first part („1") of the transverse double-loop extends far toward the left.

c) 74 year old woman with hypertension. Double-loop QRS in all 3 planes. The first part („1") is in the frontal and transverse planes wide and extending far toward the left. Method of Duchosal and Sulzer.

Umlaufsinn des ersten Schlingenanteils des transversalen Vkg von QRS negativ
(Abb. 51 c, d und e, 52 b). In der sagittalen Ebene können verschiedene Vkg-
Formen beobachtet werden: Der zweite Schlingenanteil reicht in den meisten
Fällen weit ventralwärts. Dies entspricht dem elektrokardiographischen Befund,
der in solchen Fällen vielfach erhoben werden kann und durch große R-Zacken in
den Abl. V_1 und V_2 sowie tiefe S-Zacken in den Abl. V_5 bis V_7 gekennzeichnet ist.
Allerdings wurden auch Fälle von Rechtsschenkelblock mit hoher Amplitude von
R oder R' in V_1 ohne gleichzeitige Hypertrophie des rechten Ventrikels beschrieben
(413, 561).

In der sagittalen Ebene können verschiedene Vkg-Formen beobachtet werden:
Es ist entweder eine Doppelschlinge vorhanden, wobei der erste Schlingenanteil
dorsal, der zweite ventral gelegen ist (Abb. 51 a und c), oder es ist nur eine einfache
Schlinge feststellbar, deren Umlaufsinn gegen den des Uhrzeigers gerichtet ist, wie
wir es auch bei Rechtshypertrophie ohne Schenkelblock häufig zu sehen gewohnt
sind (Abb. 51 b und e, 52 a). In manchen Fällen zeigt der zentrifugale (Abb. 52 b)
oder zentripetale (Abb. 51 d) Schenkel der sagittalen QRS-Schlinge eine nach
ventral gerichtete Nase oder auch noch eine terminale, nach kranial und ventral
gerichtete Ausziehung (Abb. 52 b). Die T-Vektorschlinge ist meistens nach links,
dorsal und kranial (Abb. 51 b, 52 a) oder kaudal (Abb. 51 d) gerichtet. In den Fällen der Abb. 51 c und e ist sie nach links dorsal bzw. dorsal gewendet.

In der Abb. 51 sind die Vkg von 5 Fällen mit Rechtsschenkelblock und überwiegender Rechtshypertrophie dargestellt. Bei dem Fall der Abb. 51 a handelt es
sich um eine 55 jährige Patientin mit einem Mitralvitium (vorwiegend Stenose) und
beträchtlicher Hypertrophie des rechten Ventrikels. QRS ist auf 0,14 Sek. verbreitert, in der Abl. V_1 ist eine rsR-, in der Abl. V_2 eine Rsr-Form vorhanden. Die
räumliche Vektorschlinge ist, wie sich aus den Vkg der drei Ebenen ergibt, zunächst nach links und kaudal gerichtet, wo eine Abbiegung auftritt, der in der frontalen und sagittalen Ebene eine Verschlingung (gefiederter Pfeil) entspricht. Der
zweite Anteil der QRS-Schlinge erstreckt sich weit nach ventral (Schlinge „2"),
seine Umlaufgeschwindigkeit ist deutlich verzögert. Die T-Schlinge ist nach dorsal,
links und kranial gerichtet. Die Kurven der Abb. 51 b stammen von einer 52 jährigen Patientin mit schwerem Emphysem. Auch hier erstreckt sich der zweite
Schlingenanteil (Schlinge „2") ziemlich weit nach ventral. Die T-Schlinge („T") ist
nach dorsal und kranial gerichtet. Die Kurven der Abb. 51 c stammen von einer
29 jährigen Patientin mit Morbus Lutembacher (Vorhofseptumdefekt und Mitralstenose). Es bestand eine beträchtliche Hypertrophie des rechten Ventrikels. In
allen drei Ebenen ist eine Doppelschlinge vorhanden. Der erste Schlingenanteil
(Schlinge „1") ist links dorsal, der zweite Anteil rechts ventral gelegen. Er übertrifft den ersten Schlingenanteil deutlich an Ausdehnung und entspricht der verzögerten Aktivierung im Bereiche des rechten Ventrikels. Die T-Schlinge schließt
sich in der sagittalen Ebene nicht, der ST-Vektor ist daher nach dorsal und kranial
abgelenkt.

Die Abb. 51 d stammt von einer 26 jährigen Patientin mit Mitralvitium. Die
sagittale Vektorschlinge weist eine nach ventral gerichtete Nase auf. Die sehr lan-
gen und gewellt verlaufenden T-Vektorschlingen sind nach links, dorsal und kaudal
gerichtet. In der Abb. 51 e sind die Vkg einer 77 jährigen Patientin mit Mitralvitium und Emphysem dargestellt. In der frontalen und sagittalen Ebene sind einfache Schlingen, in der Transversalebene ist eine Doppelschlinge vorhanden, deren
zweiter Anteil sehr weit nach ventral reicht (Schlinge „2").

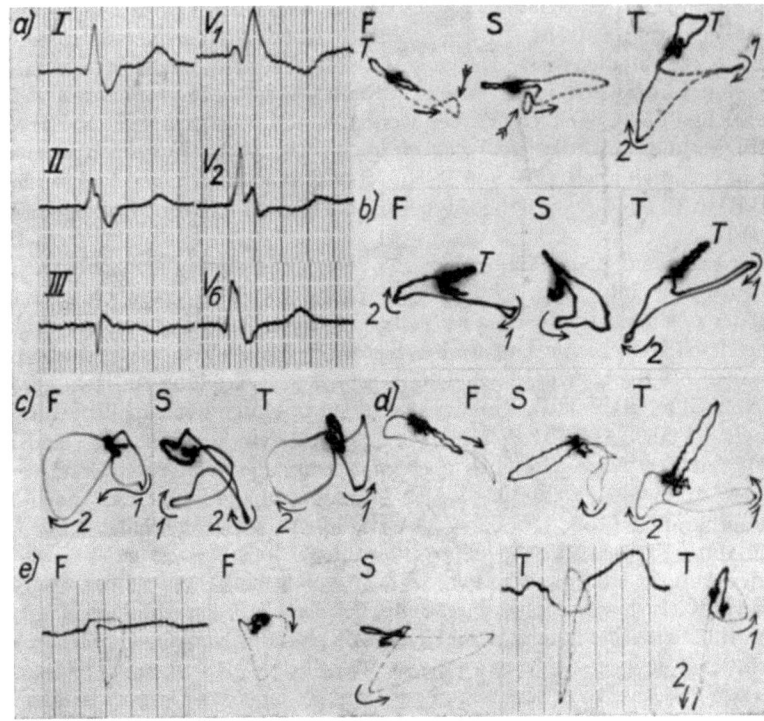

Abb. 51. *Rechtsschenkelblock bei überwiegender Hypertrophie des rechten Ventrikels.*

a) 55jährige Patientin mit Mitralvitium (vorwiegend Stenose). Verbreiterung von QRS auf 0,14 Sek. Der zweite Schlingenanteil (Schlinge „2") erstreckt sich weit nach ventral. Verringerung der Umlaufgeschwindigkeit im terminalen Anteil des Vkg. Ein gefiederter Pfeil bezeichnet eine Unregelmäßigkeit des räumlichen Vektorverlaufes, die eine Schlingenbildung in der frontalen und sagittalen Ebene zur Folge hat (Methode nach DUCHOSAL und SULZER).
b) 52jährige Patientin mit schwerem Emphysem. Der zweite Schlingenanteil ist nach rechts ventral gerichtet. Die T-Schlinge ist nach dorsal, links und kranial gerichtet. Positiver Umlaufsinn der frontalen und transversalen, negativer Umlaufsinn der sagittalen Vektorschlinge.
c) 29jährige Patientin mit Morbus Lutembacher. Doppelschlinge in allen drei Ebenen, der zweite Schlingenanteil ist groß und nach rechts ventral gerichtet. Der ST-Vektor ist, wie aus dem sagittalen Vkg hervorgeht, nach dorsal und kranial gerichtet (offene T-Vektorschlinge).
d) 26jährige Patientin mit Mitralvitium. Nach ventral gerichtete Nase im zentripetalen Schenkel des sagittalen Vkg, Doppelschlinge in der transversalen Ebene. Die T-Schleifen sind sehr lang und gewellt. Sie sind nach links, dorsal und kaudal gerichtet.
e) 77jährige Patientin mit Emphysem und Mitralvitium. Doppelschlinge in der transversalen Ebene mit langer Ausziehung des zweiten Schlingenanteils nach ventral (Schlinge „2").
Methode nach DUCHOSAL und SULZER.

Fig. 51. *Right bundle branch block with right ventricular hypertrophy.*

a) 55 year old woman with mitral valvular disease (mainly stenosis). The second part of the double-loop QRS extends far toward the anterior and shows a terminal conduction delay.
b) 52 year old woman with severe emphysema. The second part of the double-loop is elongated and directed toward the anterior and right.
c) 29 year old woman with Lutembachers disease. Double-loop QRS in all 3 planes. The second part is wide and directed toward the right and anteriorly. There is an ST-vector directed upward and posteriorly (sagittal plane).
d) 26 year old woman with mitral valvular disease. The second part of the transverse double-

Die Kurven eines Falles von postoperativem Rechtsschenkelblock (nach Operation wegen valvulärer Pulmonalstenose) werden in der Abb. 73 b gezeigt.

In der Abb. 52 sind zwei Fälle von *unvollständigem Rechtsschenkelblock* mit Hypertrophie des rechten Ventrikels dargestellt. Bei dem Fall der Abb. 52 a handelt es sich um eine 24jährige Patientin mit Pulmonalstenose. QRS ist 0,1 Sek. breit. In

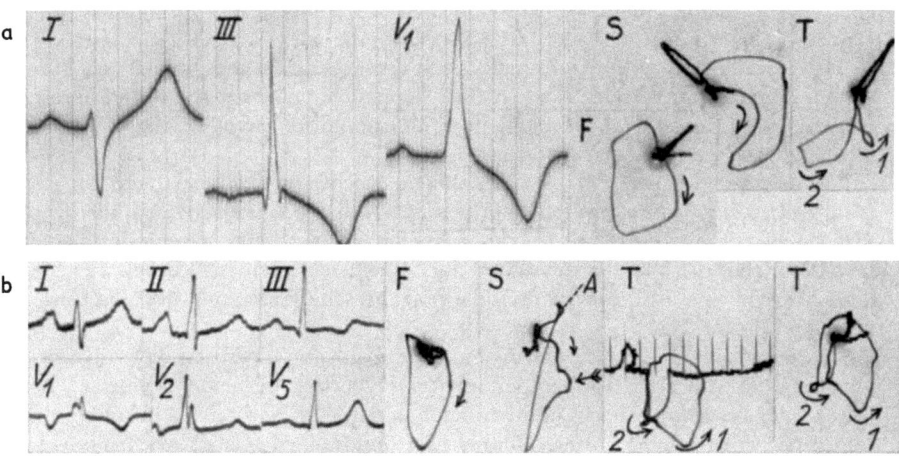

Abb. 52. *Unvollständiger Rechtsschenkelblock bei Hypertrophie des rechten Ventrikels.*
a) 24jährige Patientin mit Pulmonalstenose. Geringe Verplumpung eines hohen R in Abl. V_1. Das frontale und sagittale Vkg weist einfache Schlingen auf, die hinsichtlich Form, Richtung und Umlaufsinn für Rechtshypertrophie charakteristisch sind. Im transversalen Vkg ist eine Doppelschlinge vorhanden. Es handelt sich um eine Veränderung der Aktivierung des rechten Ventrikels, die in die Gruppe des unvollständigen Rechtsschenkelblocks eingereiht werden kann.
b) 24jährige Frau, Mitralstenose. QRS ist 0,07 Sek. breit. M-Form in V_1 und V_2. Doppelschlinge in der transversalen Ebene. Nach ventral gerichtete Ausbuchtung (gefiederter Pfeil) in der sagittalen Ebene. Terminale Ausziehung („A") nach kranial.

Fig. 52. *Incomplete right bundle branch block with right ventricular hypertrophy.*
a) 24 year old woman with valvular pulmonary stenosis. High broadened R-wave in V_1. Double-loop QRS in the transverse plane. The second part of this loop extends far toward the right and anteriorly.
b) 24 year old woman with mitral stenosis. QRS is 0,1 Sec. wide. The sagittal QRS-loop shows a protuberance towards anteriorly (arrow), there is also a terminal upward appendix („A"). In the transverse plane a double-loop QRS („1" and „2") is seen.

den Abl. V_1 und V_2 ist lediglich eine geringe Verplumpung der hohen R-Zacken vorhanden, elektrokardiographische Zeichen eines unvollständigen Rechtsschenkelblocks fehlen. Das frontale und sagittale Vkg entspricht der bei Hypertrophie des rechten Ventrikels gewohnten Form, das transversale Vkg zeigt jedoch eine Doppelschlinge, die als Zeichen einer abnormen Aktivierung des rechten Ventri-

---

loop shows a protuberance which is directed toward the anterior. The T-loop is elongated and undulated.
e) 77 year old woman with mitral valvular disease and emphysema. There is a double-loop QRS in the transverse plane. The second part of the loop extends far toward the anterior (and right).

kels, die unter den Begriff des unvollständigen Rechtsschenkelblockes eingeordnet werden kann, aufgefaßt werden muß. Der zweite Anteil der Doppelschlinge (Schlinge „2") übertrifft den ersten (Schlinge „1") an Größe bei weitem und reicht weit nach ventral.

Ein ähnlicher Fall wird in der Abb. 52 b dargestellt. Es handelt sich um eine 24 jährige Patientin mit Mitralstenose. QRS ist 0,1 Sek. breit. In der Abl. V_2 ist eine M-Form vorhanden. Das frontale Vkg zeigt eine für Rechtshypertrophie kennzeichnende Form, das sagittale Vkg weist eine nach ventral gerichtete Nase (gefiederter Pfeil) sowie eine terminale, nach ventral kranial gerichtete Ausziehung („A") auf. Im transversalen Vkg ist eine Doppelschlinge dargestellt, die, unserer Ansicht nach, diesen Fall gleichfalls in die Gruppe des unvollständigen Rechtsschenkelblocks einzuordnen gestattet.

Ein weiteres Beispiel von unvollständigem Rechtsschenkelblock wird im Abschnitt über den Vorhofseptumdefekt gezeigt (Abb. 70a). Es scheinen allerdings fließende Übergänge zu Fällen von intraventrikulärer Leitungsveränderung zu bestehen. Über das Vkg des unvollständigen Rechtsschenkelblocks liegen verschiedene Mitteilungen vor, in denen auf die diagnostische Bedeutung des Vkg hingewiesen wird (15, 33).

Schwierig ist auch die Abgrenzung einzelner Fälle von unvollständigem Rechtsschenkelblock von solchen mit kombinierter Hypertrophie beider Ventrikel, bei denen zwar keine typischen Veränderungen in den Abl. V_1 und V_2 auftreten, das transversale Vkg jedoch mitunter ähnliche Veränderungen aufweist wie bei unvollständigem oder vollständigem Rechtsschenkelblock. Während aber bei Rechtsschenkelblock meist eine deutliche Verlangsamung der Umlaufgeschwindigkeit der QRS-Vektorschlingen in ihrem terminalen Bereich festzustellen ist, fehlt diese im allgemeinen bei Hypertrophie beider Ventrikel oder ist – als Folge der Hypertrophie des rechten Ventrikels – nur in geringerem Grade ausgebildet.

Bei Rechtsschenkelblock und Hypertrophie beider Ventrikel zeigt das Vkg häufig sowohl Eigenschaften, die einer Linkshypertrophie, als auch solche, die einer Rechtshypertrophie entsprechen. Die räumliche QRS-Schlinge breitet sich zunächst nach links und in weiterer Folge, der verzögerten Aktivierung des rechten Ventrikels entsprechend, nach rechts und ventral aus. Die frontale QRS-Schlinge entwickelt sich, wie wir es bei Hypertrophie des linken Ventrikels häufig sehen, in vielen Fällen nach links kranial, der Umlaufsinn ist häufig gegen den Sinn des Uhrzeigers gerichtet. Die sagittale QRS-Schlinge zeigt, der Rechtshypertrophie entsprechend, häufig eine terminale Entwicklung nach ventral, und zwar entweder mehr nach kaudal oder nach kranial. In manchen Fällen ist auch in der sagittalen Ebene eine Doppelschlinge vorhanden. In der transversalen Ebene ist fast immer eine Doppelschlinge ausgebildet, deren zweiter Schlingenanteil mehr oder weniger weit nach ventral reicht. Der Umlaufsinn des ersten Schlingenanteils ist häufig gegen den Sinn des Uhrzeigers gerichtet. Entsprechend der Abweichung der Zwischenstücke von der isoelektrischen Linie in entsprechenden elektrokardiographischen Ableitungen finden wir Verlagerungen des ST-Vektors, so z. B. nach rechts oder nach kaudal. Die T-Schleifen sind, der verhältnismäßigen Uneinheitlichkeit dieser Gruppe von Fällen entsprechend, nach verschiedenen Richtungen abgelenkt. Häufig weisen sie nach links, dorsal und kranial, mitunter sind sie auch in den QRS-Schlingen eingeschlossen.

Eine Studie über das Vkg bei *Rechtsschenkelblock und Linkstyp* nach der Methode von Frank ergab, daß in dem größeren Teil der Fälle ein charakteristisches vektorkardiographisches Bild mit terminaler Leitungsverzögerung vorhanden ist. In einer zweiten Gruppe von Fällen schien die Reizleitungsstörung mehr diffuser Art zu sein. Die transversale QRS-Schlinge war im ganzen vorwiegend nach ventral verlagert. Für diese Fälle wurde das Vorliegen einer ausgedehnten Myokarderkrankung und damit eine schlechtere Prognose angenommen (525).

Aufsplitterungen der Kammerkomplexe in V_1 können sowohl bei (vollständigem und unvollständigem) Rechtsschenkelblock als auch bei Hypertrophie des rechten oder beider Ventrikel auftreten. Das Vkg kann von differentialdiagnostischer Bedeutung sein: Bei Rechtsschenkelblockformen sieht man in der transversalen, mitunter aber auch in der frontalen oder sagittalen Ebene eine Doppelschlinge und darüber hinaus eine terminale Verlangsamung der Umlaufgeschwindigkeit von QRS. Bei Hypertrophie des rechten oder beider Ventrikel findet sich in solchen Fällen häufig eine ventral oder dorsal vom Nullpunkt gelegene terminale Ausziehung der QRS-Vektorschlinge mit Verlangsamung der Umlaufgeschwindigkeit, jedoch keine Doppelschlingenbildung.

Die eigentliche *Pathogenese* des Rechtsschenkelblocks ist nach wie vor nicht für alle Fälle aufgeklärt. Es steht auf der einen Seite fest, daß in bestimmten Fällen Unterbrechungen des Hisschen Bündels dafür verantwortlich sind. Dies zeigten u. a. histologische Untersuchungen (395, 396). Andererseits spielen aber möglicherweise in manchen Fällen auch die Hypertrophie des rechten – sowie nach manchen Autoren auch die des linken – Ventrikels als solche eine pathogenetische Rolle. Es ist bemerkenswert, daß Rechtsschenkelblock-Vkg auch nach akuter Dilatation des rechten Ventrikels, so nach Lungenembolie, auftreten können (397). Es ist auch noch ungewiß, welche Teile des rechten Ventrikels für die Entstehung des abnormen Endteils der Kammerkomplexe bei Rechtsschenkelblock hauptsächlich verantwortlich sind. SCHAEFER meint, daß es besonders die an den linken Ventrikel angrenzenden Randgebiete sind, die normalerweise von rechts nach links erregt werden. Bei starker Rechtsverspätung werden diese Gebiete von der linken Seite her und vorwiegend auf myokardialen Bahnen erregt, wodurch ein verhältnismäßig einflußreicher abnormer Integralvektor entsteht (539). Zahlreiche weitere Arbeiten befaßten sich mit dem vektorkardiographischen Erscheinungsbild des Rechtsschenkelblocks (10, 15, 229, 282, 389, 401, 426, 430, 442, 464, 581, 585, 665).

Weitere Untersuchungen über das Vkg bei Rechtsschenkelblock sind erforderlich. Wir glauben jedoch, gezeigt zu haben, daß das Vkg bei unvollständigem Rechtsschenkelblock mit atypischem Ekg die Stellung der Diagnose erleichtert. Auch bei gleichzeitig vorliegender Links- oder Rechtshypertrophie gibt das Vkg in den meisten Fällen kennzeichnende Befunde. Auch das Verhalten der T-Schlingen bedarf noch weiterer Klärung. Sie sind bei Rechtsschenkelblock und überwiegender Rechtshypertrophie häufig denen bei Rechtshypertrophie (ohne Schenkelblock) ähnlich, während sie sich bei Rechtsschenkelblock und gleichzeitiger überwiegender Linkshypertrophie oft nicht so wie bei überwiegender Linkshypertrophie (ohne Schenkelblock) verhalten. Das Vkg gestattet es jedoch im allgemeinen, zwischen Fällen von Rechtsschenkelblock und solchen von Rechtshypertrophie (ohne Schenkelblock) zu unterscheiden (353). Während bei Rechtsschenkelblock in der transversalen Ebene eine Doppelschlinge vorhanden ist, finden wir bei Rechtshypertrophie meist eine transversale QRS-Schlinge mit glatter Kontur.

Zusammenfassung

Ablenkung des zweiten Teiles der räumlichen QRS-Schlinge nach rechts ventral, häufig mit Verlangsamung der Umlaufgeschwindigkeit. Doppelschlinge in der transversalen, manchmal auch in der sagittalen und frontalen Ebene. Bei sonst normalem Herzbefund liegen die T-Schlingen meist innerhalb von QRS bzw. zum ersten Schlingenanteil parallel oder sind u. U. auch nach links gerichtet. Stets sind sie dem zweiten Teil der QRS-Doppelschlinge entgegengesetzt. Bei überwiegender Linkshypertrophie oft deutlichere Absetzung beider Schlingenanteile voneinander. Der erste Schlingenanteil lädt häufig stark nach links, dorsal und besonders nach kranial aus, sein Umlaufsinn ist in der frontalen und transversalen Ebene oft gegen den des Uhrzeigers gerichtet. Oft starke Überlagerung beider Schlingenanteile in der sagittalen Ebene. Die T-Schleifen sind im allgemeinen zum ersten QRS-Schlingenanteil parallel.

Bei überwiegender Rechtshypertrophie reicht der zweite Teil der transversalen Doppelschlinge meist weit nach ventral. Die T-Vektorschlinge ist meist nach links, dorsal und kranial gerichtet. Bei Hypertrophie beider Ventrikel sind oft vektorkardiographische Zeichen vorhanden, die für Hypertrophie beider Ventrikel charakteristisch sind. Die T-Schlinge ist vielfach nach links, dorsal und kranial gerichtet.

Bei Fällen von unvollständigem Rechtsschenkelblock finden sich häufig – auch wenn das Ekg nur wenig verändert und QRS nicht verbreitert ist – charakteristische Zeichen (Doppelschlinge in der Transversalebene) im Vkg. Die sekundären Veränderungen der T-Schlingen sind geringer, diese sind daher weniger nach dorsal abgelenkt.

Conclusion

There is often a double-loop QRS in the transverse plane, sometimes also in the frontal or sagittal planes. The T-loop is usually inside the QRS-loop or parallel to its initial part. If left ventricular hypertrophy is present, the initial part of the frontal and transverse double-loop often is wide and extends far toward the left. The T-loop is generally parallel to the initial part of the double-loop QRS. In cases of right ventricular hypertrophy the second part of the double-loop QRS often extends far anteriorly (and right). The T-loop is usually directed toward the left, posteriorly and upward.

In incomplete right bundle branch block a double loop of QRS is frequently seen.

21. Herzmuskelinfarkt

a) Allgemeines

Die vektorielle Betrachtungsweise des elektrischen Geschehens bei Herzmuskelinfarkt trug wesentlich zu deren besserem Verständnis bei. Die Vorstellung, daß die Veränderungen der Kammerkomplexe dadurch zustande kommen, daß sich die Potentiale des Herzinneren durch ein „elektrisches Fenster", mit dem der infarzierte Bereich verglichen wurde, nach außen auswirken, ist überholt. Die vektorielle Erklärung der Veränderungen muß davon ausgehen, daß bei Herzmuskelinfarkt eine mehr oder weniger große Partie der Herzmuskulatur elektrisch inaktiv wird. Es wurde in diesem Sinne von einem „elektrischen Defizit" gesprochen (152).

Die von diesen Muskelfasern normalerweise gebildeten Potentiale fehlen daher nach der Infarzierung im Gesamtbild der Vektoren, während die von den elektrisch aktiv gebliebenen Fasermassen gebildeten Potentiale überwiegen. Es kommt daher im allgemeinen zu einer Ablenkung der Integralvektoren, wobei die Richtung der verbleibenden Vektoren der Richtung, nach der die Vektoren der inaktiv gewordenen Muskelmasse gewiesen hätten, grundsätzlich entgegengesetzt ist. So sind daher die entsprechenden Vektoren bei Vorderwandinfarkt nicht mehr nach ventral, sondern nach dorsal gerichtet.

In anschaulicher Form wies Portheine darauf hin, daß an den QRS-Schlingen nicht nur Flächenverluste auftreten können, sondern daß – im Prinzip in der entgegengesetzten Richtung – auch ein Anbau stattfinden kann (489). Die Form der nach dem Infarktereignis registrierten Vkg-Schlinge ist daher einerseits von der Schlingenkonfiguration vor dem Infarkt, andererseits von den durch diesen bedingten Veränderungen abhängig. Die Veränderungen der QRS-Vektorschleifen können, wie wir zeigen konnten (666, 674), in drei Gruppen geteilt werden:

1. Starke Richtungsänderungen der Schlingen, durch den Ausfall von Potentialen bedingt.

2. Umkehr der Umlaufrichtung in einzelnen Ebenen, durch die vielfach veränderte Lagerung der Vektorschlinge im Raum bedingt.

3. Auffällige Verformungen der Vektorschlingen, die durch das gestörte Gleichgewicht der bioelektrischen Vorgänge bedingt sind. Zum Teil kommt es, wie an Beispielen gezeigt wird, zu äußerst bizarren Schlingenformen.

Darüber hinaus kann bei Herzmuskelinfarkten im Anfangsteil der QRS-Schlinge auch eine Verlangsamung der Umlaufgeschwindigkeit erkannt werden, die auch als „Intrainfarction-Block" bezeichnet wurde (129). Dem Potentialausfall entsprechende Defekte der (normalerweise von glatten Konturen begrenzten) QRS-Vektorfläche werden auch als *Kontureinbrüche* bezeichnet (489, 490). Beispiele hierfür werden in den Abb. 54 und 56 gegeben. In der Abb. 54b sieht man in der frontalen Ebene einen durch den Vorderwandinfarkt bedingten Konturdefekt an der linken Begrenzung der QRS-Vektorschlinge (diese sieht wie angenagt aus). Ähnliches gilt für den zentripetalen Schenkel der transversalen QRS-Schlinge in der Abb. 54c, für den zentripetalen Schenkel der frontalen QRS-Vektorschlinge in der Abb. 54d, den zentrifugalen Schenkel der entsprechenden Schlinge in der Abb. 54e und die transversale QRS-Schlinge in derselben Abbildung. Ein besonders eindrucksvolles Beispiel für einen durch einen posterodiaphragmalen Infarkt bedingten kaudal gelegenen und unregelmäßig begrenzten Defekt der QRS-Vektorschlinge bietet das frontale Vkg der Abb. 56h.

Die Veränderungen der Zwischenstücke beim frischen Infarkt werden im allgemeinen auf die Entstehung eines „Verletzungsstromes" zurückgeführt, der in der Grenzzone zwischen normalem und verletztem Gewebe entsteht. Der *ST-Vektor* steht im Prinzip zu der Grenzfläche zwischen den beiden Zonen, in deren Mitte er gedacht werden kann, senkrecht und behält (586) seine Richtung während der ganzen Herzrevolution konstant bei. Der ST-Vektor weist in der Mehrzahl der Fälle bei Vorderwandinfarkt nach rechts, kranial und ventral, bei posterodiaphragmalem Infarkt nach rechts, kaudal und dorsal. Es sei auch an dieser Stelle darauf hingewiesen, daß „Hinterwandinfarkte" besser als „posterodiaphragmale Infarkte" bezeichnet werden, da die infarzierte Region nicht nur dorsal, sondern noch mehr kaudal (d. h. diaphragmal) liegt. Daraus ergibt sich auch die Ablenkung des ST-Vektors bei frischem posterodiaphragmalem Infarkt nach kaudal. Ablenkungen der ST-Vektoren im Vkg wurden durch experimentelle Nekrosen erzeugt (324).

Entsprechend der Ablenkung der ST-Vektoren sind die QRS-Schlingen beim frischen Infarkt in den entsprechenden Ebenen nicht geschlossen, sondern die *T*-

Schlingen gehen von einem anderen Punkt aus als die QRS-Schleifen (s. Abb. 54a, transversales Vkg). Ebenso wie bei der Beurteilung der QRS-Schlingen muß man auch bei der der T-Schlingen die Herzlage sowie eine unter Umständen vorhandene Hypertrophie berücksichtigen. Durch den Einfluß dieser Faktoren können die registrierten Schlingen in ihrer Form erheblich von dem abweichen, was als einfaches Subtraktionsergebnis zwischen normalem Gesamtpotential und durch die Infarzierung ausfallenden Potentialen zu erwarten wäre. Mangelnde Übereinstimmung der T-Schlingen mit den Brustwandableitungen dürfte in einem Teil der Fälle darauf zurückzuführen sein, daß die Ebene der Brustwandableitungen gegenüber der Ebene des Nullpunktes stärkere Lageunterschiede aufweist. Die T-Schlingen sind bei frischen Infarkten häufig groß und langgezogen (Abb. 54a), bei alten Infarkten meistens klein und rund. Ihre Form dürfte auch für die Diagnose der Infarktlokalisation von Bedeutung sein (52).

Das Vkg scheint einerseits für die Darstellung infarktbedingter Veränderungen besonders geeignet zu sein, weil es sozusagen keine blinden Areale kennt, wie dies bei unipolaren Ekg-Ableitungen der Fall sein kann. Andererseits können aber vielleicht gerade im Vkg geringgradige Veränderungen, z. B. bei „rudimentärem Vorderwandinfarkt" ohne QRS-Veränderungen, u. U. verborgen bleiben. Allerdings dürfte dies nur sehr selten der Fall sein. Nach unserer Erfahrung sind auch bei sehr kleinen Infarkten (Mikroinfarkten) in der großen Mehrzahl der Fälle Unregelmäßigkeiten des Kurvenverlaufs vorhanden, die zum mindesten als vektorkardiographische Verdachtszeichen gewertet werden können. Bei manchen Fällen umschriebener Potentialausfälle durch Herzmuskelinfarkt erwies sich das Vkg als dem Ekg eindeutig überlegen (451a). Auch im Tierexperiment konnte gezeigt werden, daß lokalisierte Herzmuskelnekrosen im Vkg deutlicher dargestellt werden als im Ekg (299).

Das Vkg bietet gegenüber dem Ekg in der Infarktdiagnostik auch in anderen Fällen Vorteile (12, 13). Dies gilt besonders für jene Fälle, in denen ein eher umschriebener Infarkt in Herzmuskelarealen vorliegt, die auch normalerweise spät erregt werden. Es kann dann im Ekg kein Q auftreten, sondern es sind lediglich Aufsplitterungen der Kammerkomplexe zu erwarten, die für eine Infarktdiagnose oftmals nicht ausreichen. Erst die Verformungen der QRS-Schlingen des Vkg weisen auf den Infarkt hin.

Das Vkg vermag nach Untersuchungen Portheines (492a) dem Ekg gegenüber darüber hinaus noch in folgenden Fällen diagnostische Vorteile zu bieten:

1. Größere Infarkte der Mittel- und Innenschicht des Myokards.

2. Infarzierung eines hypertrophierten und dilatierten Herzens (typische Infarktzeichen können in solchen Fällen bei Registrierung des Ekg an den standardisierten thorakalen Ableitungsstellen fehlen).

3. Zweitinfarkte (Der erste, im Ekg noch erkennbare Infarkt beherrscht das Bild).

4. In manchen Fällen können die Zeichen kleiner Infarkte im Ekg durch die Frequenzfilterung verschwinden.

Es sei schließlich darauf hingewiesen, daß sich bei koronarographischen Untersuchungen von Infarktpatienten eine bessere Übereinstimmung des Koronarogramms mit dem Vkg als mit dem Ekg ergab (392a). Koronarographische Untersuchungen bei Patienten mit Koronarsklerose wurden von Lichtlen zum Zwecke des Vergleiches dieser Methode mit dem Vkg vorgenommen (401a).

Entsprechend der Lokalisation der einzelnen Infarkttypen und der Projektion der Veränderungen auf die Ebenen des Raumes kommt den Vektorkardiogrammen der drei Ebenen verschiedene diagnostische Bedeutung zu: Für die Erkennung von Vorderwandinfarkten ist das Vkg der transversalen, für die Diagnostik von posterodiaphragmalen Infarkten sind die Vkg-Schlingen der sagittalen und frontalen Ebene von besonderer Bedeutung. Probleme der vektorkardiographischen Infarktdiagnostik wurden in zahlreichen Arbeiten behandelt (2, 5, 26, 72, 143, 247, 304, 306, 310, 317, 403, 427, 468, 558, 632, 640, 700, 706, 707).

b) Vorderwandinfarkt

Bei Vorderwandinfarkt fallen im allgemeinen Vektoren aus, die nach ventral und kaudal gerichtet sind. Es handelt sich hierbei vorwiegend um die 0,02–0,04 Sek.-Vektoren. Dementsprechend findet man Kontureinbrüche vorwiegend im zentrifugalen QRS-Schenkel. Die räumliche QRS-Schlinge ist in der Mehrzahl der Fälle nach links, dorsal und kranial abgelenkt.

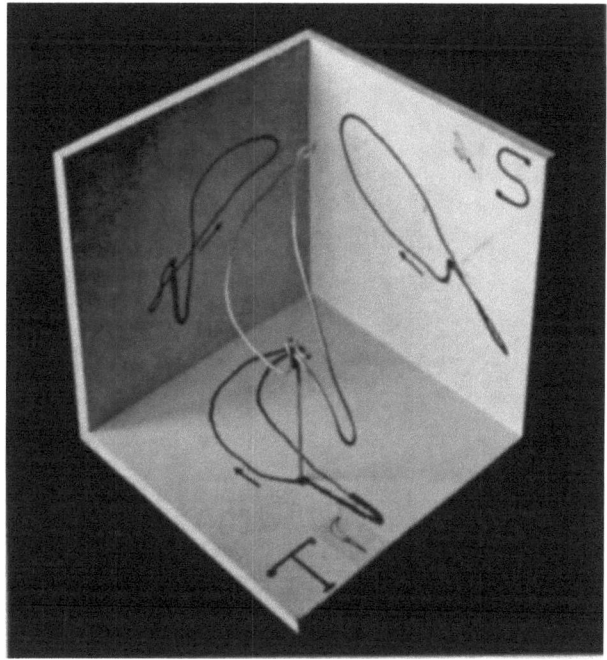

Abb. 53. *Vektormodell eines Falles von frischem Vorderwandinfarkt.*
50jährige Patientin (R. H., Prot.-Nr. 116) mit frischem Vorderwandinfarkt (Tod an Herzruptur). Die QRS-Schlinge ist im wesentlichen nach links, dorsal und kranial gerichtet. Der Anfangsteil der Schlinge ist nach rechts gewendet. Man sieht deutlich den bogenförmigen Verlauf, der besonders in der Projektion auf die Transversalebene zum Ausdruck kommt. Der Umlaufsinn der QRS-Schlinge ist in der Transversalebene positiv. Die langgezogene T-Schlinge ist nach ventral und kaudal gerichtet. Der ST-Vektor ist nach ventral gerichtet.

Fig. 53. *Wire-model, recent anterior wall infarction.*
50 year old woman. The QRS-loop is mainly directed toward the left, posteriorly and upward. Its initial part is directed toward the right. The transverse QRS-loop is „arch-shaped" and shows a clockwise rotation. The elongated T-loop is directed anteriorly and downward. There is an ST-vector directed toward the anterior.

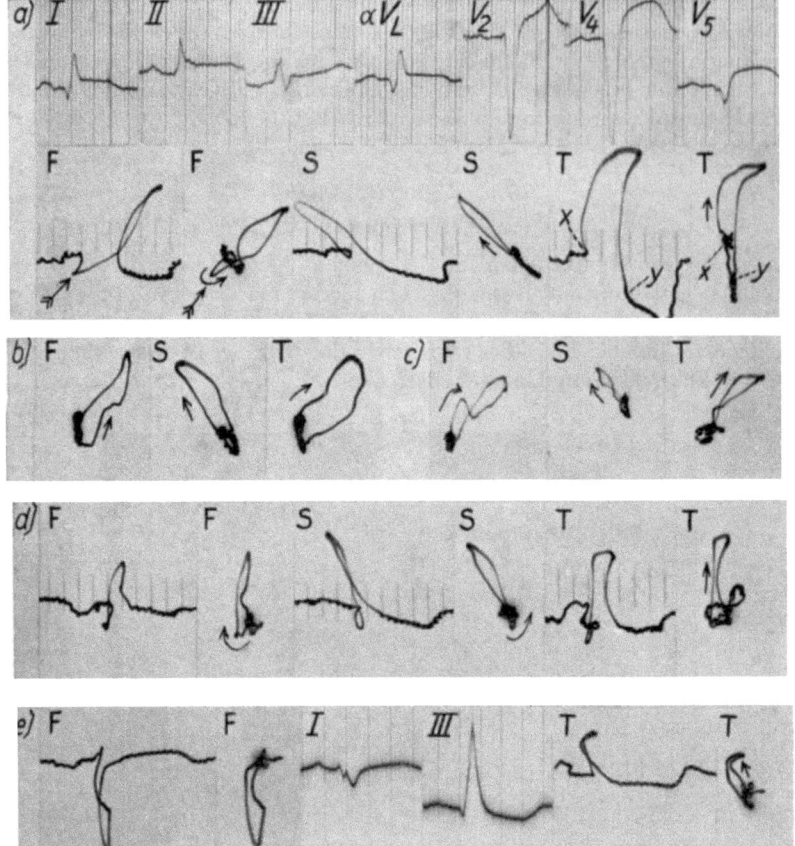

Abb. 54. *Vorderwandinfarkt.*

a) 50jährige Patientin mit frischem Vorderwandinfarkt (R. H., Prot.-Nr. 116). Das zugehörige Vektormodell ist in der Abb. 53 dargestellt. Tiefe, breite Q bzw. QS-Zacken sowie Hochziehung der Zwischenstücke in den Abl. I, II, aVL, V_5 und V_6. Die frontale QRS-Schlinge ist zunächst nach rechts und kaudal gerichtet (gefiederter Pfeil). Die transversale QRS-Schlinge ist in ihrem zentrifugalen Schenkel von ventral her eingedellt und weist einen positiven Umlaufsinn auf. In der transversalen Ebene wird die Verschiebung des Ausgangspunktes der QRS- bzw. T-Vektorschlinge, entsprechend der Verlagerung des ST-Vektors nach ventral gut sichtbar (Richtung x → y).

b) 64jähriger Patient mit frischem Vorderwandinfarkt (F. H., Prot.-Nr. 191). Eindellung im zentrifugalen QRS-Schlingenschenkel des frontalen und transversalen Vkg. Positiver Umlaufsinn der transversalen QRS-Schlinge.

c) 58jähriger Patient mit abgelaufenem Vorderwandinfarkt (K. A., Prot.-Nr. 131). Die QRS-Schlingen zeigen eine Überkreuzung des zentrifugalen mit dem zentripetalen Schenkel in allen drei Ebenen des Raumes.

d) 47jähriger Patient mit Mitralstenose und (2 Monate vor der Vkg-Registrierung eingetretenem) Vorderwandinfarkt. Der Umlaufsinn der QRS-Schlingen ist positiv in der frontalen, negativ in der sagittalen Ebene. Als Zeichen der Mitralstenose ist die P-Schleife in der transversalen Ebene nach dorsal gerichtet und weist positiven Umlaufsinn auf.

e) 51jährige Patientin mit altem Vorderwandinfarkt (S. L., Prot.-Nr. 63). Entsprechend der Steilstellung der elektrischen Herzachse ist die räumliche Vektorschlinge nach kaudal gewendet. Die frontale QRS-Schlinge zeigt eine Verformung des zentrifugalen Schenkels in Form einer

Die dorsal vom Nullpunkt gelegene QRS-Fläche ist im allgemeinen wesentlich größer als die ventral gelegene. Dies kommt vorwiegend durch einen „Anbau" zustande, der S-Vektoren entspricht. Der Umlaufsinn der frontalen QRS-Schlinge ist häufig negativ.

Der Umlaufsinn der QRS-Schlinge ist in der transversalen Ebene meist positiv. Der zentrifugale Schenkel der transversalen QRS-Schlinge zeigt häufig eine Eindellung in Form einer nach ventral gerichteten Konkavität (Abb. 54a und e). Nicht selten sieht man in der transversalen, mitunter auch in anderen Ebenen Achterformen (Abb. 54c).

Entsprechend der Q-Zacke in der Abl. I ist die räumliche Vektorschlinge anfangs meist nach rechts abgelenkt (Abb. 54a). Sie kann u. U. in ihrem Anfangsteil einen plötzlichen Richtungswechsel nach dorsal aufweisen. Die sagittale QRS-Schlinge hat häufig, zumindest in ihrem Anfangsteil, einen negativen Umlaufsinn. Wenn die QRS-Schlingen in einzelnen Ebenen sehr schmal sind, kann der Umlaufsinn auch der im allgemeinen beobachteten Richtung entgegengesetzt sein, so z. B. negativ in der transversalen Ebene (Abb. 54e)

Bei frischem Vorderwandinfarkt sind nach ventral und mitunter auch nach kaudal gerichtete *ST-Vektoren* vorhanden (Abb. 53, 54a). Die *T-Vektorschlinge* ist im allgemeinen bei frischem Infarkt nach ventral gerichtet und langgezogen (Abb. 53, 54a). Bei älteren Vorderwandinfarkten weist sie meist nach dorsal und ist mitunter groß und rund.

Gegenüber der Hypertrophie des linken Ventrikels kann differentialdiagnostisch die Tatsache verwendet werden, daß die anfänglichen Vektoren bei Vorderwandinfarkt (nach einer kurzdauernden Entwicklung nach rechts) nach dorsal gerichtet sind, während sie sich bei Linkshypertrophie nach links hin entwickeln (309, 337).

In der Abb. 53 ist das Modell eines Vkg dargestellt, das von einer 50jährigen Patientin mit frischem Vorderwandinfarkt gewonnen wurde. Acht Tage nach dem Auftreten des Infarktes starb die Patientin an einer Herzruptur. Die Autopsie ergab: „Rupturstelle in der Vorderwand der linken Kammer, 5 cm oberhalb der Herzspitze, etwa $4^{1}/_{2}$ cm breit, etwas schräg zum margo obtusus verlaufend. Das Myokard der ganzen Vorderwand lehmfarben, gelblich, mit graurötlichen Randbezirken, verdünnt, an der Spitze 4 mm dick. Der ramus descendens der linken Koronararterie, 4 cm nach seinem Abgang durch trockene, graurötliche Massen vollkommen verschlossen". Die räumliche Vektorschlinge ist nach links, dorsal und

Eindellung von links her, die transversale QRS-Schlinge ist in kennzeichnender Weise von links und ventral her eingedellt.

Fig. 54. *Anterior wall infarction.*

a) Vcg of the same patient as shown on fig. 53. Recent anterior wall infarction. The frontal QRS-loop is initially directed toward the right and downward (arrow). The centrifugal limb of the transverse QRS-loop shows an indentation toward the anterior and clockwise rotation. An ST-vector (x → y) is seen.

b) 64 year old man. Recent anterior wall infarction. The centrifugal limbs of the frontal and transverse QRS-loop show an indentation. The transverse QRS-loop shows a clockwise rotation.

c) 58 year old man with old anterior wall infarction. The centrifugal and the centripetal limbs show crossovers in all three planes.

d) 47 year old man with mitral stenosis and a (2 months old) anterior wall infarction. The frontal QRS-loop shows a clockwise rotation, the transverse a counterclockwise. The transverse P-loop, as a consequence of mitral stenosis, is directed toward the posterior and shows a clockwise rotation.

e) 51 year old woman with old anterior wall infarction. The frontal and transverse QRS-loops show an indentation toward the left (and anterior).

kranial gewendet. Die Projektion auf die transversale Ebene ergibt eine nach links dorsal gebogen verlaufende Schlinge mit positivem Umlaufsinn. Die räumliche T-Schlinge ist nach ventral und kaudal gerichtet und lang ausgezogen.

Die zugehörigen Ekg und Vkg sind in der Abb. 54a dargestellt. Man sieht die Hochziehung der Zwischenstücke in den Abl. I, II und aVL sowie in den Brustwandableitungen V_4 und V_5. Das frontale Vkg dehnt sich zunächst nach rechts und kaudal aus (gefiederter Pfeil) und wendet sich dann nach links und kranial. Die sagittale QRS-Schlinge ist nach dorsal und kranial, die transversale nach links und dorsal gewendet. Es bestehen ein positiver Umlaufsinn und eine nach ventral konkave Eindellung der transversalen QRS-Schlinge. Man sieht in der transversalen Ebene deutlich die Verlagerung des ST-Vektors nach ventral, gekennzeichnet durch die Richtung $x \rightarrow y$. Während die QRS-Schlinge bei x ihren Ausgang nimmt, beginnt die T-Schlinge erst an dem stark nach ventral verlagerten Punkt y. Die T-Vektorschleifen sind langgezogen und nach ventral und kaudal gerichtet.

Die Kurven der Abb. 54b stammen von einem 64jährigen Patienten mit frischem Vorderwandinfarkt. In den Abl. V_1 bis V_4 sind Kammerkomplexe von QS-Form mit hochgezogenen Zwischenstücken und noch diphasischen T-Zacken zu sehen. Die frontale und transversale QRS-Schlinge zeigen eine auffallende Unregelmäßigkeit in Form einer Eindellung im zentrifugalen Schlingenschenkel. Der Umlaufsinn der transversalen QRS-Schlinge ist positiv.

In der Abb. 54c sind die Vkg eines 58jährigen Patienten dargestellt, der vor 3 Wochen einen Vorderwandinfarkt erlitt. Das Ekg zeigt negative T-Zacken von „koronarer" Form in den Abl. I, aVL sowie V_1 bis V_6. Die Kammerkomplexe haben in den Abl. V_1 bis V_5 QS-Form. Die räumliche QRS-Schlinge ist wiederum nach links, dorsal und kranial gerichtet. Der zentrifugale Schlingenschenkel überkreuzt den zentripetalen Schenkel in allen drei Ebenen (Achterform).

Die Vkg der Abb. 54d stammen von einem 47jährigen Patienten mit Mitralstenose und Vorderwandinfarkt. Dieser ereignete sich 2 Monate vor der Registrierung des Vkg. Das Ekg zeigt vorwiegend negative Kammerkomplexe mit gerade angedeuteten R-Zacken in den Abl. I und aVL sowie QS-Formen von V_2 bis V_5. Die T-Zacken sind in den Abl. I, aVL, V_4 und V_5 „koronar negativ". Die räumliche QRS-Schlinge ist nach dorsal und kranial abgelenkt. Der Umlaufsinn der Schlingen ist teilweise ungewöhnlich (im Sinn des Uhrzeigers in der frontalen, gegen den Sinn des Uhrzeigers in der sagittalen Ebene), was mit der gleichzeitig als Folge der Mitralstenose vorhandenen Rechtshypertrophie zusammenhängen könnte. Als Zeichen der Mitralstenose ist auch die in der transversalen Ebene deutlich nach dorsal gerichtete P-Schlinge zu werten.

In der Abb. 54e sind die Kurven einer 51jährigen, asthenischen Patientin dargestellt, die vor 2 Jahren einen Vorderwandinfarkt erlitt. Das Ekg weist einen Steiltyp auf, die räumliche QRS-Schlinge ist dementsprechend nach dorsal kaudal gewendet. In der frontalen Ebene ist der Kurvenverlauf in Form einer Ausbuchtung im zentrifugalen Schenkel unregelmäßig. Die transversale QRS-Schlinge zeigt wiederum die kennzeichnende nach links ventral (Sitz des Infarktes!) konkave Eindellung. Der Umlaufsinn der transversalen QRS-Schlinge ist in diesem Falle gegen den Sinn des Uhrzeigers gerichtet, was allerdings mit Rücksicht auf die Schmalheit der Schlinge auf keine stärkeren Lageabweichungen der räumlichen Vektorschlinge von dem bei Vorderwandinfarkt üblichen Bild schließen läßt. Die von der räumlichen QRS-Schlinge eingeschlossene Fläche ist nicht nach rechts dorsal, sondern nach links ventral geneigt.

c) Anteroseptaler Infarkt

Bei anteroseptalem Infarkt, bei dem die elektrokardiographischen Infarktzeichen häufig nur in einer (oder mehreren) der Abl. V_2 bis V_4 ausgebildet sind, fehlt im allgemeinen die anfängliche Entwicklung der QRS-Schlinge nach rechts und ventral, da die für die Bildung der entsprechenden Potentiale verantwortlichen Herzmuskelbezirke (Kammerseptum und angrenzende Bereiche der Vorderwand) infarziert sind. Die QRS-Schlinge entwickelt sich schon von Anfang an nach links dorsal (und häufig kranial). Entsprechend dem Potentialausfall an der Vorderwand sieht man oft in der transversalen Ebene eine nach ventral und links konkave Eindellung des zentrifugalen Schlingenschenkels (Abb. 40 b, 55 e und f).

Der Umlaufsinn der transversalen QRS-Schlinge ist meist positiv. In der Mehrzahl der Fälle ist die gesamte QRS-Schlinge nach links, dorsal und kranial gerichtet, was z. T. auch damit zusammenhängen dürfte, daß in zahlreichen Fällen von anteroseptalem Infarkt eine Hypertrophie des linken Ventrikels vorliegt. Es wurde berichtet, daß im Ekg nicht erkennbare anteroseptale Infarkte im Vkg durch Analyse der Winkelgeschwindigkeit der anfänglichen QRS-Vektoren (0,02 und 0,03 Sek.-Vektor) diagnostiziert werden können (444, 617 a).

Bei den Fällen der Abb. 55 a–f handelt es sich um anteroseptale Infarkte. Die Abb. 55 a stammt von einem 49 jährigen Patienten, bei dem das Infarktereignis 3 Wochen vor der Registrierung des Vkg stattfand. Das Ekg zeigt kleine Q- und negative T-Zacken von „koronarer" Form in den Abl. I und aVL sowie voll ausgebildete Infarktzeichen von V_2 bis V_4. Das Vkg zeigt das kennzeichnende Verhalten der QRS-Schlingen mit Ablenkung nach links, dorsal und kranial und positivem Umlaufsinn in der transversalen Ebene.

Die Vkg der Abb. 55 b stammen von einem 59 jährigen Patienten, bei dem ein halbes Jahr vor der Registrierung ein anteroseptaler Infarkt eintrat. Außerdem bestand eine erhebliche Hypertrophie des linken Ventrikels. Das Ekg zeigt Zeichen der Linkshypertrophie sowie QS-Formen in V_2 und V_3, eine qrS-Form in V_4 und negative T-Zacken von „koronarer" Form in derselben Ableitung. Das Vkg zeigt eine Ablenkung der QRS-Schlinge nach links, dorsal und kranial mit positivem Umlaufsinn in der transversalen Ebene. Eine stärkere Verzögerung der Umlaufgeschwindigkeit in irgendeinem Teil der Schlinge ist nicht festzustellen.

Die Abb. 55 c stammt von einem 49 jährigen Patienten, bei dem anamnestisch eine Woche vor der Registrierung des Vkg ein Herzmuskelinfarkt eintrat. Das Ekg zeigt Zeichen der Linkshypertrophie sowie QS-Formen in V_2 und V_3, eine qrS-Form in V_4 und negative T-Zacken von „koronarer" Form in derselben Ableitung. Das Vkg zeigt eine Ablenkung der QRS-Schlinge nach links, dorsal und kranial mit positivem Umlaufsinn in der transversalen Ebene. Eine stärkere Verzögerung der Umlaufgeschwindigkeit in irgendeinem Teil der Schlinge ist nicht festzustellen.

Die Abb. 55 c stammt von einem 49 jährigen Patienten, bei dem anamnestisch eine Woche vor der Registrierung des Vkg ein Herzmuskelinfarkt eintrat. Das Ekg zeigt keine Infarktzeichen in den Standardableitungen, jedoch QS-Formen mit hochgezogenem Zwischenstück in den Abl. V_1 bis V_3. Spätere Ekg-Kontrollen zeigen das Auftreten negativer T-Zacken von „koronarer" Form in diesen Ableitungen. Die räumliche QRS-Schlinge ist nach links, dorsal und kranial verlagert. Der Ausgangspunkt der T-Schlinge liegt weiter ventral als der der QRS-Schlinge, der Hochziehung der ST-Strecken in den Abl. V_1 bis V_3 entsprechend. Auch die T-

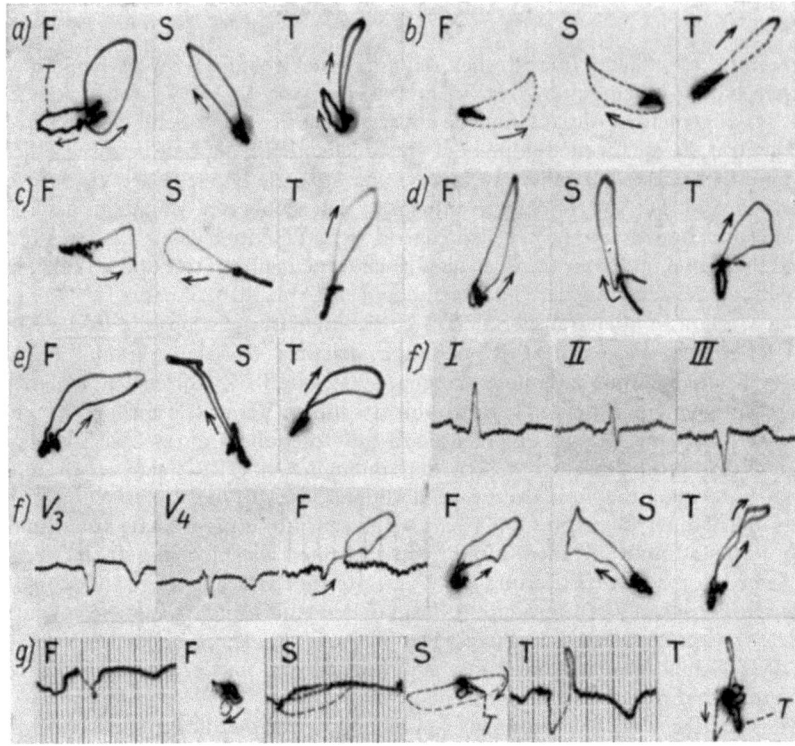

Abb. 55. *Anteroseptaler und Posterolateralinfarkt.*

a) 49jähriger Patient mit abgelaufenem anteroseptalem Infarkt (A. F., Prot.-Nr. 48). Ablenkung der QRS-Schlinge einschließlich ihres Anfangsteiles nach links, dorsal und kranial, positiver Umlaufsinn in der transversalen Ebene. Ablenkung der T-Schlinge nach rechts und dorsal.

b) 59jähriger Patient mit abgelaufenem anteroseptalem Infarkt (B. O., Prot.-Nr. 489). Ähnliche Ablenkung der räumlichen QRS-Schlinge wie bei der nebenstehenden Abbildung. Keine wesentliche Verlangsamung der Umlaufgeschwindigkeit (gleicher Abstand der Zeitmarken). Gleichfalls positiver Umlaufsinn in der transversalen Ebene. Methode nach DUCHOSAL und SULZER.

c) 49jähriger Patient mit frischem anteroseptalem Infarkt (P. L., Prot.-Nr. 143). Entwicklung der QRS-Schlinge nach links dorsal. Die T-Schlingen sind, dem Stadium des frischen Infarktes entsprechend, nach rechts ventral gerichtet.

d) 66jähriger Patient mit frischem anteroseptalem Infarkt (J. P., Prot.-Nr. 132). Positiver Umlaufsinn der QRS-Schlinge in der transversalen Ebene. Die T-Schlinge ist nach ventral und kaudal gewendet.

e) 65jähriger Patient mit frischem anteroseptalem Infarkt. Unregelmäßigkeiten des Schlingenverlaufes in der frontalen und sagittalen Ebene. Die räumliche QRS-Schlinge ist nach links, dorsal und kranial abgelenkt. Der zentrifugale Schenkel der frontalen QRS-Schlinge ist von links und kaudal her eingedellt. Positiver Umlaufsinn der transversalen QRS-Schlinge. Die T-Schlingen sind nach rechts, ventral und kaudal gewendet.

f) 42jähriger Patient mit (6 Wochen) altem anteroseptalem Infarkt. QS-Form von QRS in V_3, negative T-Zacken von „koronarer" Form in V_2 bis V_4. Unregelmäßigkeiten des Schlingenverlaufes in allen drei Ebenen. QRS-Schlinge nach links, dorsal und kranial gerichtet.

g) 53jähriger Patient mit frischem Posterolateralinfarkt (F. R., Prot.-Nr. 505). Die frontale QRS-Schlinge zeigt eine Achterform, die transversale Schlinge ist zunächst nach ventral, dann nach dorsal abgelenkt. Die Umlaufgeschwindigkeit ist im Anfangs- und Endteil der Schlingen verlangsamt. Die T-Schlinge ist – dem Stadium des frischen Infarktes entsprechend – nach links und ventral gerichtet. Methode nach DUCHOSAL und SULZER.

Schlinge ist, wie aus den transversalen und sagittalen Vkg hervorgeht, nach ventral gerichtet.

Die Vkg der Abb. 55 d stammen von einem 66 jährigen Patienten mit frischem anteroseptalem Infarkt. Im Ekg sind kleine Q-Zacken in der Abl. I, plumpe (0,03 breite, jedoch seichte) Q-Zacken in aVL sowie qrS-Formen mit hochgezogenem Zwischenstück und positiven T-Zacken in den Abl. V_2 und V_3 vorhanden. In der Abl. V_4 sind noch plumpe Q-Zacken und eine Hochziehung von ST sichtbar. Das Vkg zeigt eine anfängliche Entwicklung der QRS-Schlinge nach kaudal. Der weitere Verlauf ist nach links, kranial und dorsal gerichtet. Der Umlaufsinn der QRS-Schlinge ist in der transversalen Ebene positiv. Die T-Vektorschlinge ist, dem frischen Infarktstadium entsprechend, nach ventral und kaudal gerichtet, wie aus den sagittalen und transversalen Vkg hervorgeht.

In der Abb. 55 e sind die Kurven eines 65 jährigen Patienten dargestellt, bei dem 6 Wochen vor der Registrierung des Vkg ein Herzmuskelinfarkt eintrat. Außerdem bestand eine essentielle Hypertonie mit beträchtlicher Hypertrophie des linken Ventrikels. Das Ekg zeigt neben den Zeichen der Hypertrophie des linken Ventrikels eine QS-Form in den Abl. V_1 bis V_3 sowie ein negatives T von „koronarer" Form in der Abl. V_3. Das Vkg zeigt eine Ablenkung der QRS-Schleife nach links, dorsal und kranial mit Abbiegung der räumlichen Vektorschlinge nach links (und kaudal). Der zentrifugale Schlingenschenkel weist eine nach links kaudal gerichtete Konkavität auf. Die T-Schlinge ist nach rechts kaudal gerichtet. Dies dürfte hauptsächlich Folge der Hypertrophie des linken Ventrikels sein.

In derselben Reihe rechts und in der darunterliegenden Reihe sind die Ekg und Vkg eines 42 jährigen Patienten mit altem anteroseptalem Infarkt dargestellt. Im Ekg sind QS-Formen in V_1 bis V_3 sowie negative T-Zacken von „koronarer" Form in den Abl. V_2 bis V_4 vorhanden. Das Vkg zeigt eine Ablenkung der QRS-Schlinge nach links, dorsal und kranial sowie mehrere Unregelmäßigkeiten des Kurvenverlaufs, besonders in der transversalen Ebene mit einer nach ventral und kaudal gerichteten Konkavität (Abb. 55 f). Auch in der Abb. 40 b werden die Vkg eines Falles von anteroseptalem Infarkt dargestellt.

Fig 55. *Anteroseptal and posterolateral myocardial infarction.*

a) 49 year old man with old anteroseptal infarction. The QRS-loop – including its initial part – is directed toward the left, posteriorly and upward. The transverse QRS-loop shows a clockwise rotation. The T-loop is directed toward the right and posteriorly.

b) 59 year old man with old anteroseptal infarction. The direction of the spatial QRS-loop is similar to that in fig. 55 a (Clockwise rotation in the transverse plane). Method of DUCHOSAL and SULZER.

c) 49 year old man with recent anteroseptal infarction. The T-loop is directed toward the right and anteriorly.

d) 66 year old man with recent anteroseptal infarction. There is a clockwise rotation of the transverse QRS-loop. The T-loop is directed toward the anteriorly and downward.

e) 65 year old man with recent anteroseptal infarction. The QRS-loop is directed toward the left, posteriorly and the centrifugal limb shows an indentation toward the left and downward. Clockwise rotation of the transverse QRS-loop.

f) 42 year old man with (6 weeks old) anteroseptal infarction. The QRS-loop is directed toward the left, posteriorly and upward. Irregularities of contour of QRS in all three planes.

g) 53 year old man with recent posterolateral infarction. The frontal QRS-loop shows a figure eight. Conduction delay in the initial and terminal parts of the QRS-loop. The T-loop is directed toward the left and anteriorly. Method of DUCHOSAL and SULZER.

d) Lateralinfarkt, Antero- und Posterolateralinfarkt

Bei Lateralinfarkt ist die räumliche QRS-Schlinge meist in ihrer Gänze, zum mindesten aber in ihrem ersten Anteil nach rechts abgelenkt. Mitunter ist sie auch deutlich verkürzt (104). Dies kommt dadurch zustande, daß für die Entstehung des normalen Vkg wesentliche Fasermassen der Lateralwand des linken Ventrikels elektrisch inaktiv sind und daher entgegengerichtete Potentiale überwiegen.

Bei Lateralinfarkt kann man besonders in den dorsal und links gelegenen Teilen der QRS-Schlinge Kontureinbrüche finden.

Da die Posterolateralwand des linken Ventrikels verhältnismäßig spät aktiviert wird, findet man bei *Posterolateralinfarkt* mitunter vor allem im zentripetalen Schenkel der QRS-Schlinge deutliche Kontureinbrüche. Diese können auch als Restzustand nach einem derartigen Infarktereignis bei nicht eindeutigem Ekg-Befund von diagnostischer Bedeutung sein. Die Vkg eines Falles von Posterolateralinfarkt sind in der Abb. 55g dargestellt. Es handelt sich um einen 53jährigen Patienten mit frischem Infarkt. Das Ekg zeigt in den Abl. V_7 und V_8 sowie in den um einen ICR-Raum höher gelegenen, den Abl. V_6 bis V_8 entsprechenden Ableitungen breite und tiefe Q-Zacken sowie hochgezogene Zwischenstücke mit positiven T-Zacken. Die räumliche QRS-Schlinge liegt im wesentlichen in der sagittalen Ebene. Sie entwickelt sich anfangs – wie auch beim Hinterwandinfarkt – nach ventral, was aus den sagittalen und transversalen Vkg ersichtlich wird. Dies ist offenbar darauf zurückzuführen, daß auch mehr dorsal gelegene Muskelpartien erfaßt sind, so daß vom vektorkardiographischen Standpunkt aus der Infarkt als Posterolateralinfarkt lokalisiert werden muß. Die T-Schlingen sind nach links und ventral gerichtet, wie es dem Stadium des frischen Infarktes entspricht. Bei reinem Lateralinfarkt ist die räumliche QRS-Schlinge bzw. ihr erster Anteil also vorwiegend nach rechts, bei Posterolateralinfarkt nach rechts ventral, bei Anterolateralinfarkt nach rechts dorsal abgelenkt.

e) Hinterwand- (posterodiaphragmaler) Infarkt

Dabei fallen vor allem Potentiale aus, die von dorsal und kaudal gelegenen Fasermassen gebildet werden. Diese Potentialverluste werden vektorkardiographisch hauptsächlich in der sagittalen, in zweiter Linie auch in der frontalen Ebene dargestellt. Entsprechend dem Ausfall bioelektrischer Kräfte im dorsalen Bereich sieht man mitunter eine nach ventral gerichtete Ausbauchung der QRS-Schlingen in der transversalen oder sagittalen Ebene (Abb. 56d und j). Mitunter kann man auch – dem Potentialausfall im kaudalen Bereich entsprechend – Kontureinbrüche an der kaudalen Begrenzung der QRS-Fläche beobachten (Abb. 56h).

Die räumliche QRS-Schlinge ist daher grundsätzlich nach ventral und kranial abgelenkt. Häufig wirkt sich der abnorme Ablauf der Erregung nur insofern aus, als sich die anfänglichen Vektoren stärker als sonst nach ventral entwickeln, während bald danach – als Folge des gestörten Gleichgewichts der bioelektrischen Vorgänge – eine brüske Richtungsänderung nach dorsal einsetzt.

Es wurde die Richtung der den Q-Zacken der Abl. III entsprechenden Vektoren bei Normalfällen und bei Hinterwandinfarkt verglichen. Während in der frontalen Ebene keine deutlichen Unterschiede festzustellen waren, ergaben sich solche in der sagittalen Ebene: In 31 Normalfällen waren die Q-Vektoren nach ventral gerichtet (sie lagen in einem Sektor zwischen -62 und $+5°$), in 22 Fällen von

Hinterwandinfarkt waren sie nach kranial gerichtet und lagen in einem Winkel-
bereich von —68 bis —97 Grad (428).

Die frontale QRS-Vektorschlinge ist in der Mehrzahl der Fälle anfangs nach
links kranial gerichtet und weist einen positiven Umlaufsinn auf (Abb. 56a, b, c,
d, f, h und i). In diesen Fällen ist die von der räumlichen Vektorschlinge eingeschlossene Fläche nach dorsal und kaudal geneigt. In manchen Fällen, in denen
diese Fläche nach ventral und kaudal zu abfällt, ist der Umlaufsinn des frontalen
Vkg gegen den Sinn des Uhrzeigers gerichtet (Abb. 56e und g). In vielen Fällen
sehen wir bizarre Verformungen der Vektorschlingen (Abb. 56 e, h und j) oder
Achterformen.

In der Sagittalebene fällt in fast allen Fällen eine anfängliche nasenförmige Vorwölbung nach ventral auf (z. B. in der Abb. 56c, durch einen gefiederten Pfeil
bezeichnet). Der Umlaufsinn ist entweder gegen (Abb. 56b, e und g) oder (häufiger)
im Sinne des Uhrzeigers gerichtet (Abb. 56a, c und f). Es kann auch eine Art
Doppelschlinge in dieser Ebene zustande kommen (Abb. 56c, d und h).

In der transversalen Ebene kommt die anfängliche betonte Entwicklung der
räumlichen QRS-Schlinge nach ventral deutlich zum Ausdruck (z. B. Abb. 56a,
e, h und j). Daran schließt sich mitunter eine brüske Abwendung der Schlinge
nach dorsal.

In manchen Fällen, in denen der Potentialausfall vorwiegend später aktivierte
Kammerareale betrifft, sehen wir erst etwa im mittleren Bereich der QRS-Schlinge
Konturanomalien, wie z. B. plötzliche Richtungsänderungen. (Z. B. rechtwinklige
Abdrehung der frontalen QRS-Schlinge in der Abb. 56h.) Mitunter sind auch die
terminalen Vektoren deutlich außerhalb der Norm. In solchen Fällen kann die
bizarre Schlingenform des Vkg bei unklarem Ekg-Befund einen Infarktverdacht
erhärten.

Der ST-Vektor ist bei frischem posterodiaphragmalem Infarkt nach kaudal verlagert (Abb. 56b, frontales und sagittales Vkg, x→y). Dies entspricht der Hochziehung von ST in den Abl. II und III. In den Fällen, in denen ST_I gesenkt ist,
sehen wir eine Verlagerung des ST-Vektors nach rechts (s. Abb. 56f, frontale und
transversale Ebene).

Die T-Schlingen sind bei frischem posterodiaphragmalem Infarkt meist nach
kaudal gerichtet (Abb. 56b, c und d).

Bei älteren Infarkten kann die Richtung der T-Schlingen wechseln. Wenn gleichzeitig eine stärkere Hypertrophie der linken Herzkammer vorliegt, wird die Richtung der T-Zacken u. U. durch diese stark beeinflußt (Abdrehung der T-Schlinge
nach links ventral in den Abb. 56i, j und 57).

In der Abb. 56 sind die Vkg von 10 Fällen von Hinterwandinfarkt dargestellt.
Die Kurven des Falles der Abb. 56a stammen von einem 59jährigen Patienten, bei
dem 4 Tage vor der Registrierung des Vkg ein Infarkt eintrat. Acht Tage später
starb der Patient. Die Autopsie ergab u. a. folgendes: „Im Bereich des Septum
musculosum und in der Hinterwand finden sich zahlreiche kleinere, bis linsengroße,
lehmfarbene Herdchen, daneben kleine Blutungen und frisches, rötliches Granula-
tionsgewebe. Die Herzkranzgefäße links mäßig weit, mit mehreren, mehr knopf-
förmigen Lipoideinlagerungen. Die rechte Kranzarterie zeigt 3 cm nach ihrem
Abgang einen praktisch kompletten Verschluß ihrer Lichtung durch ein bereits
mehr bräunliches und fest an der Gefäßwand haftendes, trockenes Gerinnsel."

Man sieht tiefe Q-Zacken in den Abl. II, III und aVF sowie eine deutliche Hochziehung der Zwischenstücke in den Abl. III und aVF. Die bei bewegtem Papier

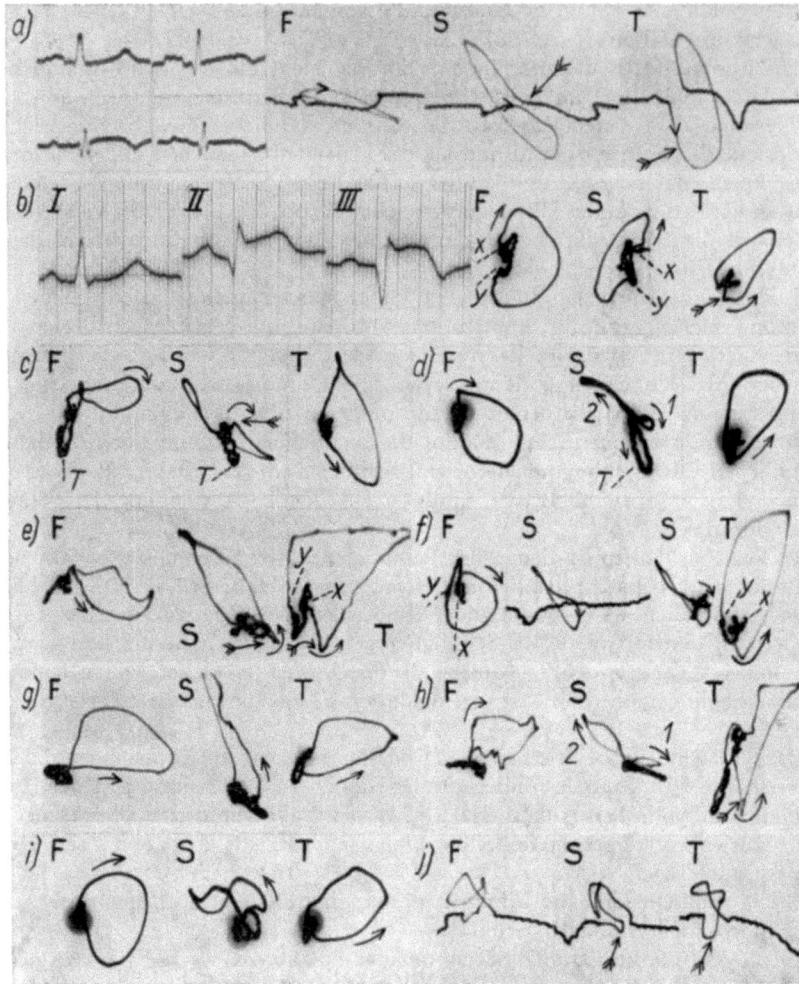

Abb. 56. *Hinterwand-(posterodiaphragmaler)-Infarkt.*

a) 59jähriger Patient mit frischem Hinterwandinfarkt (C. L., Prot.-Nr. 188). Die starke anfängliche Entwicklung der räumlichen QRS-Schlinge nach ventral ist durch gefiederte Pfeile
gekennzeichnet. (Sagittale und transversale Ebene.)

b) 49jähriger Patient mit frischem Hinterwandinfarkt (S. F., Prot.-Nr. 125). Das Ekg zeigt
tiefe, breite Q-Zacken in den Abl. II und III. Die transversale QRS-Schlinge entwickelt sich
anfänglich nach ventral (gefiederter Pfeil). Der ST-Vektor ist, entsprechend der Erhöhung der
ST-Strecken in den Abl. II und III, nach kaudal gerichtet. Er ist durch die Verbindungslinie
zwischen dem Ausgangspunkt der QRS-Schlinge (x) und dem Ausgangspunkt der T-Schlinge
(y) gekennzeichnet (Vektor x → y).

c) 64jähriger Patient mit frischem Hinterwandinfarkt (K. J., Prot.-Nr. 141). Nasenförmige
Vorbuchtung der sagittalen QRS-Schlinge nach ventral (gefiederter Pfeil). Die T-Schlingen
sind nach kaudal gerichtet.

d) 74jähriger Patient mit frischem Hinterwandinfarkt (G. P., Prot.-Nr. 124). Durch die anfängliche brüske Entwicklung der QRS-Schlinge nach ventral und ihre spätere Ausdehnung
nach dorsal kommt in der sagittalen Ebene eine Art Doppelschlinge zustande (1. Schlingenanteil
„1" nach ventral, 2. Schlingenanteil „2" nach dorsal gerichtet). Die sagittale QRS-Schlinge

registrierten Vkg zeigen die starke anfängliche Entwicklung nach ventral (gefiederter Pfeil im sagittalen und transversalen Vkg). Das frontale und sagittale Vkg zeigen einen positiven, das transversale einen negativen Umlaufsinn. Bei dem Fall der Abb. 56b handelt es sich um einen 49jährigen Patienten mit einem 4 Tage alten

---

ist dadurch im ganzen nach ventral ausgebaucht. Die T-Schlingen sind nach kaudal gerichtet.

e) 58jähriger Patient mit altem Hinterwandinfarkt (P. R., Prot.-Nr. 120). Unregelmäßige Begrenzung der QRS-Schlingen. Anfängliche brüske Entwicklung der QRS-Schlinge nach ventral (gefiederter Pfeil in der sagittalen und transversalen Ebene). Der Verlagerung der ST-Strecke unter die isoelektrische Linie in der Abl. I entsprechend ist der ST-Vektor nach rechts gerichtet (x → y in der transversalen Ebene).

f) 67jähriger Patient mit abgelaufenem Hinterwandinfarkt (M. J., Prot.-Nr. 129). Brüske, dann plötzlich unterbrochene Entwicklung der räumlichen QRS-Schlinge nach ventral. Nach rechts gerichteter ST-Vektor, entsprechend der Senkung der Zwischenstücke in Abl. I (x → y in der frontalen und transversalen Ebene).

g) 51jähriger Patient mit frischem Hinterwandinfarkt (V. F., Prot.-Nr. 126). Flache Einbuchtung an dem zentrifugalen Schenkel der sagittalen QRS-Schlinge. Die T-Schlingen sind nach kaudal gerichtet.

h) 70jähriger Patient mit altem Hinterwandinfarkt (E. R., Prot.-Nr. 140). Ausgeprägte Linkshypertrophie. Bizarre Schlingenform in der frontalen Ebene. Brüske Entwicklung nach ventral im Anfangsteil der QRS-Schlinge (Schlingenteil „1" in der sagittalen Ebene, gefiederter Pfeil in der transversalen Ebene). Im kaudalen Bereich der frontalen QRS-Schlinge sieht man deutliche Kontureinbrüche.

i) 70jähriger Patient mit altem Hinterwandinfarkt und stärkerer Linkshypertrophie (E. R., Prot.-Nr. 58). Bizarre Doppelschlingenbildung in der sagittalen Ebene.

j) 53jähriger Patient mit altem Hinterwandinfarkt (K. F., Prot.-Nr. 128). Entwicklung des Anfangsteils der QRS-Schlinge nach ventral (gefiederte Pfeile in der sagittalen und transversalen Ebene), bizarre Verformung im weiteren Verlauf der räumlichen Vektorschlinge. Die T-Vektorschlingen sind nur in der frontalen Ebene vollständig abgebildet. Das Vektormodell des Falles wird in der Abb. 57 dargestellt.

Fig. 56. *Posterior (posterodiaphragmatic) wall myocardial infarction.*

a) 59 year old man with recent posterior wall infarction. Marked initial development of the QRS-loop toward the anterior (arrows in the sagittal and transverse planes).

b) 49 year old man with recent posterior wall infarction. The transverse QRS-loop is directed initially toward the anterior (arrow). There is an ST-vector directed toward the downward (x → y).

c) 64 year old man with recent posterior infarction. Protuberance of the sagittal QRS-loop toward the anterior (arrow). The T-loop is directed toward the downward.

d) 74 year old man with recent posterior wall infarction. The sagittal QRS-loop shows on the whole a convexity toward the anterior. It forms a kind of „double-loop". Its first part („1") is oriented anteriorly, its second part („2") posteriorly.

e) 58 year old man with old posterior wall infarction. Irregular contour of QRS-loop. There is an initial sudden development toward the anterior (arrows in the transverse and sagittal planes). The ST-vector is directed toward the right (x → y in the transverse plane).

f) 67 year old man with old posterior wall infarction. The initial development of the QRS-loop toward the anterior is interrupted suddenly. The ST-vector (x → y in the frontal and transverse planes) is directed toward the right.

g) 51 year old man with recent posterior wall infarction. There is an indentation of the centrifugal limb of the sagittal QRS-loop toward the posterior.

h) 70 year old man with old posterior wall infarction. Left ventricular hypertrophy. Bizarre pattern of the frontal QRS-loop. The initial part of the QRS-loop shows a marked development toward the anterior. (Corresponding to part „1" in the sagittal plane and to the arrow in the transverse plane.) There are downward indentations in the frontal QRS-loop.

i) 70 year old man with old posterior wall infarction. Bizarre double-loop of QRS in the sagittal plane.

j) 53 year old man with old posterior wall infarction. The initial part of the sagittal and transverse QRS-loop is directed toward the anterior (arrows). The VCG-model of this case is shown in fig. 57

Hinterwandinfarkt. Das Ekg zeigt pathologische Q-Zacken sowie hochgezogene Zwischenstücke in den Abl. II und III. Die räumliche QRS-Schlinge entwickelt sich anfänglich nach ventral (gefiederter Pfeil in der transversalen Ebene) und kranial. Entsprechend der Hochziehung der Zwischenstücke in den Abl. II und III ist der ST-Vektor auch kaudal verlagert (x → y in der frontalen und sagittalen Ebene).

Die Abb. 56c stammt von einem 64jährigen Patienten mit frischem Hinterwandinfarkt. Die T-Zacken waren in den Abl. II und III noch positiv. Man sieht an der sagittalen QRS-Schlinge eine deutliche, nach ventral gerichtete Nase (gefiederter Pfeil). Die T-Schlingen sind nach kaudal gerichtet (frontales und sagittales Vkg). Bei dem Fall der Abb. 56d handelt es sich um einen 74jährigen Patienten mit einem einen Tag alten Hinterwandinfarkt. Im Ekg waren neben pathologischen Q-Zacken und hochgezogenen Zwischenstücken in den Abl. II, III und aVF die T-Zacken noch positiv. In der sagittalen Ebene bildet die QRS-Schlinge eine Art Doppelschlinge, deren erster Teil („1") nach ventral gerichtet ist, während ihr zweiter Anteil („2") nach kranial und dorsal weist. Sie ist im ganzen nach ventral ausgebaucht. Die T-Schlinge ist nach kaudal gerichtet und weist in der sagittalen Ebene einen negativen Umlaufsinn auf. Die Abb. 56e zeigt die Vkg eines 58jährigen Patienten mit einem alten (3 Jahre zurückliegenden) posterodiaphragmalen Infarkt. Im Ekg zeigen sich u. a. gesenkte Zwischenstücke in der Abl. I sowie W-förmige Kammerkomplexe und flach negative T-Zacken in der Abl. III. Der Schlingenverlauf ist etwas unregelmäßig. Der anfänglich nach ventral gerichtete Schlingenanteil ist (in der sagittalen und transversalen Ebene) durch gefiederte Pfeile gekennzeichnet. Der ST-Vektor ist – entsprechend der Senkung der Zwischenstücke in der Abl. I – nach rechts verlagert (x → y in der transversalen Ebene).

Bei dem Fall der Abb. 56f handelt es sich um einen 67jährigen Patienten mit abgelaufenem Hinterwandinfarkt. (Dieser trat 17 Tage vor der Registrierung des Vkg ein.) In der sagittalen und transversalen Ebene wird die brüske Entwicklung der QRS-Schlinge nach ventral deutlich dargestellt. Der ST-Vektor ist auch in diesem Falle, entsprechend der Senkung des Zwischenstückes in der Abl. I, nach rechts gerichtet (x → y in der frontalen und transversalen Ebene). Die Abb. 56g stammt von einem 51jährigen Patienten mit frischem posterodiaphragmalem Infarkt. Die Zwischenstücke sind in den Abl. II und III gehoben, in den Abl. V_2 bis V_5 gesenkt. Das sagittale Vkg zeigt eine Einkerbung im zentrifugalen Schenkel der QRS-Schlinge. Die Richtung des ST-Vektors wird infolge Überlagerung durch die schmale T-Schlinge nicht deutlich dargestellt.

Die Vkg der Abb. 56h stammen von einem 70jährigen Patienten mit altem Hinterwandinfarkt. Die QRS-Schlingen sind zum Teil bizarr verformt. Die anfängliche Entwicklung nach ventral wird in der sagittalen (Schlinge „1") und transversalen Ebene (gefiederter Pfeil) sichtbar. In der sagittalen Ebene kommt durch die plötzliche Unterbrechung der nach ventral gerichteten Entwicklung eine Doppelschlinge zustande.

Die Abb. 56h gibt die Vektorkardiogramme eines 70jährigen Patienten mit starker Linkshypertrophie und altem posterodiaphragmalem Infarkt wieder. In der sagittalen Ebene zeigt die räumliche QRS-Schlinge mehrfache Richtungsänderungen, die eine bizarre Doppelschlingenform verursachen. Die Ablenkung der T-Vektorschlinge nach links ventral ist teilweise durch die Linkshypertrophie bedingt. Bei dem Fall der zuletzt abgebildeten Vkg (Abb. 56j) handelt es sich um einen 53jährigen Patienten mit stärkerer Linkshypertrophie und abgelaufenem Hinterwandinfarkt. Auch hier wird die anfängliche brüske Entwicklung nach ventral, die dann plötzlich unterbrochen wird, in der sagittalen und transversalen Ebene gut dargestellt (gefiederte Pfeile). Das zugehörige Vektormodell wird in der Abb. 57 dargestellt. Es zeigt die anfängliche Entwicklung nach ventral, an die sich ein im wesentlichen nach rechts, dorsal und kranial gerichteter Schlingenanteil anschließt, der mehrfache starke Richtungsänderungen aufweist, woraus sich die bizarre Kurvenform in allen Ebenen ergibt.

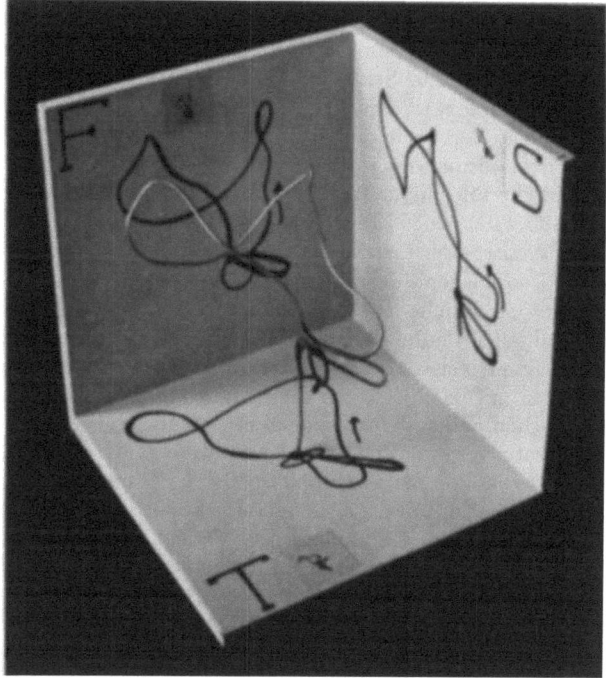

Abb. 57. *Vektormodell eines Falles von posterodiaphragmalem Infarkt.*
53 jähriger Patient mit stärkerer Linkshypertrophie und abgelaufenem Hinterwandinfarkt (K. F., Prot.-Nr. 128). Anfängliche Entwicklung der QRS-Schlinge nach ventral. Daran schließt sich eine im wesentlichen nach rechts, dorsal und kranial gerichtete, bizarr verformte QRS-Vektorschlinge. Der zentripetale Schenkel der sagittalen QRS-Schlinge ist nach ventral ausgebaucht. Als Folge der Hypertrophie des linken Ventrikels ist die T-Vektorschlinge nach ventral abgelenkt.

Fig. 57. *VCG-model, posterior wall myocardial infarction.*
53 year old man with left ventricular hypertrophy and old posterior infarction. Initial development of the QRS-loop toward the anterior. The main part of the QRS-loop is bizarre and essentially directed toward the right, posteriorly and upward. The centripetal limb of the sagittal QRS-loop shows an indentation toward the posterior. The T-loop is directed forward as a consequence of left ventricular hypertrophy.

Zur Differentialdiagnose zwischen Hinterwandinfarkt und akutem Cor pulmonale bei Lungenembolie wurde angegeben, daß bei dieser die frontale QRS-Schlinge eine große terminale Ausbuchtung nach rechts kranial zeige, während bei Hinterwandinfarkt terminale, nach rechts kranial gerichtete Vektoren fehlen oder nur in geringem Maße ausgebildet sind (701).

Bei *Spitzeninfarkten* ist das Vkg häufig dem bei posterodiaphragmalen Infarkten ähnlich. Es wurden dabei besonders schmale, unregelmäßig geformte und senkrecht eingestellte QRS-Schlingen beobachtet (158).

Bei einem im wesentlichen in der diaphragmanahen Wand des linken Ventrikels lokalisierten *diaphragmalen Herzmuskelinfarkt* sind vorwiegend nach kaudal gerichtete Vektoren ausgefallen. Der zentrifugale Schlingenanteil der frontalen und sagittalen QRS-Schlinge entwickelt sich besonders stark nach kranial. Im Ekg finden sich der Lokalisation des Infarktes entsprechend kennzeichnende Veränderungen oft nur in den Abl. II, III und aVF. Die vektor- (und elektro-)kardiographischen Veränderungen treten meist schon zu Beginn der QRS-Schlingen bzw. Kammerkomplexe auf und betreffen etwa die 0,02 Sek.-Vektoren. Im ganzen ist die QRS-Schlinge abnorm stark nach kranial verlagert. Das Verhältnis der von der Ebene des Nullpunktes nach kranial zu den nach kaudal gerichteten Vektoren ist zugunsten jener verschoben. Der Umlaufsinn der frontalen QRS-Schlinge ist meist positiv. Das vektorkardiographische Bild dieser Infarktform wurde von verschiedenen Autoren beschrieben (13, 490, 701, 706, 713).

Bei einem *posterobasalen* oder „*reinen Hinterwandinfarkt*" (286, 515, 516, 659, 666, 676, 694, 704) sind vorwiegend dorsal gelegene Anteile der Basis des linken Ventrikels betroffen. In den üblichen 12 Ekg-Ableitungen können abnorme Q-Zacken fehlen. Lediglich auffallend hohe R-Zacken in V_1 oder V_2 können, da eine Hypertrophie des rechten Ventrikels als deren Ursache meist ausgeschlossen werden kann, als Verdachtszeichen auf das Vorliegen dieses Infarkttyps angesprochen werden. Das Vkg ist in manchen Fällen dem Ekg diagnostisch überlegen.

Da sich die Potentialveränderungen vorwiegend längs der ventrodorsalen (z-) Achse abspielen, ist die frontale QRS-Schlinge u. U. innerhalb der Norm. Die stärksten Veränderungen sind in der transversalen Ebene festzustellen. Der zentrifugale Schlingenschenkel zeigt eine auffallende Verlagerung nach ventral, wobei eine brüske Entwicklung in ventraler Richtung schon im Anfangsteil der QRS-Schlinge, etwa dem 0,02 Sek.-Vektor entsprechend (286) oder auch erst zur Zeit des 0,04 Sek.-Vektors (659) beobachtet werden kann. Auch der zentripetale Schlingenschenkel ist im allgemeinen nach ventral verlagert und kann, ebenso wie der zentrifugale von dorsal her eingedellt sein. Es werden auch Achterformen beobachtet.

Das sagittale Vkg zeigt gleichfalls u. U. eine deutliche Vorwölbung und Verlagerung der QRS-Schlinge nach ventral oder eine Achterform. Nicht selten finden sich auch Reizleitungsstörungen im Sinne eines „Periinfarction-Block".

f) Kombinierte Infarkte

Bei kombinierten Infarkten zeigt das Vkg im allgemeinen eine Form, die die einzelnen Komponenten erkennen läßt, die für die betreffenden Infarktlokalisationen charakteristisch sind. Bei kombinierten Infarkten, bei denen sowohl die posterodiaphragmale als auch die Vorderwand des Herzens von der Infarzierung betroffen sind, sehen wir als für den posterodiaphragmalen Infarkt charakteristisches Zeichen fast immer noch die anfängliche Entwicklung der räumlichen QRS-Schlinge nach ventral, die alsbald brüsk unterbrochen wird. Dies wird im allgemeinen in der sagittalen und transversalen Ebene deutlich. Als für Vorderwandinfarkt charakteristisches Zeichen sehen wir in manchen Fällen, daß sich die transversale QRS-Schlinge nach dem ersten (nach ventral gerichteten) Anteil in positivem Umlaufsinn nach dorsal wendet. Sie ist manchmal auch nach links und dorsal abgebogen.

Zusammenfassung

Häufig auffallende Richtungsänderungen oder bizarre Verformung der QRS-Schlingen.

Vorderwandinfarkt: Die räumliche QRS-Schlinge ist im allgemeinen nach links, dorsal und kranial gerichtet. Anfängliche Entwicklung nach rechts. Die frontale QRS-Schlinge zeigt häufig negativen Umlaufsinn. Häufig nach ventral konkave Eindellung des zentrifugalen Schenkels, mitunter Achterform. Bei frischem Infarkt Auftreten eines ST-Vektors nach rechts und mitunter kaudal. Die transversale QRS-Schlinge ist meist nach links und dorsal abgelenkt und zeigt positiven Umlaufsinn. Die T-Schlinge entwickelt sich bei frischem Infarkt stark nach ventral. Sie ist bei älterem Infarkt häufig groß, rund und nach dorsal gerichtet.

Anteroseptaler Infarkt: Entwicklung des Anfangsteiles (und meist der gesamten) QRS-Schlinge nach links dorsal, häufig mit Eindellung des initialen zentrifugalen Schlingenschenkels von ventral her. Positiver Umlaufsinn der transversalen QRS-Schlinge.

Lateralinfarkt: Die QRS-Schlinge bzw. ihr erster Anteil entwickelt sich nach rechts, bei Anterolateralinfarkt nach rechts dorsal. Sie ist mitunter deutlich verkürzt. Bei Posterolateralinfarkt Entwicklung der QRS-Schlinge nach rechts ventral sowie häufig Kontureinbrüche im zentripetalen Schlingenschenkel.

Hinterwand-(posterodiaphragmaler) Infarkt: Anfängliche Entwicklung der QRS-Schlinge nach ventral und kranial, anschließend oft brüskes Abschwenken nach dorsal (nach ventral gerichtete nasenförmige Ausbuchtung in der sagittalen und transversalen Ebene). Meist positiver Umlaufsinn in der frontalen Ebene. In der sagittalen Ebene häufig positiver Umlaufsinn. Nicht selten Ausbauchung der transversalen oder sagittalen QRS-Schlingen nach ventral. Mitunter Kontureinbrüche an den frontalen oder sagittalen QRS-Schlingen von kaudal her. Oft bizarre Schlingenformen oder Achterbildungen in der frontalen oder sagittalen Ebene.

Bei diaphragmalem Infarkt besonders starke anfängliche Entwicklung der frontalen und sagittalen QRS-Schlinge nach kranial. Verlagerung der gesamten QRS-Schlinge in dieser Richtung. Meist positiver Umlaufsinn der frontalen QRS-Schlinge.

Bei posterobasalem oder „reinem" Hinterwandinfarkt starke Verlagerung der transversalen und sagittalen QRS-Schlingen nach ventral, oft mit Ausbauchung nach ventral. Brüske Richtungsänderung des zentrifugalen QRS-Schlingenschenkels zu Beginn oder auch erst im mittleren Bereich der QRS-Schlinge. Achterformen in der transversalen oder sagittalen Ebene.

Kombinierte Infarkte: Häufig sind sowohl für Hinterwandinfarkt (Ausbuchtung nach ventral in der sagittalen und transversalen Ebene) als auch für Vorderwandinfarkt (positiver Umlaufsinn und Abbiegung nach links dorsal) kennzeichnende Veränderungen vorhanden. Manchmal auch anfängliche Entwicklung nach rechts wie bei Vorderwandinfarkt.

Conclusion

There is frequently a sudden change of direction, or a bizarre deformation in the QRS-loop.

Anterior infarction: The spatial QRS-loop usually is directed toward the left, posteriorly and upward. It often initially develops toward the right. There is often a counterclockwise rotation of the frontal, and a clockwise rotation of the transverse QRS-loop. The T-loop in recent infarction is deviated anteriorly. There is often an anterior indentation of the centrifugal limb of QRS.

Anteroseptal infarction: There is a development of the initial (and frequently of the whole) QRS-loop toward the left and posteriorly. The centrifugal limb of QRS frequently shows an anterior indentation. There is a clockwise QRS-rotation in the transverse plane.

Lateral infarction: The QRS-loop shows in its initial part, or as a whole, a development toward the right; in anterolateral infarction, toward the right and posteriorly. The QRS-loop is often very short. In posterolateral infarction, the QRS-loop is directed toward the right and anteriorly. There are frequently indentations in the centripetal limb of QRS.

Posterodiaphragmatic infarction: There is an initial development of the QRS-loop anteriorly and upward, and often a sudden change of direction posteriorly. Usually, there is a clockwise QRS-rotation in the frontal plane. The transverse and sagittal QRS-loop may show anterior indentations. Sometimes there are also downward indentations of figures eight, in the QRS-loops.

Diaphragmatic infarction: There is a marked initial upward development of the frontal and sagittal QRS-loops. The frontal QRS-rotation is usually clockwise.

Posterobasal or „true posterior" infarction: The QRS-loop is shifted anteriorly. There is often a posterior indentation. The centrifugal limb of QRS often shows a sudden change of direction. There may be a figure eight in the transverse, or sagittal plane.

22. Reizleitungsstörungen bei Herzmuskelinfarkt

a) Allgemeines

Das nicht so seltene Vorkommen elektrokardiographischer Schenkelblockformen bei Herzmuskelinfarkt ist vor allem durch die Tatsache begründet, daß das Kammerseptum, in dem die beiden Schenkel des Reizleitungssystems gelagert sind, verhältnismäßig häufig vom Infarzierungsprozeß mit betroffen ist. In 43% der Fälle von Herzmuskelinfarkt, bei denen das Kammerseptum beteiligt war, waren im Ekg Schenkelblockformen vorhanden, während dies nur für 21% der Infarkte, bei denen das Kammerseptum unversehrt blieb, zutraf (414). Das häufigere gemeinsame Vorkommen von Rechtsschenkelblock mit Vorderwand- als mit Hinterwandinfarkt wird dadurch erklärt, daß der rechte Schenkel nur von der linken, der linke Schenkel jedoch von beiden Koronararterien versorgt wird (397).

Verschiedene Autoren weisen darauf hin, daß eine elektrokardiographische Infarktdiagnose in manchen Fällen, in denen gleichzeitig ein Schenkelblock vorliegt, unmöglich sein kann (294, 395). Verhältnismäßig leichter ist die Diagnose bei frischen Infarkten, bei denen die Hochziehung der ST-Strecken in entsprechenden Ableitungen unter Umständen deutlich auf den Infarkt hinweist. Es soll hier untersucht werden, inwieweit das Vkg in derartigen Fällen in kennzeichnender Art verändert und – über die aus dem Ekg zu gewinnenden Erkenntnisse hinaus – diagnostisch verwertbar ist (152, 157, 681).

Grundsätzlich muß festgehalten werden, daß vektorkardiographisch die Möglichkeiten zur Diagnose eines gleichzeitig vorliegenden Myokardinfarktes bei Rechtsschenkelblock größer sind als bei Linksschenkelblock. Dies hängt damit zusammen, daß bei Rechtsschenkelblock nicht schon die anfänglichen, sondern erst die terminalen Momentanvektoren infolge des Schenkelblocks verändert sind. Der erste Teil der räumlichen QRS-Schlinge ist durch den Schenkelblock unbeeinflußt. Ein Herzmuskelinfarkt kann daher zu Veränderungen dieses Teiles der räumlichen QRS-Schlinge führen, die ohne weiteres sichtbar werden (und durch keine auf die Schenkelblockierung zurückzuführenden Veränderungen verdeckt werden können). Anders ist es hingegen bei Linksschenkelblock. Hier ist schon der erste Teil der räumlichen QRS-Schlinge stark verändert, und zwar nach links, dorsal und kranial abgelenkt. Angesichts dieser abnormen, schon gleich zu Beginn der Kammerkomplexe einsetzenden Vektoren, die im allgemeinen – der Intensität der abnormen Potentiale entsprechend – auch durch entgegengesetzt gerichtete Vektoren kaum verändert werden können, ist es erklärlich, daß Infarktzeichen sowohl im Ekg als auch im Vkg eher verborgen bleiben. Es soll jedoch gezeigt werden, daß die für Herzmuskelinfarkt typischen Veränderungen, nämlich Abweichungen der Richtung und des Umlaufsinns der Schlingen sowie Verformungen des Vkg auch bei gleichzeitig vorhandenem Schenkelblock in manchen Fällen eine Diagnose erlauben, in denen diese aus dem Ekg allein nicht möglich ist.

b) Linksschenkelblock und Vorderwandinfarkt

Dabei ist, wie oben erwähnt, die elektrokardiographische Diagnose manchmal schwierig oder auch unmöglich. Das Auftreten von W-Formen in den Ableitungen V_3 bis V_5 ermöglicht in manchen Fällen eine Infarktdiagnose, das Vorhandensein positiver T-Zacken in der Abl. I läßt ein derartiges Ekg als infarktverdächtig erscheinen. Es bestehen jedoch zahlreiche Möglichkeiten zu einer irrtümlichen Infarktdiagnose.

Die räumliche QRS-Schlinge ist - ebenso wie bei Linksschenkelblock oder Vorderwandinfarkt allein – nach links, dorsal und kranial abgelenkt. Das frontale Vkg von QRS ist nach links und kranial gerichtet und weist einen negativen (= gegen den Uhrzeiger gerichteten) Umlaufsinn auf (so wie es auch bei Linksschenkelblock allein meistens der Fall ist). Die transversale QRS-Schlinge zeigt in den von uns beobachteten Fällen zum Teil einen gegen den Uhrzeiger gerichteten Umlaufsinn (Abb. 58a), zum Teil kommt es zu einer achterförmigen Überkreuzung der Schlingenschenkel (Abb. 58b).

Der Infarzierung im Bereiche der Vorderwand des linken Ventrikels entsprechend kann man eine nach ventral und lateral konkave Eindellung von Anteilen der QRS-Schlinge (z. B. des zentripetalen Schlingenschenkels in der transversalen Ebene der Abb. 58b) beobachten. In der sagittalen Ebene ist die QRS-Schlinge im allgemeinen schmal.

Die QRS-Schlingen zeigen – im Gegensatz zu den Fällen von Linksschenkelblock ohne Infarkt – stärkere Unregelmäßigkeiten, die die Infarktdiagnose nahelegen (Abb. 58a und b, frontale und transversale Ebene). Der ST-Vektor ist, falls die ST-Strecke in der Abl. I deutlich gesenkt ist, nach rechts gerichtet, wie aus der Abb. 58a hervorgeht. (Der Ausgangspunkt der QRS-Schleife ist mit x, der Ausgangspunkt der T-Schleife mit y bezeichnet. Ein zwischen diesen beiden Punkten in der Transversalebene eingezeichneter Pfeil, dessen Spitze bei y liegt, entspricht der Richtung des ST-Vektors.) Die räumliche T-Schleife ist, wie auch bei Fällen von Linksschenkelblock ohne Infarkt, im allgemeinen nach rechts, ventral und kaudal gerichtet.

Als differentialdiagnostische Merkmale des Vkg bei Linksschenkelblock und Vorderwandinfarkt wären daher anzuführen:

1. Gegenüber Fällen von Linksschenkelblock ohne Infarkt sind meist stärkere Unregelmäßigkeiten der QRS-Vektorschlingen sowie anscheinend häufiger ein negativer Umlaufsinn in der Transversalebene vorhanden.

2. Gegenüber Fällen von Vorderwandinfarkt ohne Schenkelblock fehlt offenbar infolge des Überwiegens der anfänglichen, nach links dorsal gerichteten, durch den Schenkelblock bedingten Momentanvektoren meist eine anfängliche Ablenkung der QRS-Schlinge nach rechts.

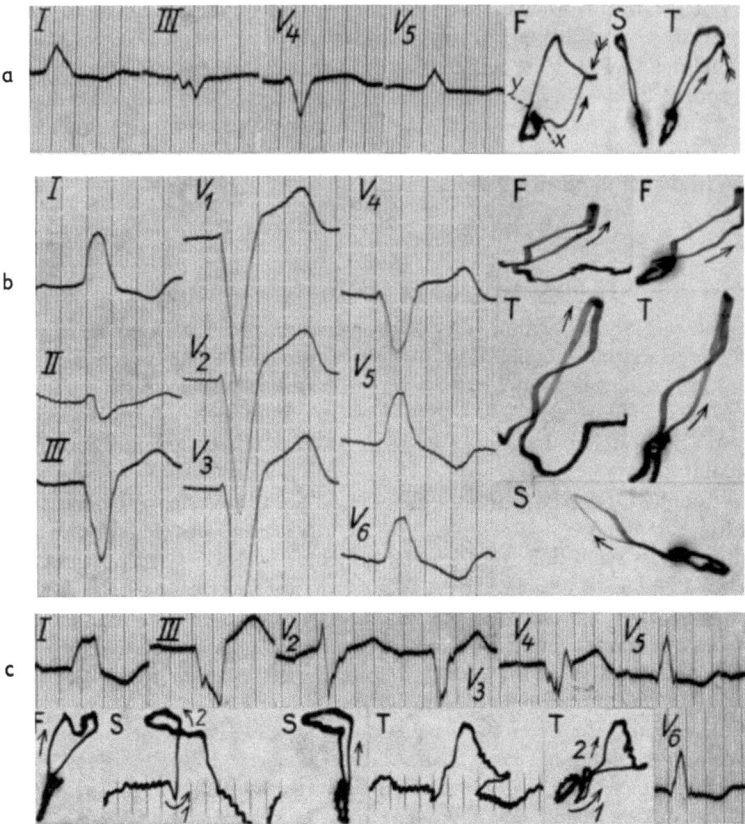

Abb. 58. *Linksschenkelblock und Herzmuskelinfarkt I.*

a) 57 jähriger Patient, der vor einem Jahr einen Vorderwandinfarkt erlitt (S. A., Prot.-Nr. 171). Keine sicheren Infarktzeichen im Ekg. Stärkere Verformungen (gefiederte Pfeile) der frontalen und transversalen QRS-Schlinge. Es ist ein nach rechts gerichteter ST-Vektor vorhanden (x → y) in der frontalen Ebene.

b) 65 jähriger Patient mit essentieller Hypertonie, der vor 5 Monaten einen Vorderwandinfarkt erlitt (B. G., Prot.-Nr. 482). Auch in diesem Fall zeigt das Ekg lediglich die Zeichen eines Linksschenkelblocks. Der plötzliche Übergang von vorwiegend negativen zu positiven Kammerkomplexen zwischen V_4 und V_5 kann nicht als sicheres Infarktzeichen gewertet werden. Das Vkg zeigt stärkere Verformungen der frontalen und transversalen QRS-Schlingen, die auf das Vorliegen eines Infarktes hinweisen. Hiezu gehört auch die nach ventral und links konkave Eindellung des zentripetalen Schenkels der transversalen QRS-Schlinge.

c) 73 jähriger Patient mit Spitzeninfarkt (L. L., Prot.-Nr. 172). Breite und tiefe Q-Zacken in Abl. V_1. Bizarre Verformung sämtlicher QRS-Schlingen. Die räumliche QRS-Schlinge ist anfänglich, entsprechend der gleichfalls eingetretenen Infarzierung spitzennaher, jedoch posterodiaphragmal gelegener Muskelbezirke, nach ventral abgelenkt (Schlinge „1" in der transversalen Ebene). Der zweite Teil der transversalen Doppelschlinge von QRS („2") ist – wie in Fällen von Linksschenkelblock oder Vorderwandinfarkt – nach dorsal gerichtet.

Fig. 58. *Left bundle branch block and myocardial infarction I.*

a) 57 year old man. Anterior wall infarction. Marked irregularities (arrows) of the frontal and transverse QRS-loops. There is an ST-vector in the frontal plane directed toward the right.

b) 65 year old man. Anterior wall infarction. Marked irregularities in the frontal and transverse QRS-loops. There is an indentation of the centrifugal limb of the transverse QRS-loop toward the anterior and leftward.

3. Gegenüber Fällen von Linksschenkelblock und Hinterwandinfarkt fehlt die anfängliche Entwicklung der QRS-Schlinge nach ventral mit sich daran anschließender brüsker Richtungsumkehr nach dorsal.

In der Abb. 58a sind die Kurven eines 57jährigen Patienten dargestellt, der ein Jahr vor deren Registrierung einen Herzmuskelinfarkt erlitt. Das Ekg zeigt die Zeichen eines Linksschenkelblocks (QRS ist 0,125 Sek. breit). Zwischen V_4 und V_5 findet ein ziemlich plötzlicher Übergang von rS- in R-Formen statt. Sichere elektrokardiographische Infarktzeichen sind nicht vorhanden. Die Vkg zeigen Verformungen der frontalen und transversalen QRS-Schlingen (gefiederte Pfeile). Der Umlaufsinn der QRS-Schlinge ist in der frontalen und transversalen Ebene negativ. Die T-Schlinge ist nach rechts, ventral und kaudal gerichtet.

Die Abb. 58b zeigt die Ekg und Vkg eines 65jährigen Patienten mit Hypertonie, der vor 3 Monaten einen Myokardinfarkt erlitt. Das Ekg zeigt, ähnlich wie in dem vorhergehenden Fall, lediglich einen plötzlichen Übergang von vorwiegend negativen in vorwiegend positive Kammerkomplexe zwischen den Abl. V_4 und V_5. Die Vkg zeigen starke Verformungen der QRS-Schlingen in der frontalen und transversalen Ebene, die darauf hinweisen, daß die Schenkelblockform im Ekg das Vorliegen eines Herzmuskelinfarktes verdeckt.

c) Linksschenkelblock und Spitzeninfarkt

Bei Spitzeninfarkten sind nicht nur Anteile der Vorderwand, sondern auch Gebiete der diaphragmalen Wand infarziert. Dadurch kann es dazu kommen, daß anfängliche Anteile der räumlichen QRS-Schlinge, wie dies sonst für posterodiaphragmale Infarkte kennzeichnend ist, nach ventral gerichtet sind. Dies kommt dadurch zustande, daß Potentiale, die normalerweise von diesen spitzennahen, jedoch posterodiaphragmal gelegenen Muskelbezirken gebildet werden, ausfallen und so nach ventral gerichtete Integralvektoren das Übergewicht erlangen. In der Abb. 58c sind die Kurven eines autoptisch kontrollierten Falles von Spitzeninfarkt dargestellt. Es handelt sich um einen 73jährigen Patienten. Aus dem autoptischen Befund: „Im Bereich der abgerundeten Spitze die Ventrikelwand bis auf 2 mm verdünnt und im wesentlichen aus grauweißlichem Schwielengewebe aufgebaut, das auch die untere Hälfte des Septums einnimmt... Die arteria coronaria sinistra stark sklerosiert und englumig. 2 cm nach der Abgangsstelle ist der ramus descendens von einem älteren Gerinnsel verschlossen. Die rechte art. coronaria ebenfalls schwer arteriosklerotisch. Stellenweise das Lumen hochgradig eingeengt". Das Ekg zeigt die Zeichen eines Linksschenkelblocks sowie breite und tiefe Q-Zacken in der Abl. V_4. Das Vkg zeigt eine bizarre Verformung der QRS-Schlingen in allen drei Ebenen. Man sieht im sagittalen und transversalen Vkg, daß sich die QRS-Schlinge anfänglich nach ventral entwickelt (Schlinge „1"). Erst ihr zweiter Anteil („2") ist –wie es für Fälle von Linksschenkelblock kennzeichnend ist – nach dorsal abgelenkt. Die T-Schlinge ist nach rechts, ventral und kaudal gerichtet.

Die Abb. 59a zeigt gleichfalls Ekg und Vkg, die von einem autoptisch bestätigten Fall von Vorderwand- und Spitzeninfarkt stammen. Es handelt sich um eine 76

---

c) 73 year old patient with apical infarction. Bizarre deformation of all QRS-loops. The first part of the spatial QRS-loop is directed toward the anterior („1"). This is due to the infarction in apical and posterodiaphragmatic regions. Its second part („2") is directed toward the posterior, as usually seen in left bundle branch block or anterior wall infarction.

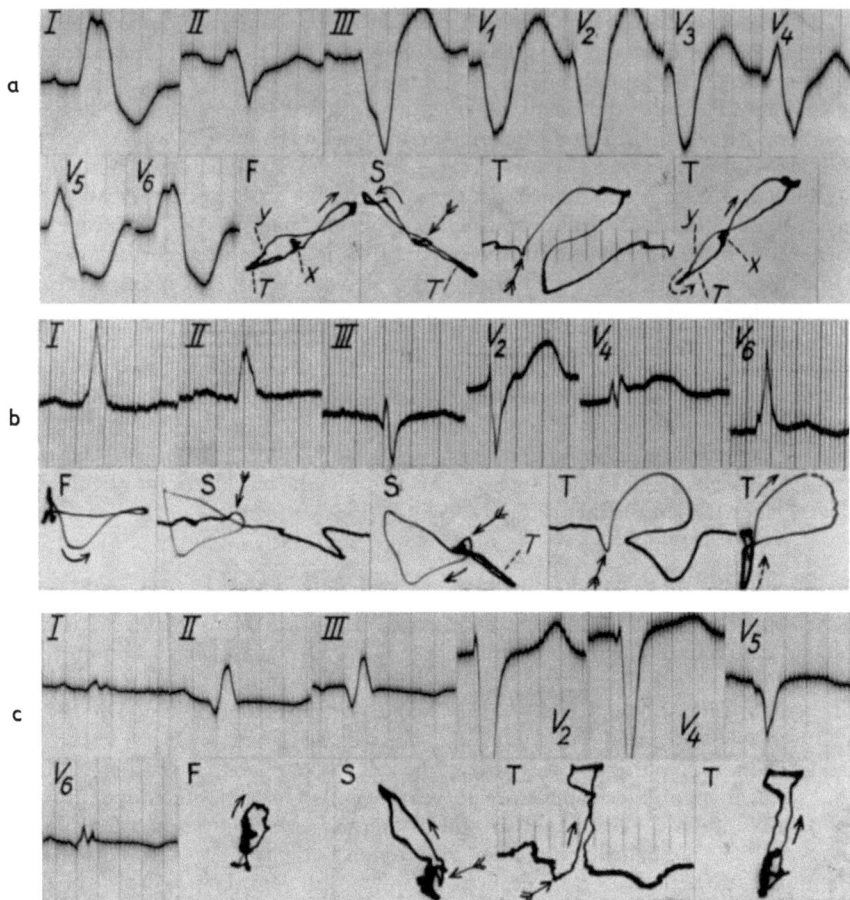

Abb. 59. *Linksschenkelblock und Herzmuskelinfarkt II.*

a) 76jährige Patientin mit frischem Spitzeninfarkt (D. A., Prot.-Nr. 169). Starke Senkung der Zwischenstücke in den Abl. I, V_5 und V_6. Anfängliche Entwicklung der räumlichen QRS-Schlinge nach ventral (gefiederte Pfeile in der sagittalen und transversalen Ebene), Unregelmäßigkeiten der QRS-Konturen in allen 3 Ebenen. Nach rechts und ventral gerichteter ST-Vektor ($x \rightarrow y$) in der frontalen und transversalen Ebene). Negativer Umlaufsinn der T-Schlinge in der transversalen Ebene (punktierter Pfeil).

b) 79jähriger Patient mit unvollständigem Linksschenkelblock und Hinterwandinfarkt (E. K., Prot.-Nr. 467). QRS ist 0,11 Sek. breit. Verzögerung des nach abwärts gerichteten Schenkels von R in Abl. V_6. Anfängliche Entwicklung der sagittalen und transversalen QRS-Schlinge nach ventral (gefiederte Pfeile) und anschließende Richtungsumkehr nach dorsal. Die T-Schlinge ist nach ventral und kaudal gerichtet und weist in der transversalen Ebene einen negativen Umlaufsinn auf (punktierter Pfeil).

c) 59jähriger Patient mit ausgedehntem altem Vorder- und Hinterwandinfarkt (P. J., Prot.Nr. 166). QRS ist auf 0,14 Sek. verbreitert, kleine Kammerkomplexe in Abl. I, breite und tiefe Q-Zacken in Abl. II und III, QS-Form in Abl. V_5. Bizarre Verformung aller QRS-Schlingen, anfängliche Entwicklung der sagittalen und transversalen QRS-Schlinge nach ventral.

Fig. 59. *Left bundle branch block and myocardial infarction II.*

a) 76 year old woman with recent apical myocardial infarction. The initial part of the QRS-loop is directed toward the anterior (arrows in the sagittal and transverse planes). Irregular

jährige Patientin. Aus dem Sektionsprotokoll :„Die Herzspitze von dem aneurysmatisch abgerundeten linken Ventrikel gebildet. Das Epikard zart, im Bereich des
linken Ventrikels stärker vaskularisiert, über seinem oberen Drittel vereinzelt noch
matte Fibrinauflagerungen. Das Herzfleisch an und für sich lehmfarben, bräunlich,
grobfaserig... Man erkennt einen typischen Malazie-Bezirk, der dem Versorgungs-
gebiet des ramus descendens der linken art. coronaria entspricht und dementsprechend die gesamte Vorderwand des linken Ventrikels, die linke Hälfte des
septum musculosum einschließlich der direkt angrenzenden Areale der Herzhinterwand und den ganzen vorderen Papillarmuskel der linken Kammer erfaßt. Die
Malazie ist nicht in allen Arealen gleich alt, vielmehr wechseln ganz frische,
trockene gelbliche Areale mit schon beginnend vaskularisierten, etwas älteren ab...
Beide Koronararterien sehr eng und sklerosiert, der ramus descendens der linken
art. coronaria ist 3 cm nach deren Abgang aus der Aorta durch Sklerose, wobei
noch geringe Reste thrombotischen Materials aufliegen, verschlossen". Es handelt
sich demnach um einen zum Teil frischen ausgedehnten Infarkt der Vorderwand
der linken Kammer und des Spitzenbereichs. Im Ekg ist vor allem die sehr starke
Senkung der Zwischenstücke in den Abl. V_5 und V_6 auffällig. Die räumliche QRS-
Schlinge entwickelt sich anfänglich nach ventral (gefiederte Pfeile in der sagittalen
und transversalen Ebene). Es ist ein nach rechts und ventral gerichteter ST-Vektor
vorhanden, der der Senkung der Zwischenstücke in den Abl. I, V_5 und V_6 entspricht ($x \rightarrow y$ in der frontalen und transversalen Ebene). Kleinere Unregelmäßigkeiten der QRS-Schlingen in allen drei Ebenen deuten gleichfalls auf den Herzmuskelinfarkt hin.

d) Linksschenkelblock und Hinterwandinfarkt

Bei Linksschenkelblock und Hinterwandinfarkt kann im Ekg das Bild des Infarktes durch die Schenkelblockform völlig verdeckt sein. In manchen Fällen weisen
W-Formen von QRS in den Abl. III oder aVF auf einen abgelaufenen Hinterwandinfarkt hin, man kann derartige elektrokardiographische Veränderungen jedoch
durchaus nicht als sichere Infarktzeichen ansehen (395). Im Vkg kommt es insofern zu einer Kombination der für Linksschenkelblock einerseits und Hinterwandinfarkt andererseits kennzeichnenden Veränderungen, als der Anfangsteil der
räumlichen QRS-Schlinge meistens – so wie bei Hinterwandinfarkt – nach ventral
gerichtet ist und sich daran eine brüske Richtungsänderung nach dorsal anschließt
(Abb. 59b). Die räumliche QRS-Schlinge ist, wenn man von dieser anfänglichen
Entwicklung nach ventral absieht, nach dorsal und kranial gerichtet. Das sagittale
und transversale Vkg zeigt die anfängliche Entwicklung der QRS-Schlinge nach
ventral, die später einer brüsken Richtungsänderung nach dorsal Platz macht
(gefiederte Pfeile in der Abb. 59b). Die T-Schlingen sind nach ventral und kaudal

---

contour of the QRS-loops in all three planes. An ST-vector ($x \rightarrow y$) is directed toward the right
and anteriorly in the frontal and transverse planes.
b) 79 year old man with incomplete left bundle branch block. The initial part of the sagittal and
transverse QRS-loop is directed toward the anterior (arrows); then there is a sudden change of
direction toward the posterior. The T-loop is directed toward the anterior and downward and
shows a counterclockwise rotation in the transverse plane (dotted arrow).
c) 59 year old man with extensive old anterior and posterior wall infarction. Bizarre deformation of all QRS-loops. The initial part of the sagittal and transverse QRS-loop is directed toward
the anterior.

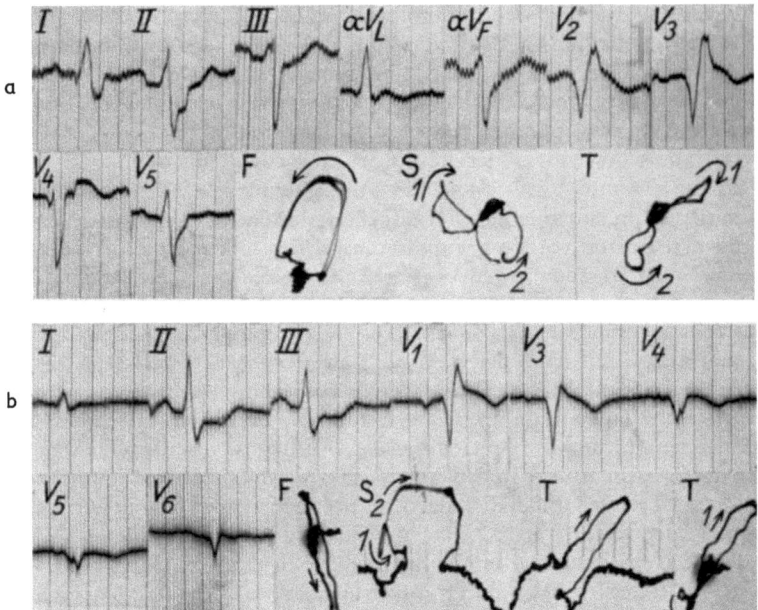

Abb. 60. *Rechtsschenkelblock und Herzmuskelinfarkt I.*

a) 64jähriger Patient mit Rechtsschenkelblock und frischem Vorderwand- und Septuminfarkt (P. E., Prot.-Nr. 159). Tiefe, breite Q-Zacken mit hochgezogenen Zwischenstücken in den Abl. V_2 und V_3. Die T-Zacken sind in diesen Ableitungen negativ. Unregelmäßiger Kurvenverlauf der QRS-Schlingen in allen Ebenen. Negativer Umlaufsinn der QRS-Schlinge in der frontalen Ebene. Doppelschlinge in der sagittalen und transversalen Ebene. Der erste (nach links und dorsal gerichtete) Anteil der transversalen Doppelschlinge weist einen im Sinne des Uhrzeigers gelegenen Umlaufsinn auf (Schlinge ,,1"). Der zweite Schlingenanteil ist – der verspäteten Aktivierung des rechten Ventrikels entsprechend – nach rechts und ventral gerichtet.

b) 68jähriger Patient mit unvollständigem Rechtsschenkelblock und Vorderwandinfarkt (W. J., Prot.-Nr. 130). QRS ist 0,1 Sek. breit. rSR-Form in V_1. QS-Formen mit negativen T-Zacken von ,,koronarer" Form von V_3 bis V_6. Doppelschlinge von QRS in der sagittalen und transversalen Ebene. Der erste Schlingenanteil (Schlinge ,,1") ist nach links und dorsal gerichtet und weist positiven Umlaufsinn auf. Der zweite Schlingenanteil (,,2") ist nach rechts und ventral gerichtet.

Fig. 60. *Right bundle branch block and myocardial infarction I.*

a) 64 year old man with right bundle branch block and recent anterior wall and septal myocardial infarction. Irregular QRS-loops in all three planes. The frontal QRS-loop shows a counterclockwise sense of rotation. Double-loop in the transverse and sagittal planes. The first part (,,1") of the transverse QRS-loop is directed toward the left and posteriorly and shows a clockwise rotation. The second part (,,2") is – due to the delayed activation of the right ventricle - directed toward the right and anteriorly.

b) 68 year old man with incomplete right bundle branch block and anterior wall infarction. Double-loop in the sagittal and transverse planes. The first part of the loop (,,1") is directed toward the left and posteriorly and shows a clockwise rotation. The second part (,,2") is directed toward the right and anteriorly.

gerichtet. Die Kurven der Abb. 59b stammen von einem 79jährigen Patienten, bei dem 2 Jahre vor der Vkg-Registrierung ein Herzmuskelinfarkt eintrat. Das Ekg zeigt kleinere Q-Zacken in den Abl. II, III und aVF. QRS ist 0,1 Sek. breit. Die Verspätung des absteigenden Schenkels von R in der Abl. V_6 scheint die Diagnose eines unvollständigen Linksschenkelblocks zu rechtfertigen. Das Vkg zeigt eine anfängliche – einer Nase ähnliche – Entwicklung der sagittalen QRS-Schlinge nach ventral (gefiederte Pfeile). Dies wird auch in der transversalen Ebene dargestellt. Die T-Schlinge ist nach ventral und kaudal gerichtet und weist in der Transversalebene einen negativen Umlaufsinn auf (gestrichelter Pfeil).

e) Linksschenkelblock und kombinierte Infarkte

Bei gleichzeitigem Vorliegen eines Linksschenkelblocks und eines ausgedehnten kombinierten Infarktes, der sowohl die Vorder-, als auch die posterodiaphragmale Wand betrifft, sind neben starken Verformungen der QRS-Schlingen vor allem die Zeichen des posterodiaphragmalen Infarktes (z. B. Entwicklung des Anfangsteils der räumlichen Schlinge nach ventral und anschließende brüske Richtungsumkehr nach dorsal) festzustellen. In der Abb. 59 c ist ein derartiger Fall dargestellt. Es handelt sich um einen 59 jährigen Patienten, bei dem die Obduktion u. a. folgendes ergab: „Die Herzwand verjüngt sich gegen den Spitzenbereich, in diesem mißt die Kammerwand lediglich 2 mm im Durchmesser, überdies ist die Herzspitze aneurysmatisch in Doppelkindsfaustgröße vorgebuchtet. Die gesamte Vorderwand der linken Kammer wird durch eine ausgedehnte grauweißliche Schwiele eingenommen. Das linke Kranzgefäß sehr stark sklerosiert, ein Lumen präparatorisch nicht mehr feststellbar. Auch das rechte Kranzgefäß erheblich sklerosiert, jedoch findet sich hier noch ein stecknadeldickes Lumen. Im Bereiche der Hinterwand der linken Kammer, vorwiegend im Bereiche der Basis, eine etwa kindshandtellergroße Schwiele, gegen die Spitze zu mehrere Schwielen von etwa Dattelkerngröße". Es handelt sich also um einen ausgedehnten alten Infarkt der Vorder- und Hinterwand. Das Ekg zeigt sehr kleine Kammerkomplexe in der Abl. I sowie tiefe und breite Q-Zacken in den Abl. II, III und aVF. In der Abl. V_5 ist eine QS-Form vorhanden. Die räumliche QRS-Schlinge ist – nach einer anfänglichen leichten Entwicklung nach ventral (gefiederte Pfeile in der sagittalen und transversalen Ebene) – nach dorsal und kranial gerichtet. Die Schlingen weisen in allen Ebenen stärkere Unregelmäßigkeiten auf.

f) Rechtsschenkelblock und Vorderwand- bzw. anteroseptaler Infarkt

Bei gleichzeitigem Vorliegen eines Rechtsschenkelblockes und eines Vorderwand- oder anteroseptalen Infarktes ist eine elektrokardiographische Diagnose in der Mehrzahl der Fälle möglich. Das Fehlen von R-Zacken in den Abl. V_1 und V_2 allein ist allerdings nicht als Infarktzeichen anzusehen. Hinsichtlich der Veränderungen des Vkg muß festgehalten werden, daß der Infarkt im wesentlichen den ersten, der Schenkelblock den zweiten Schlingenanteil von QRS verformt. Die räumliche QRS-Schlinge ist – dem durch den Vorderwandinfarkt bedingten Ausfall nach kaudal (und ventral) gerichteter Potentiale entsprechend – im allgemeinen mehr nach kranial abgelenkt, als dies bei Rechtsschenkelblock ohne Infarkt der Fall ist. Der Umlaufsinn der frontalen Schlinge ist häufig gegen den Sinn des Uhrzeigers gerichtet (Abb. 60 a und b). In der sagittalen und transversalen Ebene tritt im allgemeinen – ebenso wie bei Rechtsschenkelblock ohne Infarkt – eine Doppelschlinge auf.

Man kann bei Vorderwandinfarkt nach ventral und links, bei anteroseptalem Infarkt nach ventral konkave Kontureinbrüche beobachten. Der erste Schlingenanteil ist nach links und dorsal gerichtet und weist in der transversalen Ebene – wie bei Vorderwandinfarkt – im allgemeinen einen im Sinne des Uhrzeigers gelegenen (positiven) Umlaufsinn auf. Dies wird in den Abb. 60a und b deutlich. Der erste Teil der Doppelschlinge (Schlinge „1") liegt in den beiden Abbildungen links und dorsal, der zweite, vorwiegend der verzögerten Aktivierung der rechten Kammer zugeordnete Anteil (Schlinge „2") rechts und ventral. Die Kurven der Abb. 60a stammen von einem 64jährigen Patienten mit frischem Vorderwand- und Septuminfarkt. Aus dem Obduktionsbefund: „Herzfleisch graurot, feucht, scheckig, im Bereiche der Vorderwand der linken Kammer von flächenhaften, graugelben, prominierenden, trockenen, von rötlichen Säumen umgebenen Nekroseherden durchsetzt. Im distalen Anteil des Kammerseptums gleichfalls graugelbe, zackige nekrotische Herde. Im proximalen Anteil das Herzfleisch auffallend trocken, fahlgraurot. Die linke Kammer entsprechend der Veränderung an der Vorderwand des Herzens halbkugelig gegen den Perikardsack ausgebuchtet und verdünnt ... Die linke Kranzschlagader beträchtlich verkalkt, knapp nach ihrem Abgang aus der Aorta in der Lichtung teilweise durch ein bräunliches, der Wand anhaftendes Gerinnsel verlegt, das distalwärts in ein die Lichtung völlig verschließendes, frisches, feuchtes, graurotes Blutgerinnsel übergeht. Die art. coronaria dextra und der ramus circumflexus stark sklerosiert, in der Lichtung jedoch frei". Das Ekg dieses Patienten zeigt neben den Zeichen eines Rechtsschenkelblocks (QRS ist 0,14 Sek. breit) tiefe, breite Q-Zacken von V_1 bis V_3 sowie eine Hochziehung der Zwischenstücke mit negativen T-Zacken von schon angedeutet „koronarer" Form in V_2 und V_3. Die frontale QRS-Schlinge ist etwas unregelmäßig und weist einen negativen Umlaufsinn auf. In der sagittalen und transversalen Ebene sind Doppelschlingen vorhanden.

Die Abb. 60b zeigt die Ekg und Vkg eines 68jährigen Patienten mit unvollständigem Rechtsschenkelblock. Der Patient erlitt ein Jahr vor der Vkg-Registrierung einen Myokardinfarkt. QRS ist 0,1 Sek. breit. Die rSR-Form in V_1 sowie die Doppelschlingenbildung im sagittalen und transversalen Vkg weisen auf das Vorliegen eines unvollständigen Rechtsschenkelblocks hin. Sowohl im sagittalen als auch im transversalen Vkg sind Doppelschlingen vorhanden. Der erste Schlingenanteil weist in der transversalen Ebene einen positiven Umlaufsinn auf.

g) Rechtsschenkelblock und kombinierte Infarkte (Vorder- und Hinterwandinfarkt)

Dabei kommt es auch im Vkg zu Bildern, in denen die Merkmale eines Vorder- und Hinterwandinfarktes mitunter zugleich auftreten – oder sich auch unter Umständen gegenseitig aufheben. Ein derartiger Fall ist in der Abb. 61a dargestellt. Es handelt sich um einen 68jährigen Patienten, bei dem die Autopsie u. a. folgendes ergab: „Die Hinterwand des linken Ventrikels stark nach dorsal ausgebuchtet und erheblich verschmälert... In der Vorderwand des linken Ventrikels größere Schwielenareale. In der Gegend des Aneurysmas ein ausgedehntes, derbes, weißliches Schwielengewebe. Die rechte Koronararterie knapp nach ihrem Abgang aus der Aorta durch ein braunrotes Füllgewebe verschlossen. Der absteigende Ast der linken Koronararterie enthält ein das Lumen nicht füllendes braunrotes Gerinnsel". Das Ekg zeigt neben den Zeichen eines Rechtsschenkelblocks eine QS-Form sowie negative T-Zacken von „koronarer" Form in den Abl. III und aVF, ein breites Q in V_1 sowie eine M-Form in V_2. Im Vkg sind in der sagittalen und transversalen Ebene Doppelschlingen vorhanden – dem Vorliegen eines Rechtsschenkelblocks entsprechend. Der Kurvenverlauf ist vor allem in der sagittalen Ebene auffällig.

Davon abgesehen sind keine für Vorder- oder Hinterwandinfarkt kennzeichnenden Merkmale vorhanden. Dies dürfte durch eine gegenseitige Kompensation der auf den Vorder- bzw. Hinterwandinfarkt zurückzuführenden Veränderungen bedingt sein.

h) Rechtsschenkelblock und Hinterwandinfarkt

Es fehlen im Ekg häufig Veränderungen von QRS, die als sichere Infarktzeichen angesehen werden können, obgleich das Fehlen einer anfänglichen R-Zacke in der Abl. III den Verdacht auf das Vorliegen eines Hinterwandinfarktes erwecken muß. Das gleichzeitige Vorliegen entsprechender Veränderungen der Zwischenstücke bzw. der T-Zacken macht die elektrokardiographische Infarktdiagnose in vielen Fällen möglich. Der erste Teil der räumlichen QRS-Schlinge ist in manchen Fällen – entsprechend dem Ausfall nach dorsal gerichteter Potentiale – besonders stark nach ventral abgelenkt (Abb. 61 b). Entsprechend dem Potentialausfall an der Hinterwand des Herzens kann man eine nach ventral gerichtete Ausbauchung der QRS-Schlinge beobachten. (Transversale Ebene der Abb. 61 b.) Sie entspricht einer bogenförmigen Eindellung von dorsal her.

Mitunter kommt es zu besonders bizarren Verformungen der QRS-Schlinge (Abb. 61 c). Der Umlaufsinn der frontalen QRS-Schlinge ist – wie in den meisten Fällen von Hinterwandinfarkt ohne Schenkelblock – positiv (Abb. 61 b und c). Es werden auch in der Frontalebene einer Doppelschlinge ähnliche Achterbildungen beobachtet (Abb. 61 c). Im sagittalen Vkg sieht man u. U. eine zweimalige brüske Entwicklung der Vektorschlinge nach ventral. Die erste nasenförmige Ausbuchtung nach ventral (Abb. 61 b, Schlinge „1") entspricht dem Vorliegen des Hinterwandinfarktes (fehlende Potentiale an der Hinterwand!), die zweite, nach ventral gerichtete Vorbuchtung entspricht der späten Aktivierung im Bereiche des rechten Ventrikels (Abb. 61 b, gefiederter Pfeil). In der transversalen Ebene tritt – so wie bei Rechtsschenkelblock ohne Infarkt – eine Doppelschlinge auf, wobei der erste Schlingenanteil (Abb. 61 b, Schlinge „1") u. U. besonders weit nach ventral auslädt. Dies kann als Hinweis auf das Vorliegen eines Hinterwandinfarktes aufgefaßt werden. Die Ursache dafür muß in dem Fehlen von Potentialen, die normaler-weise von intakten Bezirken der Herzhinterwand gebildet werden, erblickt werden. Die T-Schlingen sind nach links, ventral und kranial (Abb. 61 b) oder links, ventral und kaudal (Abb. 61 c) gerichtet. Das Vkg erwies sich dem Ekg gegenüber in manchen Fällen als diagnostisch überlegen (175).

In der Abb. 61 b sind die Kurven eines 62jährigen Patienten dargestellt, bei dem 5 Jahre vor der Vkg-Registrierung ein Hinterwandinfarkt aufgetreten war. In den Abl. II und aVF sind tiefe, breite Q-Zacken vorhanden. Die T-Zacken sind in diesen Ableitungen negativ und haben „koronare" Form. Das Vkg zeigt einen positiven Umlaufsinn der frontalen QRS-Schlinge. Die sagittale QRS-Schlinge zeigt eine anfängliche Entwicklung nach ventral (Schlinge „1"), die als Zeichen des Hinterwandinfarktes angesehen werden kann. Im zentripetalen Schlingen-schenkel kommt es nochmals zu einer Ausbuchtung nach ventral (gefiederter Pfeil). Diese entspricht der verspäteten Aktivierung des rechten Ventrikels. In der trans-versalen Ebene ist eine Doppelschlinge vorhanden, wobei sich der erste Schlingen-anteil (Schlinge „1"), offenbar durch das Fehlen normalerweise vorhandener, nach dorsal gerichteter Potentiale bedingt, besonders stark nach ventral ausdehnt.

Die Kurven der Abb. 61 c stammen von einem 75jährigen Patienten mit Rechts-schenkelblock und abgelaufenem posterodiaphragmalem Infarkt. Im Ekg sind

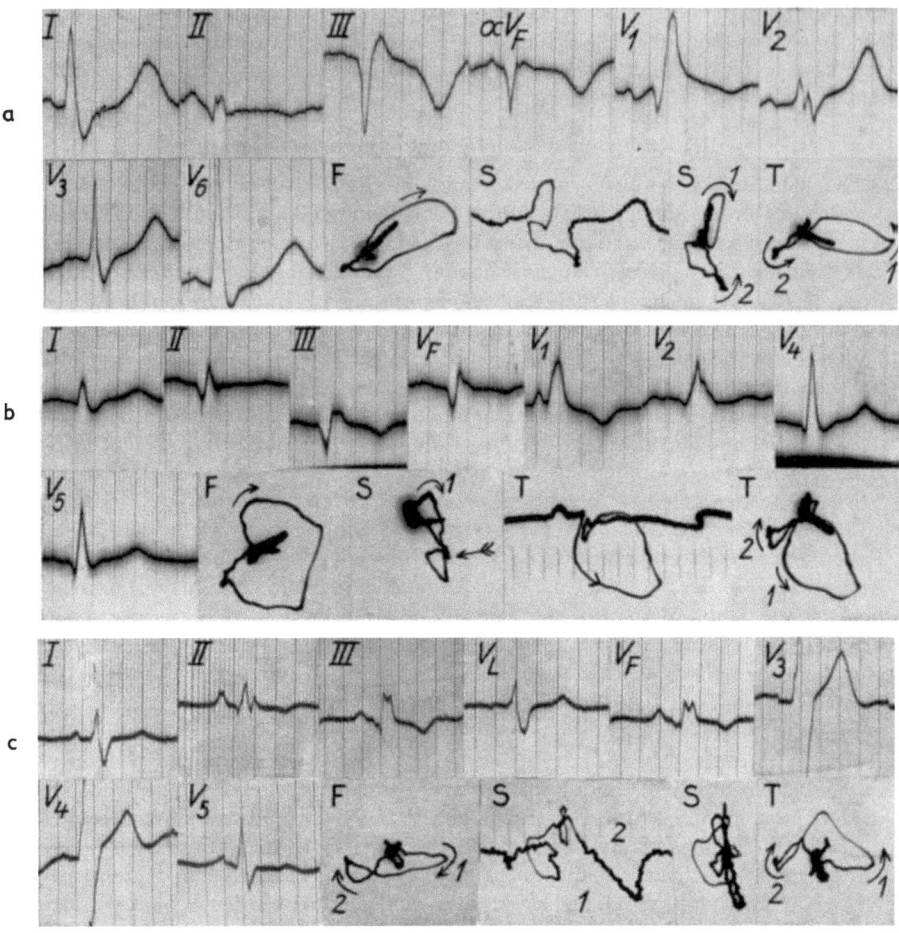

Abb. 61. *Rechtsschenkelblock und Herzmuskelinfarkt II.*

a) 67jähriger Patient mit Rechtsschenkelblock und abgelaufenem Vorder- und Hinterwandinfarkt (P. F., Prot.-Nr. 162). Doppelschlinge in der sagittalen und transversalen Ebene.
Unregelmäßiger Kurvenverlauf in der sagittalen Ebene. Weitgehende gegenseitige Kompensation der für Vorder- bzw. Hinterwandinfarkt kennzeichnenden Veränderungen der QRS-
Schlinge.

b) 62jähriger Patient mit altem Hinterwandinfarkt (K. F., Prot.-Nr. 160). Tiefe breite Q- und
negative T-Zacken in den Abl. III und aVF. Positiver Umlaufsinn der frontalen QRS-Schlinge.
Doppelschlinge in der sagittalen und transversalen Ebene. Zweimalige Entwicklung der sagittalen QRS-Schlinge nach ventral: Schlinge „1", als Ausdruck des Hinterwandinfarktes und
mit einem gefiederten Pfeil bezeichnete Vorbuchtung als Ausdruck der verspäteten Aktivierung
des rechten Ventrikels. Die Schlinge „1" lädt in der transversalen Ebene infolge einer Einbuchtung von dorsal her besonders weit nach ventral aus.

c) 75jähriger Patient mit Rechtsschenkelblock und abgelaufenem Hinterwandinfarkt (W. J.,
Prot.-Nr. 155). Kleine Q- und negative T-Zacken von „koronarer" Form in den Abl. II, III
und aVF. Bizarre Verformungen aller QRS-Schlingen. Achterbildung in der frontalen Ebene,
Doppelschlingenbildung in der sagittalen Ebene, endständige, der verspäteten Aktivierung des
rechten Ventrikels entsprechende kleine Schlinge (Schlinge „2") in der transversalen Ebene.

kleine Q-Zacken sowie negative T-Zacken von „koronarer" Form in den Abl. III und aVF vorhanden. Das Vkg zeigt bizarre Kurvenformen in allen Ebenen (besonders in der sagittalen Ebene). In der frontalen Ebene weist die QRS-Schlinge eine einer Doppelschlinge ähnliche Achterform auf. In der sagittalen Ebene kommt es zu einer kennzeichnenden Doppelschlingenbildung (Schlinge „1" und „2"). In der transversalen Ebene bildet die QRS-Schleife gleichfalls eine zweite, nach rechts ventral gerichtete kleine Schlinge (Schlinge „2").

i) Periinfarction-Block

In der Umgebung eines Herzmuskelinfarktes können Störungen der Reizleitung auftreten, die kennzeichnende Ekg-Veränderungen hervorrufen. Es sind einerseits die Zeichen eines abgelaufenen Infarktes, andererseits die einer Reizleitungsveränderung vorhanden. Zumindest für einen Teil der Fälle scheint eine Unterbrechung von Ästen des Reizleitungssystems von ursächlicher Bedeutung zu sein (70, 400, 401, 417).

Im Ekg sieht man in manchen Fällen eine Verbreiterung der Kammerkomplexe auf 0,11–0,12 Sek. In den Ableitungen, die ein durch den Infarkt bedingtes Q aufweisen, findet sich auch ein spätes (und oft verbreitertes) R. Die initialen (durch Nekrose bzw. Narbenbildung bedingten) und terminalen (durch die Reizleitungsveränderung zustande gekommenen) Vektoren weisen demnach verschiedene, meist einander entgegengesetzte Richtungen auf. Im Vkg zeigen die terminalen Schlingenanteile meist eine Verlangsamung der Umlaufgeschwindigkeit. Es werden im wesentlichen 2 Arten dieser Reizleitungsstörung beobachtet.

α) Periinfarction-Block bei Vorderwandinfarkt

Es handelt sich meist um anterolaterale, mitunter aber auch um anteroseptale Infarkte oder Vorderwandinfarkte. Während die initialen Anteile der QRS-Schlinge sich in einer dem infarzierten Areal entgegengesetzten Richtung ausdehnen, sind die terminalen Anteile der QRS-Schlinge nach links (und häufig gleichzeitig nach kranial) gerichtet.

Im Ekg finden sich bei starker Linksablenkung der elektrischen Herzachse hohe R-Zacken in I und tiefe S-Zacken in III.

β) Periinfarction-Block bei Hinterwandinfarkt

In solchen Fällen sind die initialen Anteile der QRS-Schlinge – der Infarzierung entsprechend – nach ventral und kranial gerichtet, während sich die terminalen Anteile nach rechts (und häufig kaudal) ausdehnen.

Fig. 61. *Right bundle branch block and myocardial infarction II.*
a) 67 year old man with old anterior and posterior wall infarction. Double-loop QRS in the sagittal and transverse planes. Irregular contour of the sagittal QRS-loop.
b) 62 year old man with old posterior wall infarction. The frontal QRS-loop shows a clockwise rotation. There is a double-loop in the sagittal and transverse planes. The first part of the sagittal QRS-loop („1") shows an indentation toward the posterior due to the posterior wall infarction. Its second part (arrow) is due to the delayed activation of the right ventricle.
c) 75 year old man with right bundle branch block and old posterior wall infarction. Bizarre deformation of all QRS-loops. Figure eight in the frontal plane, double-loop in the sagittal plane. There is a small terminal loop („2") in the transverse plane due to the delayed activation of the right ventricle.

Bei reinem Hinterwandinfarkt kann ein hohes R in V_1 und V_2 Zeichen einer derartigen Reizleitungsveränderung sein (515).

Zusammenfassung

Bei gleichzeitigem Vorhandensein eines Schenkelblocks und eines Myokardinfarktes sind die QRS-Schlingen meistens unregelmäßiger als in Fällen ohne Infarkt. Häufig sind äußerst bizarre Verformungen zu beobachten.

Bei Linksschenkelblock und Vorderwandinfarkt Ablenkung der räumlichen QRS-Schlinge nach links, dorsal und kranial. Rotation der frontalen QRS-Schlinge gegen den Umlaufsinn des Uhrzeigers, der sagittalen Schlinge unter Umständen im Umlaufsinn (oder schmale Schlinge), der transversalen Schlinge unter Umständen gegen den Umlaufsinn (oder Überkreuzung). Unter Umständen nach ventral und lateral konkave Eindellung der QRS-Schlingen. Ablenkung der T-Vektorschlingen nach rechts, ventral und kaudal.

Bei Linksschenkelblock und Spitzeninfarkt u. U. Ablenkung des ersten Anteils der räumlichen QRS-Schlinge nach ventral und anschließende brüske Wendung nach dorsal (sagittales und transversales Vkg!).

Bei Linksschenkelblock und Hinterwand- (posterodiaphragmalem) Infarkt, ähnliches Verhalten der QRS-Schlinge wie bei Spitzeninfarkt hinsichtlich der anfänglichen Entwicklung nach ventral.

Bei Linksschenkelblock und kombiniertem (Vorderwand- und Hinterwand-)Infarkt häufig besonders bizarre Vkg-Formen.

Bei Rechtsschenkelblock und Vorderwandinfarkt ist die räumliche QRS-Schlinge im allgemeinen mehr nach kranial abgelenkt. Der Umlaufsinn der frontalen QRS-Schlinge ist häufig negativ. Doppelschlinge in der sagittalen und transversalen Ebene, wobei der zweite Schlingenanteil nach rechts ventral gerichtet ist. Der Umlaufsinn des ersten Schlingenanteils ist in der Transversalebene meist positiv.

Bei Rechtsschenkelblock und Hinterwandinfarkt ist der erste Teil der räumlichen QRS-Schlinge in manchen Fällen besonders stark nach ventral abgelenkt. Mitunter deutliche bogenförmige Eindellung der QRS-Schlinge von dorsal her. Meist positiver Umlaufsinn in der Frontalebene. In der Sagittalebene unter Umständen, in der Transversalebene fast immer Doppelschlinge, deren erster Anteil häufig stark nach ventral auslädt.

Conclusion

If bundle branch block and myocardial infarction are present at the same time, the QRS-loops as a rule show more irregularities than in cases with bundle branch block only. There are frequently bizarre deformations.

In L.B.B.B. and anterior infarction, the QRS-loop deviates toward the left, posteriorly and upward. The frontal QRS-loop shows a positive rotation. There may be anterior and lateral indentations of the QRS-loops. The T-loops are directed toward the right, anteriorly and downward.

In L.B.B.B. and posterior or apical infarction, the initial part of the QRS-loop is directed anteriorly. There is often a subsequent sudden change of direction (sagittal and transverse planes).

In L.B.B.B. and combined myocardial infarction, there are often very bizarre deformations of the QRS-loops.

In R.B.B.B. and anterior infarction, the QRS-loop is deviated more upwards. There is frequently an anticlockwise rotation of the frontal QRS-loop. There are double loops in the sagittal and transverse planes. Its second part is directed anteriorly.

In R.B.B.B. and posterior infarction, there is frequently a marked displacement of the first part of the spatial QRS-loop, anteriorly. The QRS-loop may show a posterior indentation. The sense of rotation of QRS, is in most cases clockwise, in the frontal plane. There is a double loop present in almost all cases, in the transverse plane.

23. Kammerextrasystolie

Die Verbreiterung der Kammerkomplexe des Ekg bei Kammerextrasystolen kommt durch die längere Zeitdauer, die die Erregungsausbreitung in Anspruch nimmt, zustande. Die größere Amplitude der Ausschläge ist auf das Fehlen kompensatorischer Mechanismen, das Wegfallen der „physiologischen Niederspannung" nach SCHAEFER (539) zurückzuführen. Kammerextrasystolen weisen gegenüber Schenkelblockformen eine wesentlich größere Mannigfaltigkeit der Gestalt auf (518). Dies ist darauf zurückzuführen, daß sie von unzähligen verschiedenen Stellen ausgehen können. Während es gewiß ist, daß sie innerhalb des spezifischen Reizleitungssystems entstehen können, sind die Meinungen darüber, ob ihr Ursprungsort auch in der Arbeitsmuskulatur selbst gelegen sein kann, geteilt.

Die vektorielle Betrachtungsweise gestattet es, wichtige Rückschlüsse auf den Ursprungsort der Extrasystolen zu ziehen (64, 244, 446, 452, 531, 678). Während die Unterscheidung zwischen links- und rechtsventrikulären Kammerextrasystolen – soweit es sich nicht um an der Herzbasis entstehende handelt – im allgemeinen leicht ist, und „auf den ersten Blick" getroffen werden kann, ist für die Differentialdiagnose zwischen basalen und apikalen Extrasystolen in manchen Fällen noch die Berücksichtigung der Herzlage wichtig (294).

Basale Kammerextrasystolen weisen, ihrem Ursprung in der Gegend der Kammerbasis entsprechend, eine im wesentlichen nach kaudal gerichtete QRS-Schlinge auf. Dementsprechend sind die Kammerkomplexe in den drei Standardableitungen vorwiegend positiv, während die T-Zacken vorwiegend negativ sind. In den Abb. 62a und b sind die Ekg und Vkg zweier derartiger Fälle dargestellt. Bei dem Fall der Abb. 62a handelt es sich um eine 67jährige Patientin mit stärkerer Arteriosklerose. Das Ekg zeigt einen Linkstyp sowie eine Kammerbigeminie. Die Normalschläge zeigen keinen pathologischen Befund. Die Extrasystolen sind in allen Standardableitungen vorwiegend positiv, in V_1 vorwiegend negativ und in V_2 bis V_5 wiederum vorwiegend positiv. Das Vkg zeigt eine unauffällige Form der QRS-Schlingen der Normalschläge (mit „N" bezeichnet) sowie auch der zugehörigen T-Schlingen. Die QRS-Schlingen der Extrasystolen sind, soweit sie die Kammerkomplexe betreffen, nach links, ventral und kaudal gerichtet und weisen positiven (im Sinne des Uhrzeigers gelegenen) Umlaufsinn auf. In der Transversalebene hat die QRS-Schlinge eine wellige Form. Die T-Vektorschlingen sind der Richtung der QRS-Schlingen entgegengesetzt. Die Tatsache, daß die QRS-Schlingen eher nach ventral gerichtet sind, legt die Vermutung nahe, daß der Ursprungsort dieser Extrasystolen mehr im dorsalen Bereich der Kammerbasis gelegen ist. Wir bezeichnen derartige Extrasystolen daher als *posterobasale Kammerextrasystolen*.

Bei dem Fall der Abb. 62b handelt es sich um eine 34jährige kreislaufgesunde Frau, bei der eine Schwangerschaft im 2. Monat vorlag. Das Ekg zeigt, abgesehen von einer Kammerbigeminie, keine abnormen Zeichen. Die Form der QRS- und T-Schlingen der Normalschläge ist unauffällig („N"). Die Kammerextrasystolen

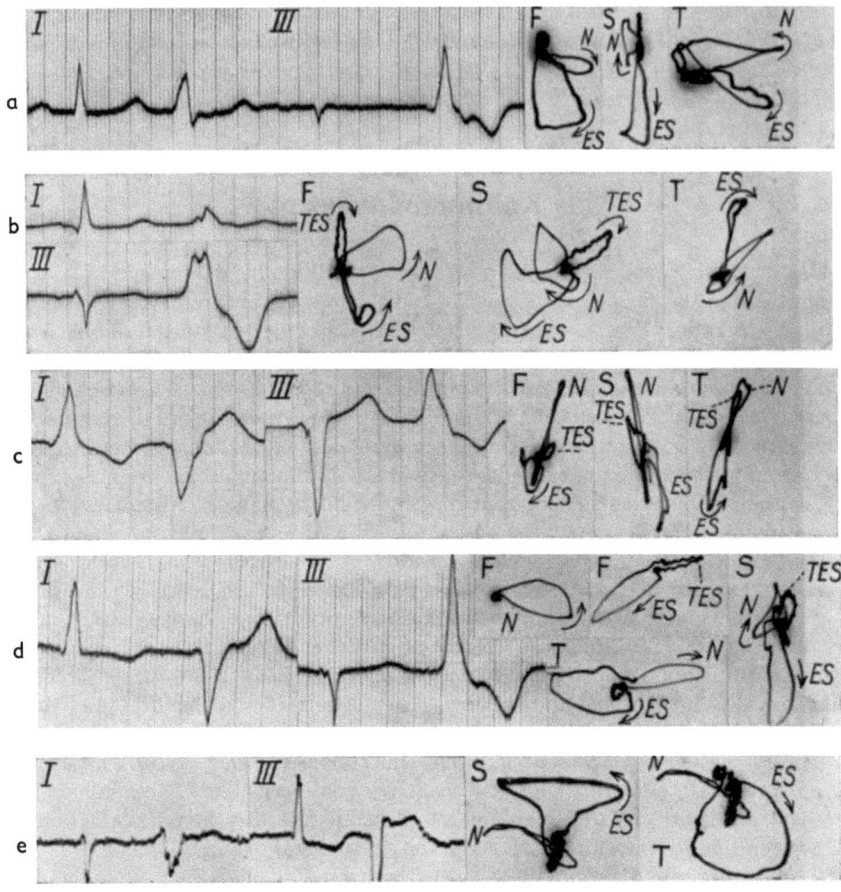

Abb. 62. *Kammerextrasystolie.*

a) 67jährige Patientin (P. M., Prot.-Nr. 100). Die Extrasystolen weisen in den Abl. I bis III,
sowie V_2 bis V_6 vorwiegend positive Kammerkomplexe auf. Die QRS- und T-Schlingen der
Normalschläge („N") sind unauffällig. Die QRS-Vektorschlingen der Extrasystolen („ES")
sind vergrößert, im wesentlichen nach links, ventral und kaudal gerichtet und in der transversalen Ebene gewellt. Die T-Schlingen sind den QRS-Schlingen entgegengesetzt. Die – allerdings
nicht stark ausgeprägte – Entwicklung der QRS-Schlingen der Extrasystolen nach ventral
erlaubt eine Klassifizierung dieser Extrasystolen als posterobasale E. S.

b) 34jährige kreislaufgesunde Patientin mit Kammerbigeminie (L. F., Prot.-Nr. 37). Die extrasystolischen Kammerkomplexe sind in den Abl. I bis III, aVF und V_5 bis V_7 vorwiegend positiv.
Die QRS-Schlingen der Normalschläge („N") sind unauffällig, die der Extrasystolen („ES")
sind vergrößert sowie nach links, dorsal und kaudal gerichtet. Die extrasystolischen T-Schlingen
sind hingegen nach rechts, ventral und kranial gerichtet („TES"). Mit Rücksicht auf die nach
dorsal weisende Richtung der extrasystolischen QRS-Schlingen werden diese Kammerextrasystolen als „anterobasal" bezeichnet.

c) 53jähriger Patient mit Hypertonie und arteriosklerotischer Myokardiopathie (S. J., Prot.-
Nr. 38). Kammerbigeminie. Das Ekg der Normalschläge weist das Bild einer Linkshypertrophie
sowie eines unvollständigen Linksschenkelblockes auf. QRS ist 0,12 Sek. breit. Die QRS-
Schlingen der Normalschläge („N") sind nach dorsal und kranial, die der Extrasystolen („ES")
nach ventral, kaudal und etwas nach rechts gerichtet. Die T-Schlingen weisen in die entgegengesetzte Richtung, nämlich nach links, dorsal und kranial („TES"). Es handelt sich um linksventrikuläre Kammerextrasystolen.

zeigen im Ekg in den Standardableitungen sowie in den Abl. aVF und V_5 bis V_7 vorwiegend positive, in den Abl. V_1 bis V_4 vorwiegend negative Kammerkomplexe. Die zugehörigen QRS-Schlingen („ES") sind nach links, kaudal und dorsal gerichtet. Ihr Umlaufsinn ist in der Sagittalebene positiv. In der frontalen und transversalen Ebene sind die QRS-Schlingen schmal. Die T-Schlingen der Extrasystolen („TS") sind nach rechts, kranial und ventral gerichtet und damit der Richtung der QRS-Schlingen entgegengesetzt. Mit Rücksicht auf die Tatsache, daß die extrasystolischen QRS-Schlingen in diesem Falle nach dorsal gerichtet sind, wie sich aus dem sagittalen und transversalen Vkg ergibt, bezeichnen wir diesen Typ als *anterobasale Kammerextrasystolen*. Eine Einschränkung der Unterscheidungsmöglichkeit der basalen Kammerextrasystolen in posterobasale und anterobasale Extrasystolen ergibt sich allerdings daraus, daß sicherlich auch die Herzlage bzw. die Richtung der den Normalschlägen entsprechenden QRS-Schlingen berücksichtigt werden muß.

Linksventrikuläre Kammerextrasystolen weisen im allgemeinen in der Abl. I negative, in der Abl. III vorwiegend positive Kammerkomplexe auf. Die extrasystolische QRS-Schlinge ist, entsprechend dem im linken Ventrikel gelegenen Ursprungsort der ektopischen Reizbildung, nach rechts und kaudal gerichtet. Die Richtung der ektopischen QRS-Schlingen nach kaudal ergibt sich besonders auch aus der Tat-

---

d) 60jährige Patientin mit Hypertonie. Kammerbigeminie (M. B., Prot.-Nr. 96). Die QRS-Schlingen der Normalschläge („N") sind nach links und etwas nach dorsal, die der Extrasystolen („ES") nach rechts und kaudal gerichtet. Die extrasystolischen T-Schlingen weisen nach links und kranial („TES"). Man sieht deutlich das Vorhandensein eines ST-Vektors, der nach dorsal und kranial gerichtet ist. (Der Beginn und der Endpunkt der QRS-Schlinge sind in der frontalen und transversalen Ebene nicht identisch.) Es handelt sich um linksventrikuläre Kammerextrasystolen.

e) 60jährige Patientin mit dekompensiertem Mitralvitium (N. J., Prot.-Nr. 102). Rechtstyp. Vorwiegend negative Kammerkomplexe der Kammerextrasystolen in den Abl. I bis III. Aus dem sagittalen und transversalen Vkg geht hervor, daß die extrasystolischen QRS-Schlingen im wesentlichen nach ventral und kranial gerichtet sind. Es handelt sich um apikale Kammerextrasystolen.

Fig. 62. *Ventricular ectopic beats.*

a) 67 year old woman. The QRS- and T-loops of the normal beats („N") are within normal limits. The QRS-loops of the ectopic beats („ES") are enlarged, mainly directed toward the left, anteriorly and downward and undulated in the transverse plane. The T-loops are opposite to the QRS-loops. The development of the ectopic QRS-loops toward the anterior speaks in favour of their „anterobasal" origin.

b) 34 year old woman. Ventricular bigeminy. The QRS- and T-loops of the normal beats („N") are within normal limits. The QRS-loops of the ectopic beats („ES") are enlarged and directed toward the left, posteriorly and downward. The ectopic T-loops are directed toward the right, anteriorly and upward („ES"). „Anterobasal" origin of the ectopic beats.

c) 53 year old man with hypertension and sclerotic heart disease. Ventricular bigeminy. The Ecg of the normal beats shows signs of left ventricular hypertrophy and partial left bundle block. The QRS-loops of the normal beats („N") are directed toward the posterior and upward, those of the ectopic beats („ES") toward the anterior, downward and (somewhat to the) right. The ectopic T-loops („ES") are opposite (directed toward the left, posteriorly and upward). Left ventricular origin of ectopic beats.

d) 60 year old woman with hypertension. The QRS-loops of the normal beats („N") are directed toward the left and posteriorly, those of the ectopic beats („ES") toward the right and downward. The ectopic T-loops („ES") are directed toward the left and upward. An ST-vector is present. Left ventricular origin of ectopic beats.

e) 60 year old woman with mitral valvular disease. The ectopic QRS-loops are mainly directed toward the anterior and upward. Apical origin of ventricular ectopic beats.

sache, daß in der Großzahl dieser Fälle, was die Normalschläge betrifft, eine Linksablenkung der elektrischen Herzachse besteht. Die Kurven der Abb. 62 c stammen von einem 53 jährigen Patienten mit Hypertonie und artiosklerotischer Myokardiopathie. Das Ekg zeigt kleine Q-Zacken in aVL mit negativem T, eine QS-Form mit positivem T in aVF sowie dem Bild einer Linkshypertrophie und eines unvollständigen Linksschenkelblocks (QRS ist 0,12 Sek. breit) entsprechende Brustwandableitungen. Die extrasystolischen QRS-Schlingen („ES") sind nach ventral, kaudal, sowie etwas nach rechts gerichtet. Die T-Schlingen der Extrasystolen („TES") sind nach links, dorsal und kranial gewendet und somit der Richtung der QRS-Schlingen entgegengesetzt.

Die Abb. 62 d zeigt die Kurven einer 60 jährigen Patientin mit essentieller Hypertonie. Das Ekg zeigt die Zeichen einer Hypertrophie des linken Ventrikels. Das Vkg der Normalschläge zeigt dementsprechend eine im wesentlichen nach links und etwas nach dorsal gerichtete QRS-Schlinge, wobei der Umlaufsinn in der Transversalebene positiv ist. Diese Vektorschlingen sind in der Abb. 62 d mit einem „N" bezeichnet. Die Extrasystolen weisen in der Abl. I vorwiegend negative, in den Abl. II, III, aVF sowie V_1 bis V_4 vorwiegend positive Kammerkomplexe auf. Die extrasystolischen QRS-Schlingen sind nach rechts und kaudal gerichtet und zeigen in allen Ebenen positiven Umlaufsinn. Die T-Schlingen sind den QRS-Schlingen der Extrasystolen entgegengesetzt (nämlich nach links und kranial) gerichtet („TES"). In der transversalen Ebene ist auf der Abbildung keine extrasystolische T-Schlinge dargestellt. Die QRS-Schlingen sind also auch in diesem – so wie auch im Fall der Abb. 62 c – nach rechts gerichtet, wie es dem Ursprung der Extrasystolen im linken Ventrikel entspricht. Es ist auffällig, daß die räumliche QRS-Schlinge im Falle der Abb. 62 d so stark nach rechts hin orientiert ist. Man ersieht aus dem frontalen und transversalen Vkg, daß – der Abweichung der ST-Strecke von der isoelektrischen Linie in den Abl. II, III und einigen Brustwandableitungen entsprechend – ein nach dorsal und kranial gerichteter ST-Vektor vorhanden ist. Er entspricht einer Linie, die man sich vom Anfangs- zum (davon verschiedenen) Endpunkt der QRS-Schlinge gezogen denken muß.

Apikale Kammerextrasystolen sind durch vorwiegend negative Kammerkomplexe in den Abl. I bis III und vorwiegend positive T-Zacken in diesen Ableitungen ausgezeichnet. Bei dem Fall der Abb. 62 e handelt es sich um eine 60 jährige Patientin, die an einem dekompensierten Mitralvitium litt. Das Ekg zeigt einen Rechtstyp, flache T-Zacken in den Standardableitungen sowie RS-Formen von V_2 bis V_6. Die QRS-Schlingen der Normalschläge zeigen, der überwiegenden Hypertrophie des rechten Ventrikels entsprechend, positiven Umlaufsinn in der frontalen Ebene. Die Kammerkomplexe der Extrasystolen sind in den Abl. I bis III vorwiegend negativ. Dem entspricht auch die nach kranial (und ventral) weisende Richtung der extrasystolischen QRS-Schlingen („ES"). Es ist interessant, daß in diesem Fall apikaler Kammerextrasystolen der Umlaufsinn der extrasystolischen transversalen QRS-Schlinge deutlich dem bei Rechtshypertrophie gewohnten Bild entspricht (positiver Umlaufsinn, Ausdehnung nach ventral und rechts). Die starke Ausdehnung der räumlichen Vektorschlinge nach ventral, wie sie in diesem Falle festzustellen ist, kann entweder mit der stärkeren Hypertrophie des rechten Ventrikels oder mit der Tatsache zusammenhängen, daß der ektopische Herd zwar spitzennahe, jedoch mehr nach dorsal zu gelegen ist.

Die Ausführungen sollten zeigen, daß die Vektorkardiographie auch bei Kammerextrasystolie dank ihrer Anschaulichkeit ein deutliches Bild der Entstehungsweise der Extrasystolen bietet. Weitere Untersuchungen u. a. über den Einfluß der Herzlage sowie eventuell vorhandener Hypertrophien oder abgelaufener Herzmuskelinfarkte auf das vektorkardiographische Bild von Kammerextrasystolen erscheinen uns notwendig.

Zusammenfassung

Basale Kammerextrasystolen: Die extrasystolischen QRS-Schlingen sind nach kaudal gerichtet. Posterobasale Extrasystolen weisen gleichzeitig eine Ablenkung der räumlichen QRS-Schlinge nach ventral, anterobasale nach dorsal auf. Bei linksventrikulären Extrasystolen ist die räumliche QRS-Schlinge nach rechts, bei apikalen nach kranial gerichtet. Der Einfluß der Herzlage, eventueller Kammerhypertrophien oder abgelaufener Infarkte ist bei der Lokalisation des ektopischen Herdes zu berücksichtigen.

Conclusion

In ventricular ectopic beats of basal origin, the QRS-loop is directed downward. If their origin is posterobasal, the QRS-loop is also directed toward the anterior. In cases of anterobasal origin, the QRS-loop is directed posteriorly. In left ventricular ectopic beats, the QRS-loop is directed toward the right. In apical ectopic beats there is an upward direction of the spatial QRS-loop. The position of the heart, as well as eventual ventricular hypertrophy, have to be considered in localizing ventricular ectopic beats.

24. Das Wolff-Parkinson-White-(WPW-)Syndrom

Die auch als Antesystolie bezeichnete Ekg-Veränderung ist durch eine Verkürzung der PQ-Zeit, eine Verbreiterung der Kammerkomplexe mit initialem trägem Anstieg von R („△-Welle") sowie meist auch durch Abweichungen der Zwischenstücke und T-Zacken von der Norm gekennzeichnet. Der △-(Delta-)Welle des Ekg entspricht eine initiale Deformierung der QRS-Schlingen mit Umlaufverlangsamung.

Auf die verschiedenen Theorien über die Entstehung des WPW-Syndroms (frühzeitige Erregung des rechten Ventrikels durch ein spezifisches Muskelbündel des Reizleitungssystems, erhöhte Empfindlichkeit bestimmter Myokardgebiete gegenüber mechanischen oder elektrischen Reizen, beschleunigte Leitung in Teilen des Atrioventrikularknotens) sei hier nicht näher eingegangen. Von vektorkardiographischer Seite konnte bisher noch kein entscheidender Beitrag zu dieser Frage erbracht werden. Es hat sich weitgehend eine ursprünglich von ROSENBAUM angegebene Einteilung in 2 Gruppen eingebürgert (514).

Beim Typ A ist die △-Welle in den üblichen Brustwandableitungen im allgemeinen positiv. Der Typ wurde daher von HOLZMANN auch als „sternal positiv" bezeichnet (293). Die der △-Welle entsprechende Ausbuchtung der QRS-Schlinge ist nach ventral, der sich anschließende Teil der QRS-Schlinge im allgemeinen nach ventral und rechts gerichtet. Es wurde vermutet, daß in diesen Fällen der Ursprungsort der abnormen Erregung im linken Ventrikel (48) oder im dorsalen Teil des Kammerseptums gelegen sei (646).

Beim Typ B (nach HOLZMANN „sternal negativer" Typ) ist im Ekg der initiale Anteil von QRS in den Brustwandableitungen V_1 und V_2 negativ oder nur sehr niedrig positiv. Der initiale Anteil der QRS-Schlinge ist nach links, der sich anschließende Teil der Schlinge gleichfalls nach links sowie mitunter nach dorsal und kranial gerichtet. Für diese Fälle wurde ein Erregungsursprung im rechten Ventrikel(48) oder im ventralen Teil des Kammerseptums (646) angenommen.

Mitunter kommen auch Mischformen vor. Es wurde auch ein Typ C beschrieben, der durch eine leichte initiale Veränderung der QRS-Vektorschlingen gekennzeichnet sein soll (520).

Es wurde auch eine Einteilung in Fälle mit Veränderung der ganzen QRS-Schlinge, die als „extrasystolische" bezeichnet wurden und in „antesystolische", bei denen nur der Anfangsteil der QRS-Schlinge verändert ist, vorgeschlagen (404).

Die Veränderungen des sich an die Delta-Welle anschließenden Teiles der QRS-Schlingen können sehr verschiedene Grade aufweisen. Holzmann wies darauf hin, daß sie um so hochgradiger sind, je stärker sich der initiale Schlingenanteil von der

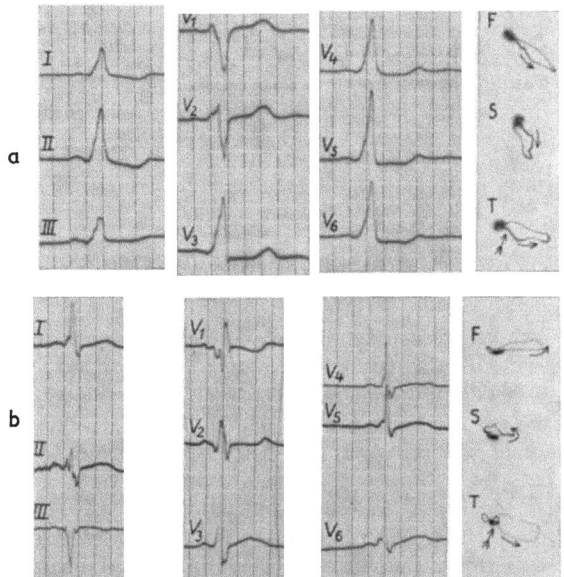

Abb. 63. *WPW-Syndrom.*

a) 37 jähriger Patient (F. R., Prot.Nr. 1397). Paroxysmale Tachykardie. Im Ekg Normaltyp, die Δ-Wellen sind in V_1 und V_2 positiv. Anfängliche Entwicklung der QRS-Schlingen nach ventral (gefiederter Pfeil) in der sagittalen und transversalen Ebene. Typ A (sternal positiv).

b) 4 jähriges Mädchen (Sch. A., Prot.Nr. 1114) mit Vorhofseptumdefekt vom Secundum-Typ (Operation). Linkstyp im Ekg, unvollständiger Rechtsschenkelblock. In V_1 und V_2 negative Δ-Wellen. Hauptteil der QRS-Schlingen nach links abgelenkt. Terminaler kleiner nach rechts gerichteter Schlingenanteil. Die QRS-Schlingen entwickeln sich anfänglich nach dorsal (gefiederter Pfeil in der transversalen Ebene). Typ B (sternal negativ).

Fig. 63. *WPW-Syndrome.*

a) 37 year old man. Paroxysmal tachycardia. Positive Δ-waves in V_1 and V_2. Initial development of the QRS-loop anteriorly in the sagittal and transverse planes (double-tailed arrow). Type A.

b) 4 year old girl with atrial septal defect of the secundum-type (operation). Inverted Δ-waves in V_1 and V_2. The main part of the QRS-loop is deviated toward the left. Small terminal appendix directed toward the right. Initial development of the QRS-loop toward the posterior (double-tailed arrow in the transverse plane). Type B.

Entwicklungsrichtung der übrigen QRS-Schlinge entfernt. Während im allgemeinen angenommen wird, daß klinisch keine Unterschiede zwischen Typ A und Typ B bestehen (50), ergab eine vergleichende Untersuchung, daß in Fällen ohne Herzerkrankung sowohl der △-Anteil als auch die übrige QRS-Schlinge glatt (sowie mehr nach kranial gerichtet) seien, während in Fällen mit Herzerkrankung (Herzmuskelinfarkt, Myokarditis) beide Schlingenanteile deformiert sowie mehr nach kaudal gerichtet sind (95). Ein WPW-Syndrom läßt sich vektorkardiographisch auch bei gleichzeitigem Vorhandensein eines Links- oder Rechtsschenkelblocks erkennen (130). Es liegt eine größere Zahl weiterer Veröffentlichungen über das Vkg beim WPW-Syndrom vor (19, 53, 57, 174, 448, 618, 651).

In der Abb. 63a werden die Ekg und Vkg eines 37jährigen Patienten mit paroxysmaler Tachykardie und WPW-Syndrom dargestellt. Im Ekg ist ein Normaltyp vorhanden, die PQ-Zeit beträgt 0,11 Sek. Die Kammerkomplexe werden durch eine träg ansteigende △-Welle eingeleitet. Diese ist in den üblichen Brustwandableitungen, vor allem auch in V_1 und V_2 deutlich positiv. Im Vkg entwickelt sich der zentrifugale Anteil der QRS-Schlinge nach links, ventral und kaudal (gefiederter Pfeil in der sagittalen und transversalen Ebene). Der Fall gehört mithin zum „sternal positiven" Typ oder Typ A.

Die Kurven der Abb. 63b stammen von einem 4jährigen Mädchen mit Vorhofseptumdefekt vom Secundum-Typ. Aus dem Operationsbefund: „Tiefliegender Defekt der fossa ovalis vom Secundum-Typ (Durchmesser etwa 15 mm). Keine Abnormität der Mitralklappe."

Das Ekg zeigt einen Linkstyp, die PQ-Zeit beträgt 0,11 Sek. Im Anfangsteil von QRS ist eine deutliche △-Welle erkennbar (insbesondere in den Abl. I und II). Diese ist in den Abl. V_1 und V_2 negativ. Man sieht außerdem in den Abl. I, II und V_3 bis V_6 plumpe S-Zacken. Das Vkg zeigt QRS-Schlingen, die sich im wesentlichen nach links hin entwickeln, wobei – einem unvollständigen Rechtsschenkelblock entsprechend – ein terminaler Schlingenanteil rechts vom Nullpunkt liegt. Der zentrifugale Anteil der QRS-Schlinge entwickelt sich anfänglich nach dorsal. Dies kommt in der transversalen Ebene deutlich zum Ausdruck (gefiederter Pfeil). Dem entsprechen die negativen △-Wellen in V_1 und V_2. Es handelt sich mithin um einen Typ B („sternal negativ").

25. Myokarditis

Bei Myokarditiden kann man im Vkg vor allem Konturunregelmäßigkeiten der QRS-Schlingen sehen (339). Dies betrifft besonders auch Fälle von akuter rheumatischer Myokarditis (432). Mitunter sind auch größere Kontureinbrüche vorhanden (Abb. 64c). Bei Chagasmyokarditis wurde in einem Teil der Fälle im Vkg ein Rechtsschenkelblock beobachtet (208). Entsprechend den bekannten Veränderungen der T-Zacken im Ekg kann man bei Myokarditiden auch eine Vergrößerung des QRS-T-Winkels beobachten. Dies kann sich in einer Abdrehung der T-Schlingen aus der Richtung der QRS-Schlingen äußern.

In der Abb. 64a sind die Ekg und Vkg eines 34jährigen Patienten mit Mitralinsuffizienz und -stenose sowie rheumatischer Myokarditis dargestellt. Im Ekg sieht man ein deutliches P-mitrale sowie stärkere Aufsplitterung der Kammerkomplexe. Die T-Zacken fehlen in I und sind in V_5 und V_6 flach diphasisch. Die QRS-

Schlingen zeigen eine starke Ausdehnung nach links. Es sind, vor allem im zentrifugalen Schenkel, stärkere Konturunregelmäßigkeiten vorhanden. Die T-Schlingen
sind klein.

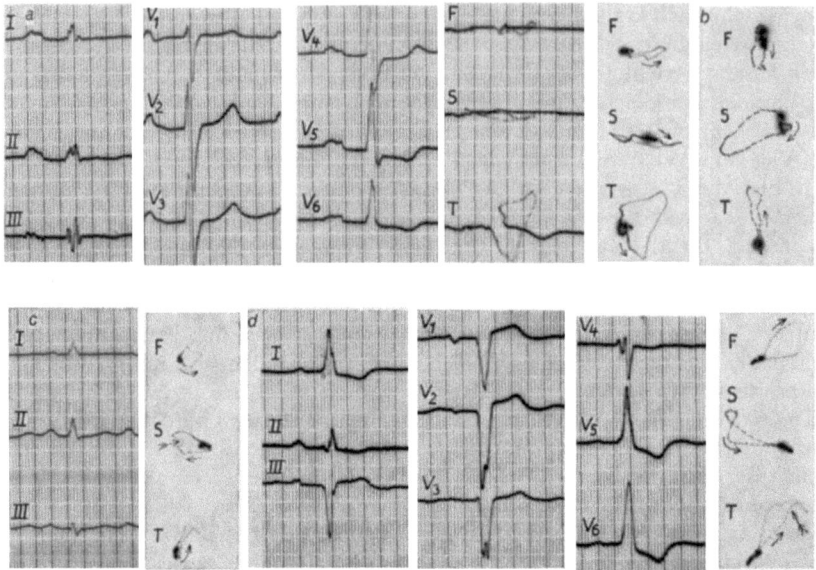

Abb. 64. *Myokarditis.*

a) 34jähriger Patient (Sch. K., Prot-Nr. 1335) mit Mitralinsuffizienz und -stenose sowie rheumatischer Myokarditis. P-mitrale, Aufsplitterung von QRS, abnorme T-Zacken. Deutliche
Konturunregelmäßigkeiten der QRS-Schlingen.
b) 19jährige Patientin (D. M., Prot.-Nr. 1544) mit Mitralinsuffizienz und Myokarditis. Die
nach kaudal und dorsal gerichtete QRS-Schlinge weist vor allem in der frontalen und transversalen Ebene deutliche Konturunregelmäßigkeiten auf.
c) 35jährige Patientin mit Mitralinsuffizienz und akuter rheumatischer Endomyokarditis.
Aufsplitterungen der Kammerkomplexe und abnorme T-Zacken im Ekg. Konturunregelmäßigkeiten der QRS-Schlingen, deutliche Kontureinbrüche von dorsal her in der sagittalen Ebene
(gefiederter Pfeil).
d) 44jähriger Patient (Sch. F., Prot.-Nr. 1158) mit Aortenstenose und chronischer Myokarditis. Das Ekg zeigt das Bild der Widerstandshypertrophie des linken Ventrikels. Die QRS-
Schlingen sind nach links, dorsal und kranial, die T-Schlingen nach ventral rechts gerichtet.
Konturunregelmäßigkeiten vor allem am Übergang des zentrifugalen in den zentripetalen
Schenkel der QRS-Schlinge. Flacher, nach links ventral konkaver Kontureinbruch (gefiederter
Pfeil in der transversalen Ebene).

Fig. 64. *Myocarditis.*

a) 34 year old man with mitral incompetence and stenosis. Rheumatic myocarditis. Mitral P-
wave. Marked irregularities in the contour of the QRS-loops.
b) 19 year old woman with mitral incompetence and myocarditis. The QRS-loop is directed
downward and posteriorly and shows irregularities in contour especially in the frontal and
transverse planes.
c) 35 year old woman with mitral incompetence and acute rheumatic endomyocarditis. Irregular contour of the QRS-loop, marked indentations in the sagittal plane toward the posterior
(double-tailed arrow).
d) 44 year old woman with aortic stenosis and chronic myocarditis. The QRS-loop is directed
toward the left, anteriorly and upward. Irregularities in contour especially in the transitional
zone between the centrifugal and the centripetal limb of the QRS-loop. There is a flat indentation toward the left and anteriorly (double-tailed arrow in the transverse plane).

Die Abb. 64b gibt die Vkg einer 19jährigen Patientin mit Mitralinsuffizienz wieder, die an einer schweren Myokarditis starb.

Aus dem autoptischen Befund:

„Das Herz enorm vergrößert, 16:16 cm messend, die Spitze abgerundet, von beiden Ventrikeln gebildet, typisches Cor bovinum. Das Herzfleisch blaßgraurot, feucht, scheckig, mit vereinzelten kleinsten grauweißlichen Schwielenherdchen. Die Wand der dilatierten linken Kammer 12, die der hypertrophierten und dilatierten rechten Kammer 6 mm dick. Der rechte Vorhof ausgeweitet. Die Tricuspidalis zwar zart, jedoch relativ insuffizient. Pulmonalklappen frei, die Pulmonalis relativ weit. Auch der linke Vorhof erweitert, die Mitralis am freien Rand leicht verdickt, einzelne Sehnenfäden plumper als gewöhnlich, die Kommissuren frei. Das Ostium für 4 Querfinger passierbar, die Klappe insuffizient. Die Aortenklappen zart.

Die Leber beträchtlich vergrößert, 27:22:11 cm messend, oberflächlich flach buckelig, auf der Schnittfläche das Bild der Muskatnußleber."

Das Ekg zeigte ein P-mitrale, einen starken Rechtstyp sowie rS-Formen in V_1 bis V_6. Die Kammerkomplexe zeigten in allen Ableitungen kleinere Aufsplitterungen. Die räumliche QRS-Schlinge ist nach dorsal und kaudal gerichtet, in der frontalen und transversalen Ebene eher schmal und weist deutliche Konturunregelmäßigkeiten auf. Die T-Schlingen sind klein.

In der Abb. 64c sind die Standardableitungen und das Vkg eines 35jährigen Patienten mit Mitralinsuffizienz und rheumatischer Endomyokarditis dargestellt. Die P-Zacken sind etwas verplumpt, die Kammerkomplexe zeigen Aufsplitterungen in allen Ableitungen. Die T-Zacken fehlen in I und aVL. Die nach links und dorsal gerichtete QRS-Schlinge zeigt einen Kontureinbruch von dorsal her, der in der sagittalen Ebene deutlich wird (gefiederter Pfeil). Darüber hinaus sind andere geringe Konturunregelmäßigkeiten vorhanden. Die T-Schlingen sind klein.

In der Abb. 64d werden Ekg und Vkg eines 44jährigen Patienten mit Aortenklappenstenose und Myokarditis wiedergegeben.

Aus dem autoptischen Befund:

„Wand des linken Ventrikels 24 mm dick. Der linke Ventrikel beträchtlich ausgeweitet. Das Myokard des linken Ventrikels zeigt ein scheckiges Bild, entsprechend kleinen myokarditischen Schwielen und kleinsten Blutungen. Das Aortenostium ist nur noch für eine Branche der Darmschere durchgängig, ringförmig verengt und sehr hart. Der freie Rand der Klappen verdickt und verkalkt. Diagnose: Abgelaufene Endokarditis der Aortenklappen mit Aortenklappenstenose. Hypertrophie und Dilatation besonders des linken Ventrikels, chronische Myokarditis."

Das Ekg zeigt das Bild einer Hypertrophie des linken Ventrikels, außerdem Knotungen und Aufsplitterungen der Kammerkomplexe in allen Ableitungen. Die QRS-Schlingen sind nach links, dorsal und kranial gerichtet, die T-Schlingen weisen nach rechts ventral. Am Ende des zentrifugalen QRS-Schlingenschenkels sieht man in der sagittalen Ebene eine Überkreuzung, in der transversalen Ebene eine starke Abbiegung der QRS-Schlinge. In der transversalen Ebene wird am Beginn des zentripetalen Schlingenschenkels ein flacher Kontureinbruch von links ventral her sichtbar (gefiederter Pfeil).

Als Folgen rheumatischer Myokarditis müssen auch die Konturunregelmäßigkeiten der QRS-Schlingen in den Abb. 43a und c sowie 44a und b angesehen werden.

Zusammenfassung

Konturunregelmäßigkeiten der QRS-Schlingen, mitunter größere Kontureinbrüche. Unter Umständen Ablenkung der T-Vektorschlingen.

Conclusion

There are irregularities of contour of the QRS-loop, sometimes also greater defects of contour. The T-loop may deviate from the main direction of the QRS-loop.

26. Das Vektorkardiogramm bei verschiedenen anderen Zuständen

a) Erbsche progressive Muskeldystrophie

Bei dieser Erkrankung kommen Nekrosen und Fibrosierungen im Myokard vor (305). Im Vkg wurden Kontureinbrüche (179) sowie ein rechtsschenkelblockartiges Bild beobachtet (188).

Die Kurven der Abb. 65a stammen von einem 15jährigen Patienten mit progressiver ERBscher Muskeldystrophie und schwerer kardialer Insuffizienz. Das Herz reichte fast bis an den linken Thoraxrand, die Leber war um eine Handbreite vergrößert.

Aus dem autoptischen Befund:

„Das Herz enorm vergrößert, von der Basis zur Spitze 14 und im größten queren Durchmesser an der Herzbasis ebenfalls 14 cm messend. Das Myokard blaßgraurot und von zahlreichen kleinsten weißlichen Schwielenherdchen durchsetzt. Die Kammerwand an der Basis des linken Ventrikels 12, an der des rechten 8 mm dick. Die Herzhöhlen enorm dilatiert, mit relativer Insuffizienz der Mitralis und Tricuspidalis. Auch die Vorhöfe dilatiert. Herzklappen, Kranzgefäße und große Gefäße mit zarter blaßgelblicher Intima."

Das Ekg zeigt kleine aufgesplittete Kammerkomplexe in I. In II und III kleine Q-Zacken und Aufsplitterung der R-Zacken. Plumpes, aufgesplittertes S in I. Sehr flaches T in V_5, flach diphasisches T in V_6. Das Vkg zeigt QRS-Schlingen, die in allen 3 Ebenen Konturunregelmäßigkeiten aufweisen. Diese Unregelmäßigkeiten sind von annähernd perlschnurartiger Form. Die T-Schlingen sind klein.

Auch bei *dystrophischer Myotonie* wurden Konturunregelmäßigkeiten des Vkg beobachtet (207).

Zusammenfassung

Bei ERBscher *Muskeldystrophie finden sich Konturunregelmäßigkeiten, mitunter von perlschnurartiger Form.*

Conclusion

There are irregularities of contour, sometimes in a „string of pearls" pattern.

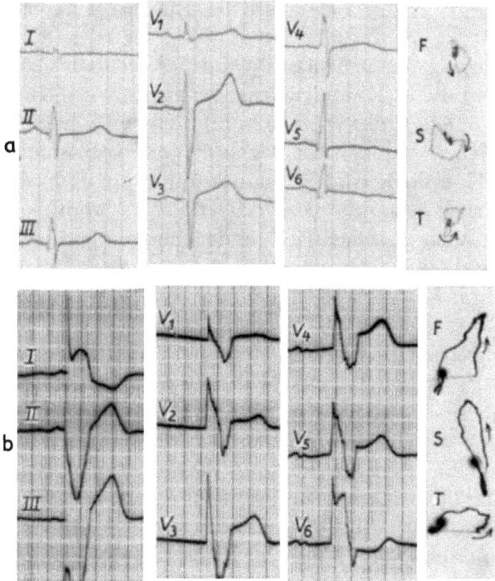

Abb. 65. ERBsche *progressive Muskeldystrophie (a), elektrischer Schrittmacher (b).*

a) 14jähriger Patient (F. R., Prot.Nr. 955) mit progressiver ERBscher Muskeldystrophie und schwerer kardialer Insuffizienz. Aufsplitterungen der Kammerkomplexe in den Ekg-Ableitungen. Konturunregelmäßigkeiten von perlschnurartiger Form an den QRS-Schlingen.

b) 60jährige Patientin (M. M., Prot.-Nr. 1461) mit Adams-Stokes'schem Symptomenkomplex. Anbringung eines elektrischen Schrittmachers (Katheterelektrode) im Spitzenbereich des rechten Ventrikels. Im Ekg steile Komplexe (Spikes) als Folge der elektrischen Impulsbildung, daran anschließend linksschenkelblockartige Kammerkomplexe. Im Vkg nach links oben (und etwas nach dorsal) abgelenkte QRS-Schlingen mit starker Konturunregelmäßigkeit und diskordanten T-Vektorschlingen.

Fig. 65. ERBs *progressive muscular dystrophy (a), electrical pacemaker (b).*

a) 14 year old boy with ERBs progressive muscular dystrophy and severe cardiac failure. Irregular contour of the QRS-loop, sometimes in a ,,string of pearls" pattern.

b) 60 year old woman. Adams-Stokes-syndrome. An electrical pacemaker (catheter-electrode) has been put into the apical region of the right ventricle. There are ,,spikes" in the Ecg as a sequence of the electrical impulses of the pacemaker. They are followed by left bundle-branch-block-like QRS-complexes. The QRS-loops are directed toward the left, upward (and somewhat posteriorly). Marked irregularities of contour. The T-loops are opposite to the QRS-loops.

b) Elektrischer Schrittmacher

Bei ADAMS-STOKESschem Symptomenkomplex sowie in manchen Fällen schwerer Sinusbradykardie werden elektrische Schrittmacher verwendet. Sie werden im allgemeinen epi- oder endokardial (Herzkatheterelektrode) angewandt. Dabei liegt die negative Elektrode am bzw. im Herzen. Entsprechend dem Schrittmacherimpuls sieht man im Ekg einen sehr steilen Komplex (,,spike"), (gefiederter Pfeil auf Abb. 65b). Im Anschluß daran werden schenkelblockartige Kammerkomplexe dargestellt, die hinsichtlich ihres Lagetyps der Ausbreitung der künstlich erzeugten Erregung entsprechen. Wenn vor der Einpflanzung des Schrittmachers ein Rechts-

schenkelblock bestand, ändert sich nach der Einpflanzung das Rechtsschenkelblockbild.

So zeigen z. B. bei an der ventralen Wand des rechten Ventrikels angenäher-
ter Elektrode oder bei in dieser Kammer liegender (negativer) Katheterelektrode die
Kammerkomplexe einen Linkstyp. Nach Einpflanzung eines Schrittmachers in
bzw. an die Oberfläche des linken Ventrikels tritt ein Rechtsschenkelblock auf. Die
Verbreiterung der Kammerkomplexe kommt durch die abnorme – ungebahnte –
Erregung der Ventrikel zustande. Dadurch sind auch Konturunregelmäßigkeiten
der QRS-Schlingen bedingt. Die QRS-Vektorschlinge dehnt sich in einem solchen
Fall nach links kranial sowie mehr oder weniger nach dorsal aus. Es wurden einem
WPW-Syndrom ähnliche Veränderungen der QRS-Schlingen beschrieben (86,
466).

In der Abb. 65 b werden die Ekg und Vkg einer 60jährigen Patientin mit ADAMS-
STOKESschen Anfällen dargestellt. Es wurde eine Katheterelektrode in den rechten
Ventrikel (Spitzenbereich) eingeführt. Man sieht im Ekg steile Ausschläge (gefiederter Pfeil), die auf den Schrittmacherimpuls zurückzuführen sind. Daran schließt
sich ein linksschenkelblockartiges Bild mit Verbreiterung der Kammerkomplexe
auf 0,14 Sek. an. Die QRS-Komplexe sind nicht nur in der Abl. III, sondern auch
in der Abl. II negativ. In der Abl. V_1 sind die Kammerkomplexe vorwiegend negativ, in V_2 bis V_6 diphasisch. Die räumliche QRS-Schlinge ist nach links und kranial
(sowie etwas nach dorsal) gerichtet. Starke Konturunregelmäßigkeiten der QRS-
Schlinge. Die T-Schlingen sind nach ventral und kaudal abgelenkt. Der Umlaufsinn der QRS-Schlinge ist in allen drei Ebenen positiv.

c) Trichterbrust

Bei dieser Anomalie des Thoraxskeletts können – entsprechend den Ekg-Veränderungen – auch verschiedene abnorme Vkg-Formen gefunden werden (260).
Es wurden insbesondere kleine terminale Ausziehungen der QRS-Schlingen nach
rechts dorsal beobachtet (516).

Wir konnten bei Trichterbrust gleichfalls vor allem terminale Konturunregelmäßigkeiten der QRS-Schlingen beobachten.

In der Abb. 66 werden Kurven zweier Fälle von Trichterbrust dargestellt.

Die Ekg und Vkg der Abb. 66a stammen von einem 23jährigen Patienten mit
mäßig stark ausgebildeter Trichterbrust und akzidentellem systolischem Geräusch.
Im Ekg ist eine Verbreiterung der Kammerkomplexe auf 0,09 Sek. mit plumpen
S-Zacken in I vorhanden.

Die Vkg nach der Methode von HUPKA und WENGER zeigen in der Frontalebene
einen positiven Umlaufsinn der QRS-Schlinge mit einer terminal und kranial
gelegenen Abschnürung eines Schlingenanteils (gefiederter Pfeil). Dem entspricht
eine nach kranial ventral gerichtete terminale Ausziehung in der sagittalen Ebene
(gefiederter Pfeil).

Die Vkg der Abb. 66b (Methode nach POLZER-SCHUHFRIED und McFEE-
PARUNGAO) stammen von einem 14jährigen Knaben mit mäßig ausgebildeter
Trichterbrust. Das Ekg zeigt einen Linkstyp sowie eine Aufsplitterung der S-
Zacken in II und III. Sowohl nach der Methode von POLZER-SCHUHFRIED als auch
nach der von McFEE-PARUNGAO sieht man im terminalen Bereich der frontalen
QRS-Schlinge eine Zuspitzung (gefiederter Pfeil). Diese entspricht einer starken
Abknickung der sagittalen QRS-Schlinge nach kaudal.

Zusammenfassung

Konturunregelmäßigkeiten der QRS-Schlingen, vor allem im terminalen Bereich.

Conclusion

Irregularities of the contour of QRS-loop, especially in its terminal portion.

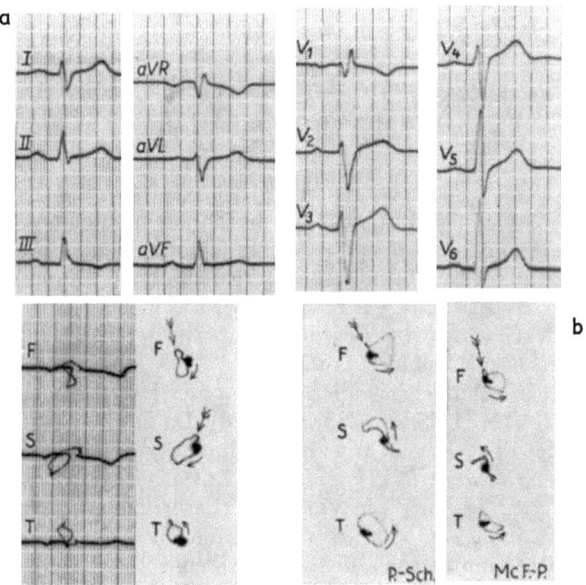

Abb. 66. *Trichterbrust.*

a) 23jähriger Patient (W. H., Prot.Nr. 1384) mit mäßiggradiger Trichterbrust und akzidentellem systolischem Geräusch. Verbreiterung der QRS-Komplexe auf 0,09 Sek. Im Vkg (Methode Hupka-Wenger) terminale Abschnürung eines kranial und ventral gelegenen kleinen QRS-Schlingenanteils (gefiederter Pfeil in der frontalen und sagittalen Ebene). Die frontale QRS-Schlinge ist gegenüber den üblichen Ableitungssystem um 45° im Sinne des Uhrzeigers gedreht.

b) Vkg (Methode POLZER-SCHUHFRIED links, und Mc FEE-PARUNGAO rechts), eines 14jährigen Knaben mit mäßiger Trichterbrust. Linkstyp und Aufsplitterung der S-Zacken in mehreren Ableitungen des Ekg. Zuspitzung im terminalen Bereich der frontalen QRS-Vektorschlinge (gefiederter Pfeil). Starke terminale Abknickung der sagittalen QRS-Vektorschlinge nach kaudal. Die sagittalen Vektorschlingen entsprechen einer Betrachtung des Thorax von rechts.

Fig. 66. *Funnel-chest.*

a) 23 year old man with funnel chest of moderate degree. Functional systolic murmur. The QRS-loop shows a terminal appendix directed upward and anteriorly. Method of HUPKA and WENGER. The frontal QRS-loop is shifted clockwise 45 degrees in comparison with the usual systems.

b) 14 year old boy with funnel chest of moderate degree. There is a spike in the terminal part of the frontal QRS-loop (double-tailed arrow). There is a marked terminal kinking of the sagittal QRS-loop downward. Method of POLZER and SCHUHFRIED (left) and Mc FEE and PARUNGAO (right).

d) Endokardfibrose

Man findet bei Kindern mit *Fibroelastose* verhältnismäßig häufig elektro- und vektorkardiographisch das Bild einer Linkshypertrophie (672). Die QRS-Schlingen sind vergrößert und nach links kranial abgelenkt. Entsprechend den häufigen negativen T-Zacken in den Abl. V_4 bis V_6 sind im Vkg die T-Schlingen nach ventral und u. U. nach rechts abgedreht. Häufig sind die P-Schlingen im Sinne eines P-pulmonale verlängert. Mitunter findet sich das Bild eines Linksschenkelblocks.

Bei *Endomyokardfibrose* können auffällige Konturveränderungen der QRS-Schlingen beobachtet werden (235).

27. Angeborene Anomalien des Herzens und der großen Gefäße

a) Allgemeines

Das Ekg bewährt sich als Hilfsmittel bei der Differentialdiagnose dieser Veränderungen, besonders im Sinne einer Gruppendifferentialdiagnose. Es wird dadurch meist möglich, „durch einen Blick" zu entscheiden, ob es sich um eine Anomalie mit vorwiegender Hypertrophie des rechten oder linken Ventrikels oder um einen Vorhofseptumdefekt handelt, bei dem in der überwiegenden Mehrzahl der Fälle das Bild eines Rechtsschenkelblocks vorliegt.

Das Vkg bietet in zahlreichen Fällen angeborener Herzfehler charakteristische Bilder (71, 94, 128, 151, 171, 198, 225, 387, 688). Da das kindliche Ekg und Vkg gegenüber dem des Erwachsenen in mancher Hinsicht eine größere Schwankungsbreite des Normalen aufweist, ist es vor allem in Fällen geringer Rechtshypertrophie manchmal schwierig, diese aus dem Vkg mit Sicherheit zu erkennen. Es sei daran erinnert, daß im kindlichen Vkg auch in Normalfällen der Umlaufsinn in der transversalen Ebene mitunter positiv ist (s. Abschn. 11). Trotzdem stellt nach unserer Erfahrung das Vkg in zahlreichen Fällen ein wertvolles diagnostisches Hilfsmittel – auch bei der Erkennung von mit Hypertrophie des rechten Ventrikels einhergehenden angeborenen Anomalien – dar. Die bei Anomalien mit stärkerer Rechtshypertrophie auftretenden Veränderungen des Vkg wurden im Kapitel „Hypertrophie des rechten Ventrikels" im einzelnen dargestellt.

Falls der rechte Vorhof, etwa infolge einer Drucksteigerung im kleinen Kreislauf, vergrößert ist, findet man häufig die vektorkardiographischen Zeichen eines P-pulmonale. Es wird darauf nicht bei der Besprechung jeder einzelnen Anomalie besonders hingewiesen. Auf die Bedeutung des Vkg für die Beurteilung des Operationserfolges (619) wird noch bei der Besprechung einzelner Anomalien eingegangen werden.

b) Fallotsche Tetralogie

Die Hämodynamik ist durch das Vorliegen einer Pulmonalstenose und eines Ventrikelseptumdefektes bestimmt. In der Mehrzahl der Fälle ist die Pulmonalstenose beträchtlich und liegt ein hochgradiger Rechts-Links-Shunt vor. Bei diesen, schon in Ruhe zyanotischen Patienten, ist der Druck im rechten Ventrikel dem in der linken Herzkammer annähernd gleich. In solchen Fällen ist die Hypertrophie des rechten Ventrikels stark ausgeprägt. In Spätfällen kann man im Vkg auch Zeichen einer Hypertrophie beider Ventrikel sehen (400).

Die räumliche QRS-Vektorschlinge ist, der meist starken Hypertrophie des rechten Ventrikels entsprechend, nach rechts, ventral und kaudal gerichtet. Der Umlaufsinn der QRS-Vektorschlingen ist in der frontalen und transversalen Ebene fast stets positiv. Die T-Vektorschlingen sind entweder in den QRS-Schlingen eingeschlossen oder treten – bei weiter fortgeschrittener Rechtshypertrophie – aus diesen nach links heraus (Abb. 67b, c und d). Es konnte eine Zuordnung zwischen Lage und Größe der T-Vektorschlingen und Ausmaß der Rechtshypertrophie festgestellt werden (107).

In der Abb. 67 sind die Vkg sowie einige Ekg von 7 Fällen von FALLOTscher Tetralogie dargestellt. Die beiden ersten Fälle (Abb. 67a und b) sind autoptisch kontrolliert. Die Veränderungen sind in allen Fällen ziemlich gleichartig. In der Abb. 67e läd die räumliche Vektorschlinge weniger nach rechts, ventral und kaudal, sondern mehr nach rechts und dorsal aus. Dementsprechend ist die frontale Vektorschlinge schmal. In einigen Fällen ist in der Transversalebene eine Achterschlinge oder eine kleinere Schlingenbildung vorhanden (Abb. 67b, c, d und e).

In der sagittalen Ebene ist der Umlaufsinn der QRS-Schlinge mitunter positiv.

Es liegen verschiedene Untersuchungen über das Vkg bei Fallotscher Tetralogie vor (474, 501, 627), wobei vielfach auf den Vergleich prä- und postoperativ gewonnener Kurven näher eingegangen wurde (344, 440). Nach Totalkorrektur stellt sich meist das Bild eines vollständigen oder unvollständigen Rechtsschenkelblocks ein (620). Nach anastomosierenden Operationen, wie z. B. einer BLALOCK-TAUSSIG-schen Anastomose zwischen art. subclavia und art. pulmonalis kann es zu einer starken Vergrößerung des linken Ventrikels kommen. In solchen Fällen wurden vektorkardiographische Zeichen von Hypertrophie beider Ventrikel beobachtet (440).

c) Pulmonalstenose

Bei dieser Anomalie zeigt das Vkg im allgemeinen besonders deutlich die Zeichen der Hypertrophie des rechten Ventrikels. In Fällen sehr geringer Pulmonalstenose kann das Vkg – sowie auch das Ekg – noch innerhalb der Norm liegen. Zum Unterschied von den Fällen von FALLOTscher Tetralogie ist bei isolierter Pulmonalstenose der Umlaufsinn der sagittalen QRS-Vektorschlinge häufiger negativ. Dies dürfte mit dem – im Vergleich zu den Fällen von FALLOTscher Tetralogie – meist höheren Grad der Rechtshypertrophie zusammenhängen.

Der Umlaufsinn der frontalen QRS-Schlinge ist positiv. Je stärker die Rechtshypertrophie ist, desto mehr ist die T-Schlinge nach dorsal abgelenkt. Ein Fall von Pulmonalstenose wurde in den Abb. 37 und 38a dargestellt. Mitunter beobachtet man auch einen unvollständigen Rechtsschenkelblock (Abb. 52a), selten das Bild eines vollständigen Rechtsschenkelblocks.

Postoperativ kann mitunter eine deutliche Änderung des Vkg als Folge der geringeren Druckbelastung des rechten Ventrikels beobachtet werden.

In der Abb. 68a werden die präoperativen Ekg und Vkg eines 32jährigen Patienten mit valvulärer Pulmonalstenose dargestellt. Der Druck im rechten Ventrikel betrug präoperativ 100/0 mm Hg. Bei der Operation zeigte sich das Vorliegen eines auf einen Durchmesser von etwa 5 mm eingeengten Klappenostiums mit Verlötung aller 3 Kommissuren.

Das präoperative Ekg zeigt einen Rechtstyp. Die T-Zacken sind in den Abl. I und II positiv. In V_1 sieht man hohe R-Zacken mit diphasischen T-Zacken.

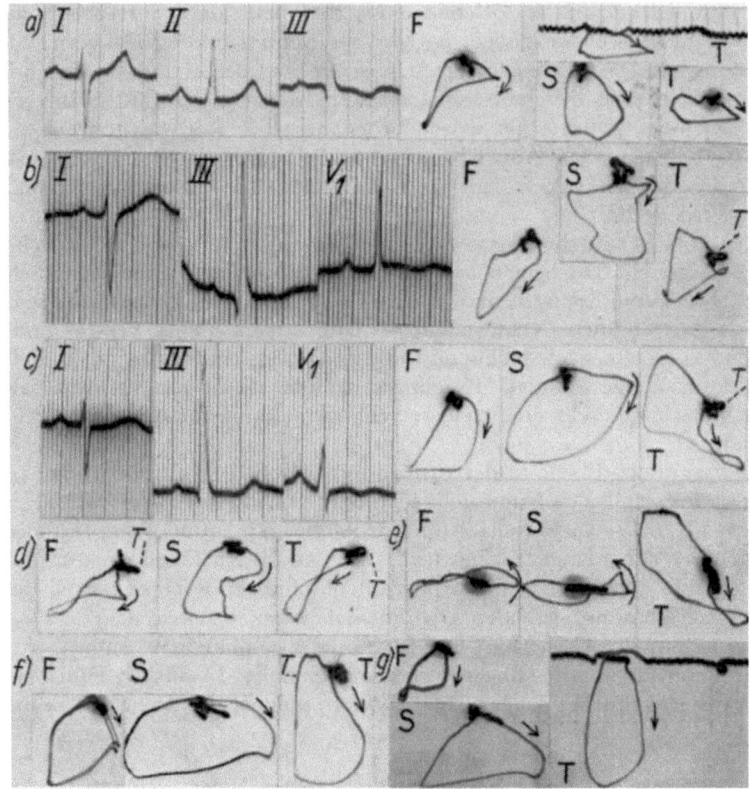

Abb. 67. FALLOTsche Tetralogie.

a) 3jähriges Mädchen mit FALLOTscher Tetralogie (M.J., Prot.Nr. 395). Autoptische Kontrolle. Rechtsablenkung der elektrischen Herzachse, Zeichen von Rechtshypertrophie im Ekg. Die QRS-Schlingen der drei Ebenen des Raumes zeigen einen positiven Umlaufsinn und laden nach rechts, ventral und kaudal aus.

b) 3jähriger Knabe mit FALLOTscher Tetralogie (P. G., Prot.-Nr. 410). Autoptische Kontrolle. Zeichen starker Rechtshypertrophie im Ekg. Die transversale QRS-Schlinge zeigt eine kleine anfängliche Verschlingung. Die T-Vektorschlingen sind nach links gerichtet („T").

c) 6jähriges Mädchen mit FALLOTscher Tetralogie (E. Ch., Prot.Nr. 361). Ähnliche Veränderungen wie in den Kurven der Abb. 67 b.

d) 6jähriges Mädchen mit FALLOTscher Tetralogie (G. M., Prot.-Nr. 368). Achterschlinge in der transversalen Ebene. Auch in diesem Falle sind die T-Schlingen nach links abgelenkt, wie aus den frontalen und transversalen Vkg hervorgeht.

e) 4jähriger Knabe mit FALLOTscher Tetralogie (S. H., Prot.-Nr. 416). Der terminale Anteil der räumlichen Vektorschlinge ist in diesem Falle nach rechts und dorsal gewendet, die frontale QRS-Schlinge ist schmal.

f) 4jähriger Knabe mit FALLOTscher Tetralogie (W. O., Prot.Nr. 439). Breite QRS-Vektorschlingen mit positivem Umlaufsinn.

g) 3jähriger Knabe mit FALLOTscher Tetralogie (W. Ch., Prot.-Nr. 442). Nach rechts, ventral und kaudal gerichtete QRS-Schlingen mit positivem Umlaufsinn in allen drei Ebenen.

Fig. 67. Tetralogy of FALLOT.

a) 3 year old girl. The QRS-loops show a clockwise rotation in all 3 planes and deviate toward the right, anteriorly and downward.

b) 3 year old boy. The transverse QRS-loop shows a clockwise QRS-rotation in all 3 planes. Small initial irregularity. The T-loop is directed toward the left.

Das Vkg zeigt eine nach rechts kaudal und dorsal abgelenkte QRS-Schlinge mit positivem Umlaufsinn in der frontalen und sagittalen sowie negativem Umlaufsinn in der transversalen Ebene. Die T-Schlingen treten zum Teil nach links und, wie man aus der transversalen Ebene ersieht, zum Teil auch nach ventral aus der QRS-Schlinge heraus.

Einen Monat nach der operativen Beseitigung der Stenose (Abb. 68 b) zeigt das Ekg nur mehr einen Steiltyp. Die Amplitude der R-Zacken in V_1 ist geringer. Die frontale QRS-Schlinge weist nach wie vor einen positiven Umlaufsinn auf, sie entwickelt sich aber anfänglich nach links. Dasselbe gilt für die transversale QRS-Schlinge. Sowohl in der frontalen als auch in der transversalen Ebene ist der terminale rechts vom Nullpunkt gelegene Schlingenanteil kleiner. Eine deutliche Herausdrehung der T- aus der QRS-Schlinge ist nicht mehr festzustellen.

Zahlreiche Autoren beschäftigten sich mit dem Vkg bei Pulmonalstenose (164, 224, 501, 627). Es ergab sich eine gute Übereinstimmung der vektorkardiographischen Veränderungen mit dem Schweregrad der Stenose bzw. der Höhe des Druckgradienten (33). Postoperativ war ein deutlicher Rückgang der Veränderungen des Vkg feststellbar.

d) Ventrikelseptumdefekt

Bei Ventrikelseptumdefekt ist das elektro- und vektorkardiographische Bild je nach der Hämodynamik des Falles verschieden. Bei kleinen Defekten können Ekg und Vkg normal sein. Dies kommt in 10–25% der Fälle vor (225).

Die Vkg der Abb. 69a stammen von einem 43jährigen Mann mit einem pfefferkorngroßen Ventrikelseptumdefekt, der an einer Miliartuberkulose starb. Es fand sich eine mäßige Dilatation beider Ventrikel und eine geringe Hypertrophie der rechten Herzkammer. Das Ekg zeigt einen Steiltyp und ist innerhalb der Norm. Die QRS-Vektorschlingen sind in der Frontalebene schmal. Sie dehnen sich, wie aus den Kurven der transversalen und sagittalen Ebene deutlich wird, zunächst nach ventral und später stärker nach dorsal hin aus. Ein sicherer pathologischer Befund kann auch aus dem Vkg nicht erhoben werden.

Bei mäßig großem Links-Rechts-Shunt steht das Bild der *Hypertrophie des linken Ventrikels* im Vordergrund. Im Ekg sieht man linksthorakal deutliche Q-Zacken, hohe und verbreiterte R-Zacken sowie u. U. negative T-Zacken. Die QRS-Schlinge ist vergrößert und nach links abgelenkt. Sie rotiert in der frontalen und transversalen Ebene gegen den Sinn des Uhrzeigers. Die T-Schlingen sind u. U. nach ventral abgelenkt und treten aus den QRS-Schlingen heraus.

Die Kurven der Abb. 69b stammen von einer 18jährigen Patientin mit eher kleinem Ventrikelseptumdefekt und geringem Links-Rechts-Shunt. Der Druck im rechten Ventrikel betrug 45/5 mm Hg. Im Ekg sieht man einen Linkstyp mit

---

c) 6 year old girl. Similar changes as in b.

d) 6 year old girl. There is a figure eight in the transverse plane. The T-loop is directed toward the left.

e) 4 year old boy. The terminal part of the QRS-loop is directed toward the right and posteriorly.

f) 4 year old boy. The QRS-loops are wide in all 3 planes.

g) 3 year old boy. The QRS-loops are directed toward the right, anteriorly and downward and show a clockwise rotation in all 3 planes.

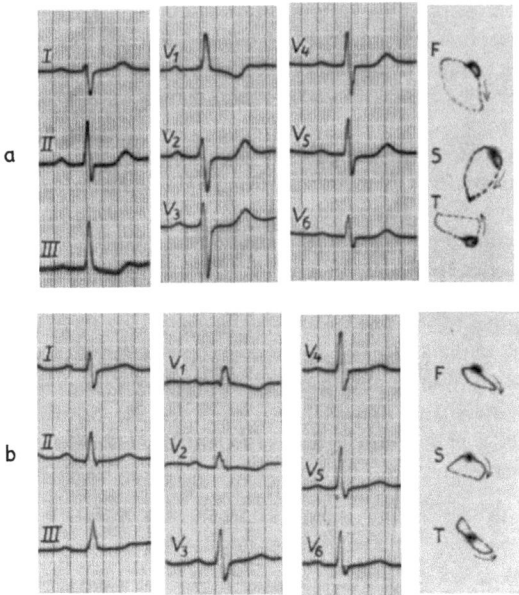

Abb. 68. *Pulmonalstenose*

a) 32jähriger Patient (H. R., Prot.-Nr. 1182) mit valvulärer Pulmonalstenose (Durchmesser 5 mm), präoperativ. Das Ekg zeigt Rechtstyp mit hohen R-Zacken in V_1. Diskordante T-Zacken in I, II und V_1. Das präoperative Vkg zeigt nach rechts, kaudal und dorsal verlagerte QRS-Schlingen mit positivem Umlaufsinn in der frontalen und sagittalen Ebene sowie negativem Umlaufsinn in der transversalen Ebene. Die T-Schlingen treten nach links und z. T. nach ventral aus den QRS-Schlingen heraus.

b) Ekg und Vkg desselben Patienten einen Monat nach der Operation. Im Ekg ist nunmehr ein Steiltyp vorhanden. Die QRS-Schlinge ist als Folge des Rückgangs der Druckbelastung des rechten Ventrikels weniger stärker nach rechts gerichtet. Ihr Anfangsteil dehnt sich (frontale und transversale Ebene!) stark nach links aus. Die T-Vektorschlingen treten nicht mehr deutlich aus den QRS-Schlingen heraus.

Fig. 68. *Pulmonary stenosis.*

a) 32 year old man with valvular pulmonary stenosis. The preoperative QRS-loop is directed toward the right, downward and posteriorly, and shows a clockwise rotation in the frontal and sagittal planes. The T-loop deviates from the QRS-loop toward the left and in part also toward the anterior.

b) Same patient as in Fig. 68a. The postoperative QRS-loop, as a consequence of a diminished pressure load on the right ventricle, is directed in a lesser degree toward the right. Its first part extends far toward the left (frontal and transverse planes). There is no marked deviation of the T-loop from the QRS-loop.

Zeichen von intraventrikulärer Leitungsstörung (Aufsplitterung und Knotung der Kammerkomplexe in verschiedenen Ableitungen). Etwas plumpe S-Zacken in V_5 und V_6. Das Vkg zeigt eine Ablenkung der QRS-Schlinge nach links kranial und dorsal mit negativem Umlaufsinn in der frontalen und transversalen Ebene. Die T-Schlinge überlagert zum Teil den zentrifugalen QRS-Schlingenschenkel. Das Vkg kann im Sinne einer Hypertrophie des linken Ventrikels gedeutet werden.

Bei *großem Links-Rechts-Shunt* zeigen Ekg und Vkg das Bild der Hypertrophie beider Ventrikel (191). Wie in dem entsprechenden Abschnitt ausgeführt wurde, kann nicht nur das elektrokardiographische, sondern auch das vektorkardiographische

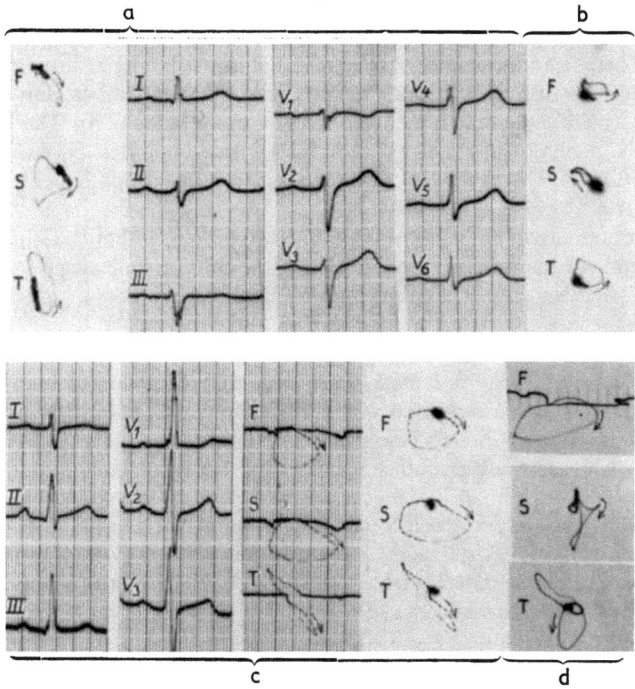

Abb. 69. *Ventrikelseptumdefekt.*

a) 43jähriger Patient (W. F., Prot.-Nr. 444). Pfefferkorngroßer Ventrikelseptumdefekt. Tod an Miliartuberkulose. Im Ekg Steiltyp. Im Vkg stärkere Ausdehnung des 2. Teiles der QRS-Vektorschlinge nach dorsal. Auch im Vkg kein sicherer pathologischer Befund.

b) 18jährige Patientin (H. L., Prot.-Nr. 383) mit kleinem Ventrikelseptumdefekt und geringem Links-Rechts-Shunt. Das Ekg ist bis auf Zeichen intraventrikulärer Leitungsveränderung innerhalb der Norm. Im Vkg Zeichen von Hypertrophie des linken Ventrikels. Nach links, dorsal und kranial abgelenkte QRS-Vektorschlinge. Die T-Vektorschlinge überdeckt den zentrifugalen Schenkel der QRS-Schlinge.

c) 15jährige Patientin (Sch. B., Prot.-Nr. 799) mit großem Ventrikelseptumdefekt und EISEN-MENGER-Syndrom. Pulmonale Hypertension. Rechtstyp des Ekg mit hohen R-Zacken in V_1. Die breite frontale QRS-Schlinge dehnt sich stark nach rechts hin aus und weist positiven Umlaufsinn auf. Die T-Vektorschlinge zeigt in der transversalen Ebene eine angedeutete Abweichung nach links.

d) 17jähriger Patient (G. R., Prot.-Nr. 367) mit großem Defekt des Septum membranaceum und EISENMENGER-Syndrom. Im Ekg und Vkg Zeichen von unvollständigem Rechtsschenkel-block und Hypertrophie des rechten Ventrikels. Positiver Umlaufsinn einer breiten frontalen QRS-Schlinge. Terminaler, nach rechts dorsal gerichteter QRS-Schlingenanteil in der transversalen Ebene.

Fig. 69. *Ventricular septal defect.*

a) 43 year old man. Very small ventricular septal defect (size of a peppercorn). The terminal part of the QRS-loop extends toward the posterior. No definite pathological VCC.

b) 18 year old girl with small VSD and slight left-to-right shunt. The ECG is within normal limits. TheVCG shows signs of left ventricular hypertrophy. The QRS-loop is deviated toward the left, posteriorly and upward.

c) 15 year old girl with large ventricular septal defect and EISENMENGER-syndrome. Pulmonary hypertension. The wide frontal QRS-loop extends far toward the right and shows clockwise rotation. The T-loop deviates a little toward the left in the transverse plane.

d) 17 year old man with a large defect of the membranous septum and EISENMENGER-syndrome. The Ecg and the Vcg show signs of partial right bundle branch block and right ventricular hypertrophy. The wide frontal QRS-loop shows clockwise rotation. There is a terminal appendix in the transverse plane directed toward the right and posteriorly.

Bild bei diesen Veränderungen mannigfach sein. Die QRS-Schlinge zeigt in der frontalen Ebene häufig einen negativen Umlaufsinn. In der transversalen Ebene kann der Umlaufsinn positiv oder negativ sein. Es kann auch eine Achterform vorliegen. Es werden demnach mehrere Typen unterschieden (35). Die T-Schlingen können u. U. nach dorsal abgelenkt sein. Dies wurde besonders bei stärkerer Beteiligung des linken Ventrikels im Rahmen einer Hypertrophie beider Ventrikel beobachtet (92).

Mitunter findet man einen S_{I-III}-Typ im Ekg. In solchen Fällen sieht man in der frontalen und transversalen Ebene große QRS-Schlingen mit negativem Umlaufsinn, wobei sich der zweite Schlingenanteil nach rechts, dorsal und kranial ausdehnt.

Falls in fortgeschrittenen Fällen eine *schwere pulmonale* Hypertension vorliegt, kann im Ekg und Vkg das Bild einer Hypertrophie des rechten Ventrikels überwiegen. Es handelt sich in solchen Fällen um ein *Eisenmenger-Syndrom*. Das Vkg ähnelt dann dem bei FALLOTscher Tetralogie. Es finden sich in der Literatur zahlreiche weitere Berichte über das Vkg bei Ventrikelseptumdefekt (150, 590, 660)

In der Abb. 69 c werden die Ekg und Vkg eines derartigen Falles dargestellt. Es handelt sich um einen 15 jährigen Patienten mit großem Ventrikelseptumdefekt und gemischtem Shunt. Der Druck im rechten Ventrikel betrug schon 5 Jahre vor dem Zeitpunkt der Registrierung des Vkg 92/8 mm Hg. Eine Operation wurde von den Eltern abgelehnt.

Das Ekg zeigt einen Rechtstyp mit sehr hohen R-Zacken in V_1. Im Vkg sind die Zeichen schwerer Hypertrophie des rechten Ventrikels vorhanden. Die große QRS-Schlinge dehnt sich bei positivem Umlaufsinn stark nach rechts hin aus. Die T-Schlinge weicht in der transversalen Ebene angedeutet nach links ab.

Mitunter sieht man in solchen Fällen auch das Bild eines Rechtsschenkelblocks. Dieser tritt meist auch nach operativer Korrektur eines Ventrikelseptumdefektes auf (162).

Die Kurven der Abb. 69 d stammen von einem 17 jährigen Patienten mit großem Ventrikelseptumdefekt und Eisenmenger Syndrom.

Aus dem autoptischen Befund:

„Das Herz beträchtlich größer als die Leichenfaust, an der Basis 14, von der Basis zur Spitze 16 cm messend. Diese von der besonders stark vergrößerten rechten Kammer gebildet. Der linke Vorhof stark ausgeweitet. Der rechte Vorhof und das rechte Herzohr im ganzen ausgeweitet. Die rechte Kammer außerordentlich geräumig und wandverdickt (bis 1,1 cm). Papillarmuskel und Trabekel außerordentlich kräftig, dabei abgeplattet. Im Bereiche der pars membranacea septi ventriculorum findet sich ein kompletter Defekt, der sich nach unten zu bogenförmig gegen das muskuläre Septum begrenzt und über welchem die Aorta reitet. Die linke Kammer etwas weiter als gewöhnlich, dabei ihre Wand dünn (12mm)".

Das Ekg zeigt das Bild eines unvollständigen Rechtsschenkelblocks. Die Kammerkomplexe sind 0,09 Sek. breit. Es besteht ein Rechtstyp. Die Amplitude der R-Zacken in V_1 beträgt 2,7 m V.

Das Vkg bietet das Bild einer schweren Hypertrophie des rechten Ventrikels mit Leitungsverzögerung im Bereiche des rechten Schenkels. Die QRS-Schlingen sind in der frontalen Ebene sehr breit, ihr Umlaufsinn ist positiv. In der transversalen Ebene dehnt sich der erste QRS-Schlingenanteil stark nach ventral aus. Im Anschluß daran entwickelt sich ein schmaler Schlingenanteil nach rechts dorsal.

e) Vorhofseptumdefekt

Bei einem *Vorhofseptumdefekt vom Secundum-Typ* (268, 451, 512, 592, 688) besteht in der Mehrzahl der Fälle ein vollständiger oder häufiger ein unvollständiger Rechtsschenkelblock mit einer Steilstellung oder Rechtsablenkung der elektrischen Herzachse. Bei Linkstyp erhebt sich der Verdacht auf das Vorliegen eines Septum primum-Defektes.

Das Vkg ist, wie in dem Abschnitt über den Rechtsschenkelblock beschrieben wird, in kennzeichnender Weise verändert. Man findet meist in der transversalen, mitunter auch in der frontalen oder sagittalen Ebene eine Doppelschlinge. Als Folge der Hypertrophie des rechten Ventrikels lädt der 2. Teil der Doppelschlinge häufig stark nach ventral aus, was in der transversalen und sagittalen Ebene deutlich wird. Der QRS-T-Winkel kann bei starker Rechtshypertrophie deutlich vergrößert sein (106).

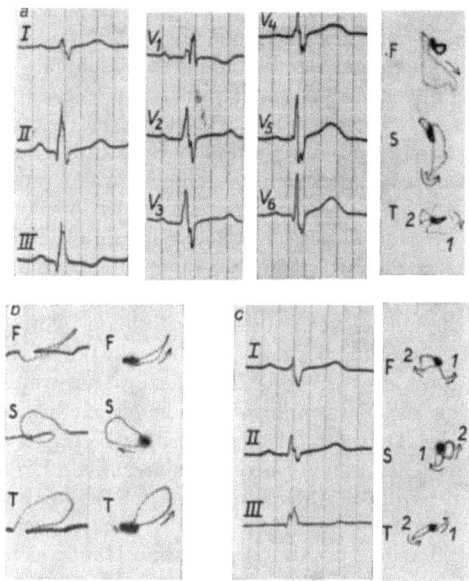

Abb. 70. *Vorhofseptumdefekt (a, b)*, Fallotsche *Trilogie (c)*.

a) 11jährige Patientin (P. S., Prot.-Nr. 987) mit Secundumdefekt. Unvollständiger Rechtsschenkelblock im Ekg. Nach kaudal und ventral verlagerte QRS-Vektorschlingen mit positivem Umlaufsinn in der frontalen Ebene. Doppelschlinge (Schlingenteile „1" und „2") in der transversalen Ebene. Heraustreten der T-Vektorschlingen aus den QRS-Schlingen nach links kranial.

b) 8jährige Patientin (D. M., Prot.-Nr. 356) mit Vorhofseptumdefekt vom Primum-Typ. Linkstyp des Ekg, QRS 0,1 Sek. breit. Nach links, dorsal und kranial gerichtete QRS-Vektorschlinge mit negativem Umlaufsinn in der frontalen und transversalen Ebene.

c) 18jährige Patientin (E. G., Prot.-Nr. 1076) mit Fallotscher Trilogie. Rechtstyp mit breitem S_I im Ekg. QRS 0,09 Sek. breit. Doppelschlingen in allen 3 Ebenen des Vkg.

Fig. 70. *Atrial septal defect, Trilogy of* Fallot.

a) 11 year old girl with atrial septal defect of secundum type. The QRS-loop deviates downward and anteriorly and shows positive rotation in the frontal plane. „Double-loop" („1", „2") in the transverse plane. The T-loop deviates from the QRS-loop toward the left and upward.

b) 8 year old girl with atrial septal defect of primum-type. The QRS-loop is directed toward the left and upward and shows a counterclockwise rotation in the frontal and transverse planes.

c) 18 year old girl with Trilogy of Fallot. There are double QRS-loops in all three planes.

Die Ekg und Vkg eines Falles von Vorhofseptumdefekt (vom Secundum-Typ) werden in der Abb. 70a dargestellt. Es handelt sich um eine 11jährige Patientin mit einem Defekt von 3×2 cm Größe (Operation).

Das Ekg zeigt einen unvollständigen Rechtsschenkelblock bei Steiltyp. QRS ist 0,08 Sek. breit. In V_1 ist eine rR-Form von QRS vorhanden. Das Vkg zeigt gleichfalls ein Rechtsschenkelblockbild mit positivem Umlaufsinn einer vorwiegend nach ventral und kaudal verlagerten QRS-Schlinge in der frontalen Ebene, negativem Umlaufsinn in der sagittalen Ebene und Doppelschlinge in der transversalen Ebene. Die T-Vektorschlinge tritt in der frontalen Ebene nach links aus der QRS-Schlinge heraus.

Die Kurven eines weiteren Falles von Secundum-Defekt (mit WPW-Syndrom) werden in der Abb. 63b dargestellt.

Bei gleichzeitigem Vorliegen einer Mitralstenose handelt es sich um einen *Morbus Lutembacher*. Neben den Zeichen der Hypertrophie des rechten Ventrikels, u. U. auch eines Rechtsschenkelblocks (Abb. 51c) kann man die für Mitralstenose kennzeichnenden Veränderungen der P-Schlinge beobachten.

Vergleichsuntersuchungen vor und nach operativem Verschluß eines Vorhofseptumdefektes ergaben z. T. eine deutliche Rückbildung der vektorkardiographischen Veränderungen, die auch zur Beurteilung des Operationserfolges herangezogen wurde (85, 623). Es wurde beobachtet, daß sich eine präoperativ vorwiegend nach rechts gerichtete QRS-Schlinge postoperativ nach links dorsal einstellte (36).

Beim *Vorhofseptumdefekt vom Ostium primum-Typ* ist die QRS-Schlinge nach links kranial abgelenkt. Ursache hiefür ist in erster Linie eine Anomalie der Reizleitung.

Als Ursache für die anfängliche Entwicklung der QRS-Schlinge nach kranial wurden auf Grund direkter elektrographischer Studien während der Operation solcher Fälle eine frühe Erregung posterobasaler Anteile des linken Ventrikels angenommen, die nicht durch die Erregung lateraler und ventraler Teile der linken Kammer kompensiert wird. Dies konnte im Hundeversuch durch Vorverlegung der Erregung posterobasaler Teile des linken Ventrikels bestätigt werden (190). Die QRS-Schlinge weist in der frontalen Ebene einen negativen Umlaufsinn auf. Auch in der sagittalen Ebene wird die Ablenkung der QRS-Schlinge nach kranial deutlich. Ihr Umlaufsinn ist im allgemeinen negativ. In der transversalen Ebene ist der Umlaufsinn der QRS-Schlinge positiv oder negativ. Häufig sieht man eine terminale Leitungsverzögerung. Die T-Vektorschlinge ist meist nach abwärts (und bei stärkerer Hypertrophie des linken Ventrikels auch nach rechts) gerichtet (106).

Häufig liegt eine Hypertrophie beider Ventrikel vor. Wenn die Arbeit des rechten Ventrikels allmählich im Verhältnis zu der des linken stärker zunimmt, kann man auch im Vkg Zeichen von Hypertrophie des rechten Ventrikels (stärkere, u. U. auch terminale Ausdehnung der QRS-Schlinge nach rechts und ventral) erkennen (402). Das Vkg ist mithin für die Differentialdiagnose eines Vorhofseptumdefektes vom Secundum-Typ gegenüber einer solchen vom Primum-Typ besonders bedeutsam (14, 84, 91, 137, 138, 192, 393, 402, 409, 473, 497, 606, 652).

In der Abb. 70b sind die Vkg einer 8jährigen Patientin mit Vorhofseptumdefekt vom Primum-Typ dargestellt. Das Ekg zeigt einen Linkstyp sowie eine Verbreiterung der Kammerkomplexe auf 0,1 Sek. Die QRS-Schlingen sind nach links dorsal und kranial gerichtet. Der Umlaufsinn ist in der frontalen und transversalen Ebene negativ.

Bei FALLOTscher *Trilogie* (Vorhofseptumdefekt und Pulmonalstenose) sowie FALLOTscher *Pentalogie* (Vorhofseptumdefekt, Ventrikelseptumdefekt und Pulmonal-

stenose) stehen häufig die Zeichen eines unvollständigen oder vollständigen Rechtsschenkelblocks im Vordergrund.

In der Abb. 70c werden die Ekg und Vkg einer 18jährigen Patientin mit FAL-
LOTscher Trilogie dargestellt. Das Ekg zeigt einen Rechtstyp mit breiten S-Zacken
in I. QRS ist 0,09 Sek. breit. Im Vkg sieht man in allen drei Ebenen eine Doppelschlinge von QRS. Die beiden Schlingenanteile sind mit „1" und „2" bezeichnet.

f) Offener atrioventrikulärer Kanal

Es besteht häufig das Bild eines unvollständigen Rechtsschenkelblocks. Die frontale QRS-Schlinge ist nach kranial, und zwar meist nach links kranial, selten auch
nach rechts kranial gerichtet und zeigt meist einen negativen Umlaufsinn. In der
sagittalen Ebene weist die QRS-Schlinge entweder einen negativen Umlaufsinn
oder eine Achterform auf. In der transversalen Ebene kann eine terminale Leitungsverzögerung rechts dorsal oder eine Doppelschlingenbildung (entsprechend
einem unvollständigen Rechtsschenkelblock) vorhanden sein. Mitunter ist, einem
RS-Typ in der Abl. I entsprechend, eine terminale Ausziehung der QRS-Schlinge
nach rechts kranial besonders ausgeprägt (34). Bei gleichzeitiger Mitralinsuffizienz
kann das Vkg stärker im Sinne einer Hypertrophie des linken Ventrikels, bei
starker pulmonaler Hypertension im Sinne einer gleichzeitigen erheblichen
Rechtshypertrophie verändert sein.

g) Isthmusstenose der Aorta

Bei dieser Anomalie besteht im allgemeinen eine Hypertrophie des linken Ventrikels, die um so stärker ist, je enger die Stenose und je geringer der Kollateral-
kreislauf ausgebildet ist. Während das Ekg in etwa einem Drittel der Fälle noch
normal ist, findet man in der Hälfte bzw. in zwei Dritteln der Fälle Zeichen von
Linkshypertrophie. Die QRS-Schlinge ist, wie es in dem Abschnitt über Hypertrophie des linken Ventrikels eingehend beschrieben wurde, vergrößert und nach
links abgelenkt. Die T-Schlingen sind meist noch in den QRS-Schlingen eingeschlossen und nicht höhergradig verändert. Falls die T-Schlingen stark nach ventral und rechts abgelenkt sind, ergibt sich daraus u. U. der Verdacht auf das gleichzeitige Vorliegen einer angeborenen Aortenstenose. Immerhin zeigt das Vkg
häufiger Zeichen von Linkshypertrophie als das Ekg. Mitunter sieht man einen
Linksschenkelblock, manchmal auch Zeichen einer terminalen Leitungsverzögerung mit einer Ablenkung der endständigen Anteile der QRS-Schlinge nach rechts.
In etwa 5–10% der Fälle ist die frontale QRS-Schlinge – einem Steil- bzw. Rechtstyp im Ekg entsprechend – steil eingestellt oder nach rechts abgelenkt. In solchen
Fällen muß u. U. an einen gleichzeitig vorhandenen offenen Ductus Botalli gedacht
werden.

In der Abb. 74 werden die prä- und postoperativen Ekg und Vkg eines Patienten
mit Isthmusstenose gezeigt. Die Vkg zweier weiterer Fälle werden in der Abb. 35a
und e gezeigt.

h) Angeborene Aortenstenose

α) valvulär

Bei dieser Mißbildung besteht sehr häufig ein Normaltyp der elektrischen Herzachse und dementsprechend eine nach links kaudal gerichtete QRS-Schlinge. Es
kommen aber auch Linkstyp und (selten) Rechtstyp vor.

Der Umlaufsinn der frontalen QRS-Schlinge ist meist negativ. Die horizontale QRS-Schlinge ist vergrößert und deutlich nach links dorsal, die sagittale QRS-Schlinge nach dorsal abgelenkt. Die T-Schlinge tritt oft aus der transversalen QRS-Schlinge nach ventral heraus. Die Hypertrophie des linken Ventrikels ist u. U. im Vkg deutlicher zu erkennen als im Ekg. Eine gute Übereinstimmung mit der Druckerhöhung im linken Ventrikel und dem Grad der Stenose wurde besonders bei Kindern gefunden (71, 307). Mitunter kommt auch ein unvollständiger oder vollständiger Linksschenkelblock vor.

In der Abb. 71a werden die Ekg und Vkg einer 23jährigen Patientin mit angeborener valvulärer Aortenstenose dargestellt. Ein Herzfehler wurde schon in den

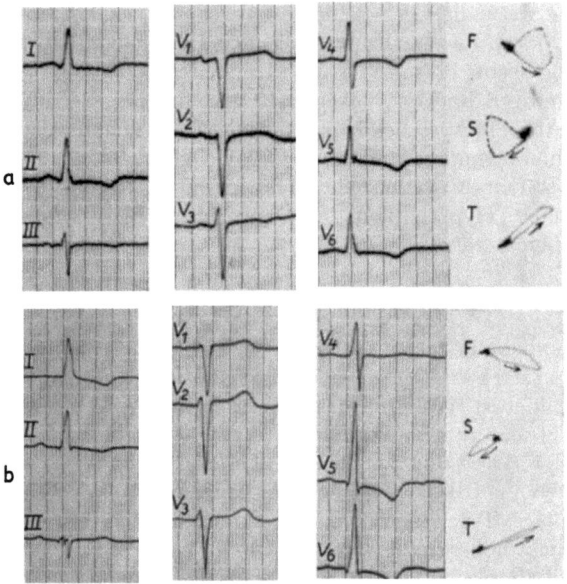

Abb. 71. *Angeborene valvuläre und subvalvuläre Aortenstenose.*

a) 23jährige Patientin (K. E., Prot.-Nr. 1157) mit hochgradiger angeborener valvulärer Aortenstenose. Im Ekg Zeichen der Widerstandshypertrophie des linken Ventrikels. QRS-Vektorschlingen nach links dorsal abgelenkt mit negativem Umlaufsinn in der frontalen und transversalen Ebene. Die T-Vektorschlingen treten nach rechts und ventral aus den QRS-Schlingen heraus.
b) 17jährige Patientin (R. H., Prot.-Nr. 846) mit angeborener subvalvulärer Aortenstenose. Zeichen von Widerstandshypertrophie und intraventrikulärer Leitungsstörung im Ekg. Nach links dorsal abgelenkte QRS-Vektorschlingen mit nach rechts ventral gerichteten kleinen T-Vektorschlingen. Flache Einbuchtung der zentrifugalen QRS-Schlinge von kaudal her (frontale und sagittale Ebene). Methode nach Duchosal und Sulzer.

Fig. 71. *Congenital valvular and subvalvular aortic stenosis.*

a) 23 year old woman with severe valvular aortic stenosis. The QRS-loop deviates toward the left and posteriorly and shows a counterclockwise rotation in the frontal and transverse planes. The T-loop deviates from the QRS-loop toward the right and anteriorly.
b) 17 year old girl with congenital subvalvular aortic stenosis. The QRS-loop deviates toward the left and posteriorly. The T-loop is small and directed toward the right and anteriorly. The centrifugal limb of the QRS shows a flat indentation toward downward (frontal and sagittal planes). Method of Duchosal and Sulzer.

ersten Lebenswochen festgestellt. Bei der Operation ergab sich eine reine Klappen-
stenose mit einem Durchmesser von 5 mm. Das Ekg weist die Merkmale einer
Widerstandshypertrophie des linken Ventrikels auf. Das Vkg entspricht diesem
Befund: Die QRS-Schlingen sind nach links dorsal abgelenkt, der Umlaufsinn ist
in der frontalen und transversalen Ebene negativ, die T-Schlingen sind den QRS-
Schlingen entgegengesetzt.

β) subvalvulär

Neben den Zeichen der Hypertrophie des linken Ventrikels sind nicht selten
Kontureinbrüche der QRS-Schlingen vorhanden (205), die auf Narben oder auf
Potentialzuwachs durch Hypertrophie zurückgeführt wurden (447). Die T-
Schlingen sind meist im Sinne der Hypertrophie des linken Ventrikels nach ventral
und rechts aus den QRS-Schlingen herausgedreht.

Die Kurven einer 17jährigen Patientin mit subvalvulärer Aortenstenose werden
in der Abb. 71 b dargestellt. Bei der Patientin bestand außerdem eine schwere
haemorrhagische Diathese, weswegen eine Milzexstirpation vorgenommen worden
war.

Aus dem autoptischen Befund:

„Die Wand der enorm hypertrophen linken Kammer 23 mm dick, die Herzhöhle
außerordentlich eng. Der conus aorticus hochgradig eingeengt, eben noch für die
Kuppe des kleinen Fingers passierbar. Die Aortenklappen sind in Dreizahl vorhanden und zeigen reguläre Anordnung, wobei aus der rechten und linken Kammer je ein Koronargefäß entspringt. Das Endokard infravalvulär zirkulär weißlich
verdickt, wobei diese Verdickung einerseits das Endokard des Septums und andererseits den basalen Anteil des Aortensegels der Mitralis betrifft. Diese Verdickung
leistenförmig rauh, teils schwielig, weißlich, teils ödematös".

Das Ekg zeigt Zeichen von intraventrikulärer Leitungsstörung (Knotung der
0,08 Sek. breiten Kammerkomplexe in mehreren Ableitungen), sowie von Widerstandshypertrophie des linken Ventrikels. Die QRS-Schlingen des nach der
Methode von DUCHOSAL registrierten Vkg sind nach links dorsal abgelenkt, die
(eher kleinen) T-Schlingen sind nach rechts ventral gerichtet. Der zentrifugale
QRS-Schlingenanteil weist in der frontalen und sagittalen Ebene eine flache Einbuchtung von kaudal her auf.

i) Offener Ductus arteriosus Botalli

Bei offenem Ductus Botalli ist das Vkg in leichten Fällen, bzw. bei Kindern häufig normal. Bei stärkerem Links-Rechts-Shunt werden die Zeichen einer Hypertrophie des linken Ventrikels sichtbar. Die QRS-Vektorschlinge zeigt im allgemeinen in der frontalen und transversalen Ebene einen negativen, in der sagittalen
Ebene einen positiven Umlaufsinn. Die T-Schlingen sind meist in den QRS-
Schlingen eingeschlossen.

In schweren Fällen, bei denen der Widerstand im kleinen Kreislauf stark erhöht
ist, können die Zeichen einer Hypertrophie beider Ventrikel oder sogar die einer
extremen Rechtshypertrophie auftreten. Es gilt hier das im Abschnitt über den
Ventrikelseptumdefekt Gesagte. In seltenen Fällen kann auch ein unvollständiger
oder vollständiger Rechts- oder Linksschenkelblock vorhanden sein.

In der Abb. 72 a werden die Ekg-Standardableitungen sowie die Vkg einer 4jäh-
rigen Patientin mit offenem Ductus Botalli dargestellt (Operation).

Das Ekg zeigt einen Linkstyp und ist innerhalb der Norm. Die QRS-Schlingen sind im wesentlichen nach links gerichtet, wobei anfänglich eine deutliche Entwicklung nach rechts vorhanden ist. Der Umlaufsinn ist in der frontalen und transversalen Ebene negativ.

Die Vkg der Abb. 72b stammen von einer 7jährigen Patientin mit offenem Ductus Botalli. Auf der linken Seite sind die nach der Methode von McFEE und

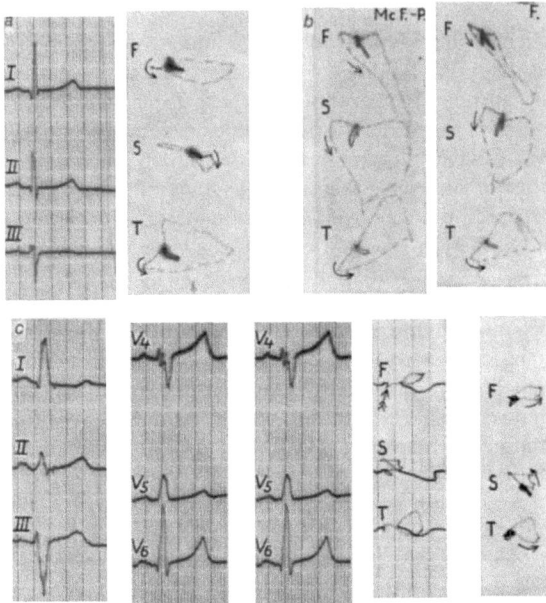

Abb. 72. *Offener Ductus Botalli (a, b), Trikuspidalatresie (c).*

a) 4jährige Patientin (W. H., Prot.-Nr. 1509) mit offenem Ductus Botalli, Operation. Linkstyp im Ekg. Anfängliche Ausziehung der QRS-Schlinge nach rechts ventral, im Anschluß daran hauptsächliche Entwicklung nach links. T-Vektorschlingen in den QRS-Schlingen eingeschlossen.

b) 7jährige Patientin (S. C., Prot.-Nr. 1602) mit offenem Ductus Botalli. Vkg nach Mc FEE und PARUNGAO (links) sowie nach FRANK (rechts). Anfängliche Entwicklung der QRS-Schlinge nach rechts, im Anschluß daran hauptsächliche Entwicklung nach links kaudal. T-Schlingen in den QRS-Schlingen eingeschlossen.

c) 2½jähriger Knabe (W. K., Prot.-Nr. 975) mit Trikuspidalatresie. Linkstyp im Ekg. Ablenkung der QRS-Vektorschlinge nach links, dorsal und kranial, ştärkere Konturunregelmäßigkeiten. Anfängliche Entwicklung des zentrifugalen Schlingenschenkels nach rechts (gefiederter Pfeil auf der bei eingeschaltetem Papiertransport registrierten Kurve). Heraustreten der T-Schlinge nach rechts und ventral.

Fig. 72. *Patent ductus arteriosus (a, b), tricuspid atresia (c).*

a) 4 year old girl with patent ductus. Left axis deviation of the Ecg. The QRS-loop shows an initial development toward the right and anteriorly. Its main part is directed toward the left. The T-loop is inside the QRS-loop.

b) 7 year old girl with patent ductus. Method of Mc FEE and PARUNGAO (left) and FRANK (right). Initial development of the QRS-loop toward the right. The main part of QRS is directed toward the left and inferiorly. The T-loop is inside the QRS-loop.

c) 2½ year old boy with tricuspid atresia. The QRS-loop is deviated toward the left, posteriorly and upward. Marked irregularities of contour. Initial development of the centrifugal limb of QRS toward the right (double-tailed arrow at the QRS-loop, which is recorded with paper-transport operating). The T-loop deviates from the QRS-loop toward the right and anteriorly.

PARUNGAO, rechts die nach der Methode von FRANK registrierten Vkg dargestellt. Es zeigt sich gleichfalls eine anfängliche Entwicklung der QRS-Schlinge nach rechts und daran anschließend eine Ausbreitung nach links und kaudal. Die T-Schlingen sind in den QRS-Schlingen eingeschlossen.

j) Trikuspidalatresie

Bei dieser Mißbildung liegt fast immer eine Linksablenkung der elektrischen Herzachse vor. Ein Normaltyp ist sehr selten und erweckt den Verdacht auf gleichzeitiges Vorliegen anderer Anomalien. Da die Potentiale des linken Ventrikels infolge der Unterentwicklung der rechten Herzkammer weitgehend unkompensiert bleiben – sowie auch durch das vermehrte Minutenvolumen des linken Ventrikels – ist eine Hypertrophie der linken Herzkammer vorhanden.

Die frontale QRS-Schlinge entwickelt sich anfänglich u. U., dem meist vorhandenen deutlichen linksthorakalen Q entsprechend, betont nach ventral und rechts und im weiteren Verlauf nach links und kranial. In der transversalen Ebene besteht anfänglich u. U. gleichfalls ein größerer Schlingenanteil, der nach ventral und rechts gerichtet ist. Im Anschluß daran entwickelt sich die QRS-Schlinge im allgemeinen nach links und dorsal. Die T-Schlinge tritt im allgemeinen aus der QRS-Schlinge nach rechts und ventral heraus. Es wurde auch Linksschenkelblock beobachtet (225).

Die Ekg und Vkg eines $2^1/_2$ jährigen Knaben mit Trikuspidalatresie werden in der Abb. 72b dargestellt. Das Ekg zeigt einen Linkstyp. QRS ist 0,08 Sek. breit. Die QRS-Schlinge ist nach links dorsal und kranial abgelenkt und weist starke Konturunregelmäßigkeiten auf. Wie man aus den Kurven mit eingeschaltetem Papiertransport ersieht, entwickelt sich die frontale QRS-Schlinge anfänglich deutlich nach rechts (gefiederter Pfeil). Die T-Schlingen treten nach rechts und ventral aus den QRS-Schlingen heraus.

k) Dextrokardie mit Situs inversus (Spiegelbilddextrokardie)

Bei dieser Anomalie der Herzlage finden wir die räumlichen QRS-Schlingen anstatt nach links in spiegelbildlicher Weise nach rechts gerichtet. Auch die Richtung der T-Schlingen entspricht weitgehend der der QRS-Schlingen. Wenn jedoch die dem großen Kreislauf zugehörige („linke") Kammer hypertrophiert ist, sehen wir ein Abweichen der T-Vektorschlinge nach links, ventral und kaudal.

Der Umlaufsinn der QRS-Schlingen ist in der frontalen und transversalen Ebene im Sinne des Uhrzeigers gerichtet. In der sagittalen Ebene kann er entweder im oder gegen den Sinn des Uhrzeigers gelegen sein.

l) Truncus arteriosus communis persistens, Pseudotruncus arteriosus

Bei diesen Anomalien steht im allgemeinen das Bild der Hypertrophie des rechten Ventrikels im Vordergrund. Der Umlaufsinn der frontalen QRS-Schlinge ist positiv, der sagittalen QRS-Schlinge negativ. Die QRS-Schlinge dehnt sich besonders nach rechts hin aus. Die T-Vektorschlinge kann aus der QRS-Schlinge heraustreten und nach links dorsal gerichtet sein. Das Vkg ist ähnlich dem bei isolierter Pulmonalstenose.

In der Abb. 73a werden die Ekg und Vkg eines 5 jährigen Patienten mit Truncus arteriosus communis (und Ventrikelseptumdefekt) dargestellt.

Aus dem autoptischen Befund des schweren zyanotischen Kindes sei erwähnt: „Das Herz 10:13 cm messend, die Herzspitze abgerundet, von beiden Ventrikeln gebildet. Die Wand der hypertrophen rechten Kammer 10, die der gleichfalls hypertrophen linken Kammer 15 mm messend. Im Bereiche des Kammerseptums entsprechend der pars membranacea ein zehn groschenstückgroßer Defekt. Über diesem Defekt reitet der gemeinsame Truncus. Er weist 4 Klappen auf, die plumper als gewöhnlich sind und relativ tiefe sinus Valsalvae zeigen. Der Truncus communis gibt direkt an der Herzbasis eine Pulmonalis ab, die sich rasch in 2 Hauptäste teilt."

Das Ekg zeigt einen Rechtstyp von QRS mit diskordanten T-Zacken in I und III. In V_1 sind verhältnismäßig hohe R-Zacken vorhanden. Das Vkg zeigt eine sich vorwiegend nach kaudal und rechts entwickelnde QRS-Schlinge mit positivem Umlaufsinn in der frontalen Ebene.

m) Transposition der großen Gefäße

Bei Fällen mit kleinem Shunt zwischen kleinem und großem Kreislauf (meist in Form eines offenen Ductus Botalli oder eines Ventrikelseptumdefektes) tritt meist das Bild einer schweren Hypertrophie des rechten Ventrikels auf. Die P-Schlingen sind im Sinne eines P-pulmonale verändert.

Bei einem großen Shunt zwischen beiden Kreisläufen ist häufig das Bild einer Hypertrophie beider Ventrikel vorhanden.

n) Sonstige angeborene Anomalien

α) Ebsteinsche Erkrankung

Die P-Vektorschlinge ist häufig zunächst nach ventral und dann nach dorsal gerichtet. Die QRS-Schlingen zeigen im allgemeinen das Bild eines Rechtsschenkelblocks (49).

β) Ventriculus communis

Das vektorkardiographische Bild ist wechselnd (200, 431, 687). Bei vorwiegendem Links-Rechts-Shunt auf Vorhofebene zeigt das Vkg Zeichen von Vergrößerung des linken oder beider Vorhöfe, bei überwiegendem Rechts-Links-Shunt (mit niedriger peripherer arterieller Sauerstoffspannung) sind im Vkg die Zeichen einer Vergrößerung des rechten Vorhofs vorhanden (434).

γ) Abnormer Abgang der linken Koronararterie

Bei abnormem Abgang der linken Koronararterie von der art. pulmonalis zeigte sich bei ausgedehnter Infarzierung des linken Ventrikels eher ein positiver, bei kleinen Infarkten ein negativer Umlaufsinn der transversalen QRS-Schlinge. Nach Ligatur des abnormen Gefäßes wurde eine Verlagerung bzw. stärkere Ausdehnung der räumlichen QRS-Schlinge nach links und ventral beobachtet (498).

Zusammenfassung

Bei FALLOTscher Tetralogie und isolierter Pulmonalstenose zeigt das Vkg die Zeichen der Rechtshypertrophie. Bei isolierter Pulmonalstenose ist – entsprechend dem meist höheren Grad von Rechtshypertrophie – der Umlaufsinn der sagittalen QRS-Schlinge meist gegen den des

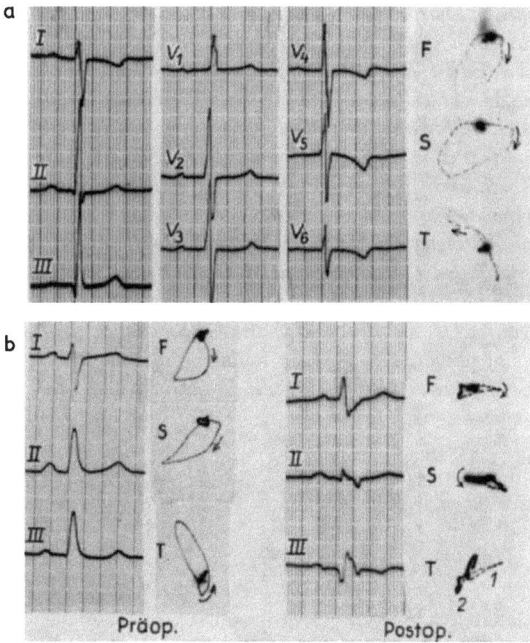

Abb. 73. *Truncus arteriosus (a), postoperativer Rechtsschenkelblock (b).*

a) 5jähriger Knabe (H. W., Prot.-Nr. 1043). Starke Zyanose. Truncus arteriosus communis persistens. Rechtshypertrophiezeichen im Ekg und Vkg. Breite frontale QRS-Schlinge mit positivem Umlaufsinn.

b) 39jähriger Patient (M. K., Prot.-Nr. 394) mit infundibulärer Pulmonalstenose. Präoperativer Druck im rechten Ventrikel 105/12 mm Hg. Im präoperativen Ekg Zeichen von Wider-standshypertrophie des rechten Ventrikels. Nach kaudal und dorsal verlagerte QRS-Vektorschlinge mit positivem Umlaufsinn in der frontalen Ebene. Die T-Vektorschlingen treten in der frontalen Ebene nach links kranial aus den QRS-Schlingen heraus. Postoperativ zeigen Ekg und Vkg das Bild eines Rechtsschenkelblocks. Doppelschlingen in der transversalen Ebene. Die beiden Schlingenanteile sind mit „1" und „2" bezeichnet.

Fig. 73. *Truncus arteriosus (a), postoperative right bundle branch block (b).*

a) 5 year old boy. Severe cyanosis. Truncus arteriosus communis persistens. There are signs of right ventricular hypertrophy in the ECG and VCG. There is a wide frontal QRS-loop with

counterclockwise rotation.

b) 39 year old man with infundibular pulmonary stenosis. Preoperative pressure in the right ventricle 105/12 mm Hg. The preoperative QRS-loop is deviated toward inferiorly and posteriorly, and shows clockwise rotation in the frontal plane. The T-loop deviates from the QRS-loop in the frontal plane toward the left and upward. The postoperative ECG and VCG show a right bundle branch block. There is a double-loop QRS in the transverse plane („1", „2").

Uhrzeigers gerichtet. Auch bei Truncus arteriosus zeigt das Vkg die Zeichen starker Rechtshypertrophie.

Bei Ventrikelseptumdefekt ist das Vkg bei kleinem Links-Rechts-Shunt u. U. noch normal oder weist bei mittelgradigem Links-Rechts-Shunt Zeichen von Linkshypertrophie (Ablenkung der T-Schlingen nach ventral) auf, die u. U. im Ekg nicht deutlich zum Ausdruck kommen. Bei großem Shunt sieht man die Zeichen einer Hypertrophie beider Ventrikel. Bei starker Druckerhöhung im kleinen Kreislauf überwiegen die Zeichen von Hypertrophie der rechten

Herzkammer. Bei offenem Ductus Botalli zeigt das Vkg entsprechend dem Stadium der Kreis-laufdynamik entweder ein normales bzw. annähernd normales Bild oder Zeichen von Hyper-trophie des linken Ventrikels. Bei schwerem Links-Rechts-Shunt Zeichen von Hypertrophie beider Ventrikel, bei sehr starker Druck- und Widerstandserhöhung im kleinen Kreislauf u. U. vektorkardiographisches Bild wie bei schwerer Rechtshypertrophie.

Bei Vorhofseptumdefekt ist in der überwiegenden Mehrzahl der Fälle in der transversalen Ebene, manchmal jedoch auch in zwei oder in allen drei Ebenen des Raumes eine Doppel-schlinge von QRS vorhanden.

Bei Primum-Typ Abdrehung der QRS-Schlinge nach links kranial. Meist negativer Um-laufsinn in der frontalen und sagittalen Ebene. Bei offenem atrioventrikulärem Kanal meist Ablenkung der QRS-Schlinge nach kranial (zumeist nach links kranial, selten auch nach rechts kranial). Negativer Umlaufsinn der frontalen QRS-Schlinge.

Bei Isthmusstenose in einem großen Teil der Fälle Vergrößerung und Abdrehung der QRS-Schlinge nach links. Eher selten Heraustreten der T-Schlinge nach ventral. Bei angeborener valvulärer Aortenstenose bei meist normalem Lagetyp Zeichen von Linkshypertrophie. Ver-größerung der QRS-Schlinge, die in der frontalen Ebene meist einen negativen Umlaufsinn auf-weist und in der transversalen und sagittalen Ebene oft eine Vergrößerung nach dorsal zeigt. Bei Subaortenstenose nicht selten Kontureinbrüche der QRS-Schlinge sowie gleichfalls Links-hypertrophiezeichen.

Bei Trikuspidalatresie häufig deutliche anfängliche Entwicklung der QRS-Schlinge nach rechts und ventral. Der Hauptteil der QRS-Schlinge dehnt sich nach links und dorsal aus. Die T-Schlinge tritt meist aus der QRS-Schlinge heraus.

Bei Dextrokardie mit Situs inversus sind die QRS- und T-Vektorschlingen nach rechts abge-lenkt. Ein stärkeres Abweichen der T-Vektorschlingen nach links und ventral (bzw. kaudal) kann auf Hypertrophie des „linken" Ventrikels bzw. sonstige myokardiale Veränderungen hin-weisen.

Bei Truncus und Pseudotruncus arteriosus stehen im allgemeinen die Zeichen starker Hypertrophie des rechten Ventrikels im Vordergrund.

Bei Transposition der großen Gefäße und kleinem Shunt Zeichen von Hypertrophie des rechten, bei großem Shunt häufig Zeichen von Hypertrophie beider Ventrikel.

Conclusion

In tetralogy of FALLOT *and isolated pulmonary stenosis the VCG shows signs of right ven-tricular hypertrophy. In severe pulmonary stenosis the rotation of the sagittal QRS-loop is usually counterclockwise.*

In ventricular septal defect the VCG may be normal. In the presence of a moderate left to right shunt there may be signs of left ventricular hypertrophy (with deviation of the T-loop toward the anterior). In cases with a large shunt, signs of hypertrophy of both ventricles are present. If the pressure in the pulmonary circulation is very high, signs of right ventricular hypertrophy may predominate.

In patent ductus arteriosus the VCG may be normal or may show signs of left ventricular hypertrophy. In cases with large left to right shunt, signs of hypertrophy of both ventricles may be found. In cases with very high pulmonary pressure signs of right ventricular hypertrophy may predominate.

In atrial septal defect there is in most cases a double loop QRS present in the transverse plane, sometimes also in the frontal and / or sagittal planes.

In septum primum defect the QRS-loop is directed toward the left and upward. There is usu-ally a counterclockwise sense of rotation in the frontal and sagittal planes. In cases of persistent atrioventricularis communis the QRS-loop in most cases is directed upward and the rotation is counterclockwise in the frontal plane.

In coarctation of the aorta the QRS-loop is often wide and directed toward the left. The T-loop occasionally deviates toward the anterior, but in less cases than might be expected.

In congenital valvular aortic stenosis the electrical position of the heart is often normal and there are signs of left ventricular hypertrophy. Wide frontal QRS-loop with counterclockwise rotation. There is often enlargement of the transverse and sagittal QRS-loop toward the posterior.

In subvalvular aortic stenosis beside signs of left ventricular hypertrophy, defects of contour of the QRS-loop may be found.

In tricuspid atresia the initial part of the QRS-loop is often directed toward the right and anteriorly, the main part is extending toward the left and posteriorly. The T-loop is usually outside the QRS-loop. In truncus (pseudotruncus) arteriosus there are signs of right ventricular hypertrophy.

In transposition of the great vessels with a small shunt there are signs of right ventricular hypertrophy, with large shunt signs of biventricular hypertrophy are often found.

28. Veränderungen des Vektorkardiogramms nach operativer Behandlung angeborener Anomalien des Herzens und der großen Gefäße

Ein Teil der postoperativen Veränderungen des Ekg und Vkg steht insofern mit dem operativen Eingriff direkt im Zusammenhang, als Schnittführung, Nähte und andere Einwirkungen das Reizleitungssystem, bzw. die Arbeitsmuskulatur so beeinflussen können, daß elektro- und vektorkardiographische Veränderungen auftreten.

Ein Beispiel für das postoperative Auftreten eines Rechtsschenkelblocks wird in der Abb. 73 b gegeben. Es handelt sich um einen 39 jährigen Patienten mit tiefsitzender fibröser Infundibularstenose mit einer zentralen Öffnung von etwa 8 mm Durchmesser. Diese wurde zusammen mit hypertrophierten Trabekeln der Ausflußbahn reseziert. Der präoperativ auf 105/12 mm Hg erhöhte Druck im rechten Ventrikel sank postoperativ auf 30/5 mm Hg ab.

Das präoperative Ekg zeigt die Zeichen einer Widerstandshypertrophie des rechten Ventrikels. Die T-Zacken sind in V_1 bis V_3 negativ. Das präoperative Vkg zeigt nach kaudal und dorsal verlagerte QRS-Vektorschlingen mit positivem Umlaufsinn in der frontalen Ebene. Die T-Vektorschlingen sind nach links kranial abgelenkt.

Postoperativ sieht man im Ekg eine Verbreiterung von QRS auf 0,12 Sek. mit plumpem und aufgesplittertem S in I. In V_1 bis V_3 sind breite hohe R-Zacken vorhanden.

Das postoperative Vkg zeigt die Zeichen eines Rechtsschenkelblocks, nämlich eine Doppelschlinge in der transversalen Ebene (Schlingenanteile „1" und „2").

Auch die geänderten hämodynamischen Verhältnisse nach chirurgischen Eingriffen am Herzen oder an den großen Gefäßen können verschiedene Veränderungen des Ekg und Vkg bewirken. So können z. B. die Zeichen einer Hypertrophie bzw. Überlastung des rechten Ventrikels nach operativer Beseitigung einer Pulmonalstenose zurückgehen (s. Abb. 68). Ähnliches gilt für die Zeichen einer

Hypertrophie des linken Ventrikels nach Operation einer angeborenen Aortenstenose oder Aortenisthmusstenose. In der Abb. 74 sind die Ekg und Vkg eines zur
Zeit der Operation 51jährigen Patienten mit Aortenisthmusstenose dargestellt. Der
systolische Blutdruck betrug an den oberen Extremitäten präoperativ 210/120
mm Hg.

Das präoperative Ekg zeigt einen Linkstyp mit diskordanten T-Zacken in I und
III. Die T-Zacken sind in V_5 und V_6 negativ. Dementsprechend zeigt das Vkg, das

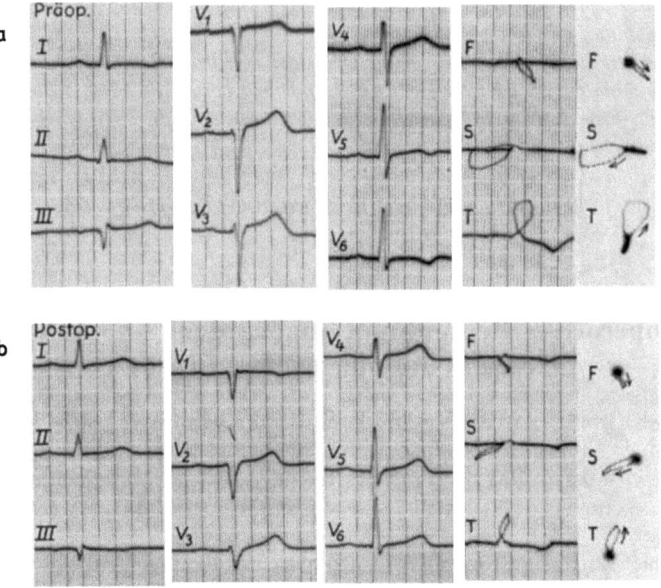

Abb. 74. *Isthmusstenose der Aorta, prä- und postoperativ.*

51jähriger Patient (L. F., Prot.-Nr. 1304). Schwere ringförmige Isthmusstenose. Präoperativ
diskordante T-Zacken im Ekg (Abl. I, V_5 und V_6). Heraustreten der T-Vektorschlinge aus der
transversalen QRS-Schlinge nach rechts ventral. Postoperativ (2 Jahre nach der Operation)
Aufrichtung der T-Zacken in I, V_5 und V_6. Die T-Vektorschlingen sind klein und treten nicht
mehr deutlich aus den QRS-Vektorschlingen heraus. Die Vkg sind nach der Methode von
Hupka und Wenger registriert. Die frontale QRS-Schlinge liegt gegenüber den üblichen
Ableitungssystemen um 45° weiter nach rechts.

Fig. 74. *Coarctation of the aorta, pre- and postoperative.*

51 year old man. Preoperative: Inverted T-waves in I, V_5 and V_6. The T-loop deviates from the
QRS-loop in the transverse plane toward the right and anteriorly. Postoperative (2 years after
operation): Positive T-waves in I, V_5 and V_6. The T-loop is small and barely protrudes from
the QRS-loop. Method of Hupka and Wenger. The frontal QRS-loop is shifted toward the
right by 45 degrees with regard to the usual systems.

nach der Methode von Hupka und Wenger registriert wurde, in der frontalen
Ebene eine Abdrehung der QRS-Schlinge nach dorsal, einen negativen Umlaufsinn dieser Schlinge und ein Heraustreten der T-Schlinge nach rechts ventral
(Abb. 74a). Bei der Operation wurde eine in der Höhe des ligamentum Botalli
liegende ringförmige Stenose von 2–3 mm Durchmesser beseitigt. Postoperativ

betrug der Blutdruck an den oberen Extremitäten 170/110, an den unteren Extremitäten 160/110 mm Hg.

Im Ekg waren 2 Jahre nach der Operation (Abb. 74b) die T-Zacken sowohl in I als auch in V_5 und V_6 wohl entwickelt. Dementsprechend waren die T-Schlingen in der transversalen Ebene klein und traten nicht mehr deutlich aus den QRS-Vektorschlingen heraus.

Auf andere postoperative vektorkardiographische Veränderungen, wie z. B. auf die Zeichen einer stärkeren Belastung des linken Ventrikels nach bestimmten Operationen sei nicht näher eingegangen.

Literatur

1. ABEL, H., Die Flächenvektoren im Raum bei Rechtsüberlastungen. Z. Kreislaufforschg. **50**, 105–110 (1961). – 2. ABEL, H., Elektro- und vektorkardiographische Untersuchungen beim Herzinfarkt mit drei orthogonalen Ableitungssystemen. Verh. Dtsch. Ges. Inn. Med. **69**, 875–879 (München 1963). – 3. ABEL, H., Die Flächenvektoren und der Polarvektor. 6. Colloquium vectorcardiographicum (Leipzig 1965). – 4. ABEL, H. und F. HERTLE, Vergleichende vektorkardiographische Untersuchungen bei Rechts- und Linksüberlastungen des Herzens mit drei orthogonalen Ableitungssystemen. Z. Kreislaufforschg. **53**, 300–304 (1964). – 5. ABEL, H. und F. HERTLE, Elektrokardiographische, vektorkardiographische und ergometrische Untersuchungen nach Myokardinfarkt. Med. Klin. **60**, 989–991 (1965). – 6. ABILDSKOV, J. A., A study of the spatial vectorcardiogram in normal subjects over the age of 40 years. Circul. **12**, 286–290 (1955). – 7. ABILDSKOV, J. A., BURCH, G. E. and J. A. CRONVICH, The validity of the equilateral tetrahedron as a spatial reference system. Circul. **2**, 122–125 (1950). – 8. ABILDSKOV, J. A., HISEY, B .L. and W. E. INGERSON, The magnitude and orientation of ventricular excitation vectors in the normal heart and following myocardial infarction. Amer. Heart J. **55**, 104–113 (1958). – 9. ABILDSKOV, J. A., INGERSON,W. E. and B. L. HISEY, A linear time scale for spatial vectorcardiographic data. Circul. **14**, 556–567 (1956). – 10. ABILDSKOV, J. A., JACKSON, C. E. BURCH, G. E. and J. A. CRONVICH, The spatial vectorcardiogram in right bundle branch block. Circul. **3**, 600–605 (1951). – 11. ABILDSKOV, J. A. and E. D. PENCE, A comparative study of spatial vectorcardiograms obtained with the equilateral tetrahedron and a „corrected" system of electrode placement. Circul. **13**, 263–269 (1956). – 12. ABRAMSON, H., Clinical spatial vectorcardiography in the diagnosis of myocardial infarction. J. Canad. Med. Ass. **87**, 842–851 (1962). – 13. ABRAMSON, H., The frontal plane QRS-loop in the normal heart and in diaphragmatic myocardial infarction. J. Canad. Med. Ass. **89**, 47–55 (1963). – 14. ABRAMSON, H. and C. R. BURTON, The spatial vectorcardiogram in proven atrial septal defect. Brit. Heart J. **24**, 103–109 (1962). – 15. ALLENSTEIN, B. J., Incomplete right bundle branch block: A diagnostic evaluation using the direct spatial vectorcardiogram. Circul. **14**, 907 (1956). – 16. ALLENSTEIN, B. J. and A. W. KORNBLUTH, Variations in direct spatial vectorcardiograms resulting from altered placement of electrodes in the cube system. Amer. Heart J. **50**, 382–390 (1955). – 16a. AMIROV, R. S., Die Dynamik des kardioelektrischen Feldes des Menschen nach den Daten der Methodik der Elektrokardiotopographie. 6. Colloquium vectorcardiographicum Leipzig 1965 – 17. ANGLE, W. D., Myocardial infarction in the Wolff-Parkinson-White syndrome: A method of vector analysis of ECG changes. Amer. Heart J. **56**, 36–50 (1958). – 18. ANGRISANI, P., F. TESTONI et A. TOMMASELLI, Il vettocardiogramma nelle prevalenze ventricolari. Atti Soc. Ital. Cardiol. **17**, 1–4 (1955). – 19. ARAVANIS, C., LEKOS, D.,VORIDES, E. and G. MICHAELIDES, Wolff-Parkinson-White syndrom. Right ventricular precontracting area proved by cardiac catheterization. Amer. J. Cardiol. **13**, 77–80 (1964). – 20. ARNAUD, P., La vectocardiographie dans les valvulopathies mitrales et mitroaortiques. Étude de 150 cas au moyen de cartes perforées. Arch. Mal. coeur **58**, 1159–1174 (1965). – 21. ARNAUD, P., Information contained in vectorcardiograms. Procedures of analysis and characterization of the QRS loop. Cardiol. **48**, 9–20 (1966). – 22. ARNAUD, P., Présentation d'un nouvel appareil enregistreur de vectocardiogrammes (Procédé automatique à inscription directe). Arch. Mal. Coeur **59**, 1108–1121 (1966). – 23. ARNAUD, P., Classification des vectocardiogrammes selon le type morphologique. Reconnaissance de forme. Malattie cardiovascolari **7**, 461–478 (1966). – 24. ASKANAS, Z., GARBER, M., LUKASIK, E. und W. WAJSZUK, Zur klinischen Anwendung der Stereokardiographie. In: Schriftenreihe der Z. Ges. inn. Med. (Leipzig 1958). – 25. ASKANAS, Z., LUKASIK, E., STASZEWSKA, J., STOPCZYK, M. et W. WASSZCZUK, Analyse vectocardiographique de la partie initiale du complexe ventriculaire. Acta tertii Europaei de cordis scientia conventus (Rom 1960). Pars altera B,

897–899. – 26. AUGUST, T., MAZZELENI, A. and L. WOLFF, Positional and respiratory changes in precordial lead patterns simulating acute myocardial infarction. Amer. Heart J. **55**, 706–714 (1958).

27. BAEDEKER, W. D., RUDOLPH,W. und L. HENSELMANN, Die vektorkardiographische Beurteilung der Rechtsventrikelhypertrophie. Z. Kreislaufforschg. **52**, 184–191 (1963). – 28. BAEDEKER, W. D., RUDOLPH, W. und L. HENSELMANN, Untersuchungen über das P-sinistrocardiale und das Vorhofflimmern bei Mitralstenosen. Z. Kreislaufforschg. **53**, 341–351 (1964). – 29. BANTA, H. D. and E. H. ESTES, Electrocardiographic and vectorcardiographic findings in patients with idiopathic myocardial hypertrophy. Amer. J. Cardiol. **14**, 218–225 (1964). – 30. BAUST, W., Ein einfaches Gerät zur sterischen Darstellung von Vektorgrößen, insbesondere von Vektorkardiogrammen. Pflügers Arch. **260**, 333–344 (1955). – 31. BAUST, W., BOCK, K. D., DOHRMANN, R. und H. SCHAEFER, Grundsätzliches und Experimentelles zur Deutung des EKG als Vektor. Cardiol. **25**, 117–123 (1954). – 32. BAYDAR, I. D., WALSH, T. J. and E. MASSIE, A. vectorcardiographic study of right bundle branch block with the Frank lead system. Clinical correlation in ventricular hypertrophy and chronic pulmonary disease. Amer. J. Cardiol. **15**, 185–194 (1965). – 33. BENCHIMOL, A. and E. G. LUCENA, Vectorcardiography in congenital heart disease with the use of the Frank system. Brit. Heart J. **27**, 236–251 (1965). – 34. BEREGOVICH, J., BLEIFER, S., DONOSO, E. and A. GRISHMAN, The vectorcardiogram and electrocardiogram in persistent common atrioventricular canal. Circul. **21**, 63–76 (1960). – 35. BEREGOVICH, J., BLEIFER, S., DONOSO, E. and A. GRISHMAN, The vectorcardiogram and electrocardiogram in ventricular septal defect. Brit. Heart J. **22**, 205–219 (1960). – 36. BEREGOVICH, J., BLEIFER, S., DONOSO, E. and A. GRISHMAN, Vectorcardiographic and electrocardiographic changes following surgical correction of atrial septal defects. Amer. Heart J. **59**, 329–342 (1960). – 37. BERSON, A. S. and H. V. PIPBERGER, The low frequency response of electrocardiographs, a frequent source of recording errors. Amer. Heart J. **71**, 779–789 (1966). – 38. BESWICK, F. W. and R. C. JORDAN, Effect of exspiratory and inspiratory breath-holding on the lead-field spatial vectorcardiogram. Amer. Heart J. **62**, 379–390 (1961). – 39. BESWICK, F. W. and R. C. JORDAN, A simple chest electrode for orthogonal vectorcardiography. Amer. Heart J. **67**, 232–236 (1964). – 40. BESWICK, F. W., JORDAN, R. C. and G. S. KILPATRICK, Normal spatial orthogonal vectorcardiographic data. Amer. J. Cardiol. **16**, 321–335 (1965). – 41. BIBER, D. and M. L. SCHWARTZ, Some limitations of vectorcardiography. Amer. Heart J. **46**, 161–165 (1953). – 42. BILGER, R,. Die vektorkardiographischen Befunde bei der Rechts- und Linkshypertrophie. Cardiologia **31**, 242–252 (1957). – 43. BILGER, R., Die vektorkardiographischen Befunde bei der krankhaften Belastung des rechten Herzens. Arch. Kreislaufforschg. **27**, 117–170 (1957). – 44. BILGER, R., Bedeutung und Grenzen der Vektorkardiographie bei der Diagnostik von Herzerkrankungen. Habil. Schrift (Freiburg 1958). – 45. BILGER, R., Die Bedeutung der Vektorkardiographie für die Erkennung der Herzhypertrophie. In: Die Funktionsdiagnostik des Herzens. 5. Freiburger Symposion. (Berlin-Göttingen-Heidelberg 1958). – 46. BILGER, R., BÜCHNER, CH., SO, C. S. und H. REINDELL, Elektrokardiographische und vektorkardiographische Befunde bei der Dextrokardie. Arch. Kreislaufforschg. **44**, 95–122 (1964). – 47. BILGER, R., SANDER, J., REINDELL, H. und H. KLEPZIG, Die vektorkardiographischen Befunde bei der krankhaften Belastung des rechten Herzens. Arch. Kreislaufforschg. **27**, 117–170 (1957). – 48. BILGER, R. und C. S. SO, Über das Vektorkardiogramm und Elektrokardiogramm des Wolff-Parkinson-White Syndroms. Cardiol. **42**, 189–199 (1963). – 49. BILGER, R., SO, C. S., EMMRICH, J., STEIM, H. und H. REINDELL, Über das Elektrokardiogramm und Vektorkardiogramm des Ebstein-Syndroms. Vergleich mit dem Vektorkardiogramm des vollständigen Rechtsschenkelblocks. Arch. Kreislaufforschg. **35**, 238–264 (1961). – 50. BILGER, R., SO, C. S. und H. REINDELL, Über das Elektrokardiogramm und Vektorkardiogramm des Wolff-Parkinson-White Syndromes. Arch. Kreislaufforschg. **37**, 111–133 (1962). – 51. BILGER, R., SO, C. S. und H. REINDELL, Untersuchung des Elektrokardiogramms und Vektorkardiogramms beim Situs inversus und bei der Dextroversio cordis sowie bei Herzfehlern mit diesen Lageanomalien. Verh. Dtsch. Ges. Kreislaufforschg. **28**, 347–352 (Darmstadt 1962). – 52. BINAGHI, G., SPREAFICO MAZZOLENI, G. et G. NERI, Studio vettorcardiografico della fase di ripolarizzazione nell'infarto miocardico. XXVII. Congresso della Società Italiana di Cardiologia, Sirmione 1966. – 53. BISCHOFF, L., Ein temporäres fokalbeding-

tes Wolff-Parkinson-White-Syndrom. Z. Ges. inn. Med. **13,** 569–570 (1958). – 54. BLASIUS, W., Zur Methodik der Abnahme von Brustwandableitungen im Verbande gleichseitiger Dreiecke in der Horizontalebene. Pflügers Arch. **261,** 1–4 (1955). – 55. BLASIUS, W., Ein Rechengerät zur exakten Bestimmung von Größe und Richtung der Herzvektoren aus den im Einthovenschen Dreieckschema registrierten Projektionsgrößen. Pflügers Arch. **261,** 5–7 (1955). – 56. BLASIUS, W. und R. REPGES, Zur Vektoranalyse des Brustwand-Ekg im Hinblick auf die exzentrische Lage des Herzens im Thorax. Pflügers Arch. **261,** 8–23 (1955). – 57. BLEIFER, S., KAHN, M., GRISHMAN, A. and E. DONOSO, Wolff-Parkinson-White Syndrome. A vectorcardiographic, electrocardiographic and clinical study. Amer. J. Cardiol. **4,** 321–333 (1959). – 58. BOCK, K. D., Untersuchungen am Menschen über Ursachen, Größe und Richtung der Fehler des unipolaren Brustwand-Ekg bei vektoriellen Analysen. Arch. Kreislaufforschg. **21,** 161–174 (1954). – 59. BOCK, K. D. und W. BAUST, Tierexperimentelle Untersuchungen über die Ursachen der Fehler bei der Vektoranalyse des unipolaren Brustwand-Ekg. Z. Kreislaufforschg. **43,** 624–636 (1954). – 60. BÖCKH, E. M., GÄRTNER, W. und H. SCHAEFER, Die Zuverlässigkeit vektorieller Analysen abnormer Elektrokardiogramme. Arch. Kreislaufforschg. **20,** 44–61 (1953). – 61. BÖCKH, E. M. und H. SCHAEFER, Versuche zur Berechnung der Vektoren aus präkordialen Ableitungen. Z. Kreislaufforschg. **41,** 310–324 (1952). – 62. BÖCKH, E. M. und H. SCHAEFER, Weitere Untersuchungen über die Konstruierbarkeit von Ekg-Vektoren aus Brustwandableitungen. Cardiologia **23,** 191–219 (1953). – 63. BOER, W. DEN, BURGER, H. C. and J. B. VAN MILAAN, Vectorcardiograms of normal and premature beats in different lead systems. Brit. Heart J. **17,** 1–4 (1955). – 64. BOINEAU, J. P., SPACH, M. S. and J. S. HARRIS, Study of premature systoles of the canine heart by means of the spatial vectorcardiogram. Amer. Heart J. **60,** 924–935 (1960). – 65. BONDURANT, S. and W. A. FINNEY, The spatial vectorcardiogram during acceleration. J. Aviat. Med. **29,** 758–762 (1958). – 66. BONIS, P. DE, TOMMASELLI, A. et F. TESTONI, Studio comparativo dei vettocardiogrammi registrati nei blocchi intraventricolari instabili. Atti del XIX. Congresso della Società Italiana di Cardiologia, Palermo 1957. – 67. BORELLY, G., REDON, A. et A. JOUVE, Considérations actuelles sur la vectocardiographie. Un mode de contrôle des méthodes récentes de dérivation. Arch. Mal. Coeur **55,** 55–83 (1962). – 68. BORUN, E. R., CHAPMAN, J. M. and F. J. MASSEY, Computer analysis of Frank lead electrocardiographic data recorded in an epidemiologic study. Amer. J. Cardiol. **18,** 664–671 (1966). – 69. BOUTKAN, J., Vectorcardiography. (Eindhoven 1965). – 70. BOYADJIAN, N., DECHAMPS, C. and F. VAN DOOREN, Modifications du vecteur terminal de QRS dans l'infarctus du myocarde. Arch. Mal. Coeur **51,** 321–328 (1958). – 71. BRAUNSWALD, E., SAPIN, S. O., DONOSO, E. and A. GRISHMAN, A study of the electrocardiogram and vectorcardiogram in congenital heart disease. III. Electrocardiographic and vectorcardiographic findings in various malformations. Amer. Heart J. **50,** 823–843 (1955). – 72. BRIGDEN, W. and J. SHILLINGFORD, The vectorcardiogram of cardiac infarction. Brit. Heart J. **14,** 339–344 (1952). – 73. BRILLER, S. A., MARCHAND, N. and CH. E. KOSSMANN, A differential vectorcardiograph. Review Scientific Instrum. **21,** 805–816 (1950). – 74. BRINBERG, L., The use of vectorcardiographic leads to represent electric axis as a point on the surface of a sphere. J. Mount Sinai Hosp. **23,** 751–755 (1956). – 75. BRINBERG, L., Quantitative Vectorelectrocardiography. (Baltimore/Maryland 1960). – 76. BRISTOW, J. D., A study of the normal Frank vectorcardiogram. Amer. Heart J. **61,** 242–249 (1961). – 77. BRISTOW, J. D., GOLDBERG, L. M., PARKER, B. M. and L. W. RITZMANN, Intermittent „normal" ventricular conduction appearing in left bundle branch block. A vectorcardiographic study. Amer. Heart J. **58,** 905–911 (1959). – 78. BRISTOW, J. D., PORTER, G. A. and H. E. GRISWOLD, Observations with the Frank system of vectorcardiography in left ventricular hypertrophy. Amer. Heart J. **62,** 621–633 (1961). – 79. BRODY, D. A., A theoretical analysis of intracavitary blood mass influence on the heart-lead relationship. Circul. Res. **4,** 731–738 (1956). – 80. BRODY, D. A., Limited reliability of precordial electrodes as vectorcardiographic leads. Science **125,** 352–353 (1957). – 81. BRODY, D. A., Comparative aspects of corrected lead systems. 7. Internat. Colloquium vectorcardiographicum. (Smolenice 1966). – 82. BRODY, D. A. and R. C. ARZBAECHER, A comparative analysis of several corrected vectorcardiographic leads. Circul. **29,** 533–545 (1964). – 83. BRODY, D. A. and G. D. COPELAND, Electrocardiographic cancellation: Some observations concerning the „nondipolar" raction of precordial electrocardiograms. Amer. Heart J. **56,** 381–395 (1958). – 84. BROM, A. G.,

Surgical treatment of cardiac malformations with open heart under hypothermia. 3. Internat. Kardiol. Kongr. (Brüssel 1958). – 85. BROSS, W., KOWARZYK, H., KOWARZYK, Z. and A. KU-STRZYCKI, The vectocardiographic evaluation of cardiosurgical treatment (QRS complex). Minerva cardioangiol. Europea **7**, 196–201 (1959). – 86. BÜCHNER, CH., BILGER, R., W. OVER-BECK, STREICHAN, CH. und H. REINDELL, Das Elektrokardiogramm und Vektorkardiogramm nach Implantation eines elektrischen Schrittmachers. Z. Kreislaufforschg. **54**, 861–876 (1965). – 87. BURCH, G. E., ABILDSKOV, J. A. and J. A. CRONVICH, Studies of the spatial vectorcardiogram in normal man. Circul. **7**, 558–572 (1953). – 88. BURCH, G. E., ABILDSKOV, J. A. and J. A. CRON-VICH, The spatial vectorcardiogram and mean spatial ventricular gradient in normal pregnant woman. Circul. **9**, 381–387 (1954). – 89. BURCH, G. E., ABILDSKOV, J. A. and J. A. CRONVICH, A study of the spatial vectorcardiogram of the ventricular gradient. Circul. **9**, 267–275 (1954). – 90. BURCH, G. E., CRONVICH, J. A. and Z. Z. ZAO, Vectorcardiographic deflections obtained with various reference systems in cadavers. Amer. Heart J. **61**, 667–669 (1961). – 91. BURCH, G. E. and N. P. DEPASQUALE, The spatial vectorcardiogram in proved congenital atrial septal defect. Amer. Heart J. **58**, 319–325 (1959). – 92. BURCH, G. E., and N. P. DEPASQUALE, The electrocardiogram, spatial vectorcardiogram and ventricular gradient in congenital ventricular septal defect. Amer. Heart J. **60**, 195–211 (1960). – 93. BURCH, G. E. and N. P. DEPASQUALE, Practical clinical applications of vectorcardiography. Clin. Science **178**, 301–307 (1961). – 94. BURCH, G. E. and N. P. DEPASQUALE, The electrocardiogram, vectorcardiogram and ventricular gradient in combined pulmonary stenosis and interatrial communication. Amer. J. Cardiol. **7**, 646–656 (1961). – 95. BURCH, G. E. and N. P. DEPASQUALE, Electrocardiographic and vector-cardiographic detection of heart disease in the presence of the pre-excitation syndrome (Wolff-Parkinson-White-Syndrome). Ann. Int. Med. **54**, 387–404 (1961). – 96. BURCH, G. E. and N. P. DEPASQUALE, Electrocardiogram and spatial vectorcardiogram of localized myocardial hyper-trophy. Circul. **26**, 544–552 (1962). – 97. BURCH, G. E. and N. P. DE PASQUALE, The spatial vectorcardiogram as a supplement of the electrocardiogram in the diagnosis of myocardial in-farction. Progr. cardiovasc. Dis. **6**, 137–154 (1963). – 98. BURCH, G. E. and N. P. DE PASQUALE, The QRS sÊ-loop in volume and pressure overloading of the right ventricle. Cardiologia **48**, 21–31 (1966). – 99. BURCH, G. E. and L. H. GOLDEN, Spatial vectorcardiogram and the aging of man. Circul. **16**, 865 (1957). – 100. BURCH, G. E., GOLDEN, L. H. and J. A. CRONVICH, An analysis of changes in the spatial vectorcardiogram with aging. Amer. Heart J. **55**, 582–590 (1958). – 101. BURCH, G. E., HORAN, L. G., ABILDSKOV, J. A. and J. A. CRONVICH, A study of the spatial vectorcardiogram in subjects with posterior myocardial infarction. Circul. **12**, 418–425 (1955). – 102. BURCH, G. E., HORAN, L. G. and J. A. CRONVICH, A study of the spatial vector-cardiogram in subjects with anterior myocardial infarction. Circul. **13**, 360–367 (1956). – 103. BURCH, G. E., HORAN, L. G. and J. A. CRONVICH, An electrocardiographic and spatial vector-cardiographic pattern associated with diffuse myocardial damage and ventricular aneurysm. Amer. Heart J. **57**, 751–561 (1959). – 104. BURCH, G. E., HORAN, L. G., ZISKIND, J. and J. A. CRONVICH, A correlative study of postmortem, electrocardiographic and spatial vectorcardio-graphic data in myocardial infarction. Circul. **18**, 325–340 (1958). – 105. BURCH, G. E. and W. J. WAJSZCZUK, The TsÊ-loop in congenital ventricular septal defect. Amer. J. med. Sci. **244**, 75–84 (1962). – 106. BURCH, E. G. and W. J. WAJSZCZUK, The TsÊ-loop in congenital atrial septal defect and persistent atrioventricular canal. Amer. Heart J. **64**, 600–609 (1962). – 107. BURCH, E. G. and W. J. WAJSZCZUK, The TsÊ loop in tetralogy of Fallot. Amer. J. Cardiol. **10**, 54–60 (1963). – 108. BURGER, H. C., VAN BRUMMELEN, A. G. W. and G. VAN HERPEN, Compro-mise in vectorcardiography. Displacement of electrodes as a means of adapting one lead system to another. Amer. Heart J. **62**, 398–400 (1961). – 109. BURGER, H. C., A. G. W. VAN BRUMME-LEN and G. VAN HERPEN, Compromise in vectorcardiography. II. Alterations of coefficients as a means of adapting one lead system to another. Subjective and mathematical comparison of four systems of VCG. Amer. Heart J. **64**, 666–678 (1962). – 110. BURGER, H. C., VAN HERPEN, G. and A. G. W. VAN BRUMMELEN, Comparison of 4 vectorcardiographic lead systems. Acta tertii Europaei de cordis scientia conventus 1960. Acta Pars altera B. S. 901–903. – 111. BURGER, H. C. and J. B. VAN MILAAN, Heart-Vector and leads. Part II. Brit. Heart J. **9**, 154–160 (1947). – 112. BURGER, H. C., VAN MILAAN, J. B. and W. DEN BOER, Comparison of different systems of vectorcardiography. Brit. Heart J. **14**, 401–405 (1952). – 113. BURGER, H. C., VAN MILAAN, J. B. and W. KLIP, Comparison of two systems of vectorcardiography with an electrode to the frontal and dorsal sides of the trunk respectively. Amer. Heart J. **51**, 26–33 (1956). – 114. BURGER, H. C., VAN MILAAN, J. B. and W. KLIP, Comparison of three different systems of vectorcardiography. Amer. Heart J. **57**, 723–729 (1959). – 115. BURGER, H. C. and J. P. VAANE, A criterion characterizing the orientation of a vectorcardiogram in space. Amer. Heart J. **56**, 29–35 (1958). – 116. BURNETT, C. T. and E. L. TAYLOR, Electrocardiograms on 167 average healthy infants and children. Amer. Heart J. **11**, 185–205 (1936). – 117. BUTTERWORTH, S. J. and J. J. THORPE, On evaluating the Einthoven triangle theory. Circul. **3**, 923–925 (1951).

118. CABRERA, E., GARCIA-FONT, R., GAXIOLA, A. and F. PILEGGI, The vectorcardiogram of ventricular activation in chronic coronary heart disease. Amer. Heart J. **55**, 557–571 (1958). – 119. CABRERA, E. et A. GAXIOLA, Metodo para correlacionar el vectocardiograma con el proceso de la activacion ventricular. Arch. Inst. Cardiol. Mexico **28**, 750–769 (1958). – 120. CABRERA, E. and A. GAXIOLA, A critical re – evaluation of systolic and diastolic overloading patterns. Progr. Cardiovasc. Dis. **2**, 219–236 (1959). – 121. CABRERA, E. and A. GAXIOLA, Diagnostic contribution of the vectorcardiogram in hemodynamic overloading of the heart. Amer. Heart J. **60**, 296–317 (1960). – 122. CABRERA, E., GAXIOLA, A. et P. EISENBERG, El vectocardiograma de los crecimientos ventriculares derechos de tipo sobrecarga sistolica. Arch. Inst. Cardiol. Mexico **28**, 469–491 (1958). – 123. CABRERA, E., GAXIOLA, A., FERRER, G. and J. Costa Rochá, The vectorcardiogram in Ebstein's disease. 4. World Congress of Cardiology Mexico 1962. Abstr. of Papers, 50. – 124. CABRERA, E., RODRIGUES, R., GAXIOLA, A. et B. PORTILLO, Le vectocardiogramme dans la persistance du canal artériel et dans la communication interventriculaire. Arch. Inst. Cardiol. Mexico **28**, 592–619 (1958). – 125. CACCURI, S. et G. GRAZIANI, Modifications du vector-cardiogramme dans le travail musculaire et dans les changements de position. 2. Europäischer Kardiologen-Kongreß Stockholm 1956. Abstr. of Papers, 61. – 126. CALLEJA, H. B., BARKER, R. E. and R. W. KISSANE, The normal QRS vectorcardiogram in infants and children from birth to fifteen years. Amer. J. Cardiol. **7**, 488–495 (1961). – 127. CASTELLANOS, A., GOSSELIN, A., LEMBERG, L. et M. J. CENTURION, Le vectocardiogramme dans les blocs de branche bilatéraux. Arch. Mal. Coeur **57**, 71–78 (1964). – 128. CASTELLANOS A., HERNANDEZ, F. A., LEMBERG, L. and A. CASTELLANOS, The vectorcardiographic criteria of hemodynamical overloadings in congenital heart disease. Cardiologia **44**, 392–407 (1964). – 129. CASTELLANOS, A., LEMBERG, L., JOANNIDES, G. and L. SALHANICK, The vectorcardiogram in right bundle branch block coexisting with left ventricular focal block. Amer. J. Cardiol. **18**, 705–712 (1966). – 130. CASTELLANOS, A., MAYER, J. W. and L. LEMBERG, The electrocardiogram in Wolff-Parkinson-White syndrome associated with bundle branch block. Amer. J. Cardiol. **10**, 657–666 (1962). – 131. ČERNOHORSKÝ, J., A vector analysis of the W-P-W syndrome. Cardiologia **29**, 278–290 (1956). – 132. CHATILLON, J. Y. et P. W. DUCHOSAL,. L'électrocardiogramme et le vectocardiogramme de la sténose isthmique de l'aorte. Cardiologia **36**, 129–144 (1960). – 133. CHOU, T. CH. and R. A. HELM, The pseudo P pulmonale. Circul. **32**, 96–105 (1965). – 134. CHOU, T. CH., HELM, R. A. and R. LACH, The significance of a wide TsE-loop. Circul. **30**, 400–410 (1964). – 135. COELHO, E., AMRAM, S. S., SA, A. B., MENDES, J. C. and V. TAVARES, Electrocardiographic and vectorcardiographic alterations in chronic cor pulmonale. Amer. J. Cardiol. **10**, 20–29 (1962). – 136. COELHO, E., DE PAIVA, E., DE PADUA, F., NUNES A., AMRAM S., SA A. B. and S. LUIS, Tetralogy of Fallot: Angiocardiographic, electrocardiographic, vectorcardiographic and hemodynamic studies of Fallot type complex. Amer. J. Cardiol. **7**, 538–564 (1961). – 137. COELHO, E., SEQUERRA, S. and A. B. SA, Electrocardiogram and vectorcardiogram of ostium secundum and ostium primum. Cardiologia **37**, 293–308 (1960). – 138. COELHO, E., SEQUERRA, S. and A. B. SA, Electrocardiogram and Vectorcardiogram of ostium secundum and ostium primum. Cardiologia **37**, 319–330 (1960). – 139. COFANO, L., TESTONI, F. et A. TOMMASELLI, Comparazione di alcune metodiche di derivazione per la registrazione dei vettocardiogrammi: Atti del 7. Congr. Soc. Ital. di Cardiol. 30.–31. Mai 1955. – 140. COHEN, W., ABILDSKOV, J. A. and E. D. JACOBSON, Theoretical and clinical studies of the electrocardiogram and vectorcardiogram in right ventricular enlargement. Amer. Heart J. **61**, 656–664 (1961). – 141. CONWAY, J. P., CRONVICH, J. A. and G. E. BURCH, Observations on the

spatial vectorcardiogram in man. Amer. Heart J. **38**, 537–546 (1949). – 142. Corsi, V. et M. Sangiorgi, Basi teoretiche e studio comparativo delle derivazione toraciche. Cuore e circol. **34**, 232–245 (1950). – 143. Cosby, R. S., Talbot, J. C., Levinson, D. C. and M. Mayo, The vector-electrocardiogram in acute coronary insufficiency and in acute myocardial infarction. Amer. Heart J. **49**, 896–910 (1955). – 144. Courtois, B., Graphical presentation of processed VCG data. 6. Colloquium vectorcardiographicum, Leipzig 1965. – 145. Courtois, B., Visualisation of the digital computer output in vectorcardiography. 7. Colloquium vectorcardiographicum, Smolenice 1966. – 146. Criep, L. H. and M. Silverblatt, The effect of bronchial asthma on the heart, with special reference to the spatial vectorcardiogram. J. Allergy **31**, 191–210 (1960). – 147. Cronvich, J. A., Abildskov, J. A., Jackson, C. E. and G. E. Burch, An approximate derivation for stereoscopic vectorcardiograms with the equilateral tetrahedron. Circul. **2**, 126–127 (1950). – 148. Cronvich, J. A., Burch, G. E. and J. A. Abildskov, Some requirements in equipment and technics for vectorcardiography. Circul. **8**, 914–919 (1953). – 149. Cueto, J., Toshima, H., Armijo, G., Tuna, N. and C. W. Lillehei, Vectorcardiographic studies in acquired valvular disease with reference to the diagnosis of right ventricular hypertrophy. Circul. **33**, 588–598 (1966).

150. Dack, S., The electrocardiogram and vectorcardiogram in ventricular septal defect. Amer. J. Cardiol. **5**, 199–207 (1960). – 151. Deglaude, L. et P. Laurens, Recherches vectographiques dans les cardiopathies congenitales. Sem. Hôp. Paris **28**, 2135–2149 (1952). – 152. Deglaude, L. et P. Laurens, Diagnostic vectographique de l'infarctus du myocarde associé à un bloc de branche. Arch. Mal. Coeur **47**, 579–590 (1954). – 153. Deglaude, L. et P. Laurens, Étude vectographique de la surcharge ventriculaire droite dans le rétrécissement mitral. Arch. Mal. Coeur **48**, 129–151 (1955). – 154. Deglaude, L. et P. Laurens, L'apport du vectocardiogramme dans l'appréciation des surcharges ventriculaires combinées. Arch. Mal. Coeur **52**, 263–277 (1959). – 155. Deglaude, L., Laurens, P. and P. Soulie, Appraisal of combined or complex ventricular strain. Contribution of vectorcardiography. 3. Internat. Kardiologen-Kongress Brüssel 1958. Abstr. of Papers, 433. – 156. de Micheli, A., Medrano, G. A. et D. Sodi-Pallares, Étude electrovectocardiographique des blocs de branche chez le chien à la lumière du processus d'activation ventriculaire. Acta Cardiol. **18**, 483–514 (1964). – 157. De Pasquale, N. P. and G. E. Burch, The spatial vectorcardiogram in left bundle branch block and myocardial infarction, with autopsy studies. Amer. J. Med. **29**, 633–646 (1960). – 158 De Pasquale, N. P. and G. E. Burch, The spatial vectorcardiogram and ventricular gradient in apical myocardial infarction in necropsied patients. Amer. J. Med. Sci. **239**, 462–468 (1960). – 159. De Pasquale, N. P. and G. E. Burch, The electrocardiogram, vectorcardiogram, and ventricular gradient in the tetralogy of Fallot. Circul. **24**, 94–109 (1961). – 160. De Pasquale, N. P. and G. E. Burch, The electrocardiogram, ventricular gradient and spatial vectorcardiogram during the first week of life. Amer. J. Cardiol. **12**, 482–493 (1963). – 161. Deutsch, E., Hofmann-Credner, D. und R. Wenger, Die Bedeutung des Ösophagus-Ekg für die Diagnose der Vergrößerung des linken Vorhofs. Z. Kreislaufforschg. **38**, 718–726 (1949). – 162. Dickens, J., Maranhao, V. and H. Goldberg, Right bundle branch block. A vectorcardiographic and electrocardiographic study of ventricular septal defect following open-heart surgery. Circul. **20**, 201–207 (1959). – 163. Dickens, J., Maranhao, V. and H. Goldberg, Ventricular endocardial leads in left bundle branch block and left ventricular hypertrophy. Correlation with the vectorcardiogram and electrocardiogram. Amer. J. Cardiol. **3**, 472–481 (1959) – 164. Döring, D. und H. Trenckmann, Typische und atypische elektro- und vektorkardiographische Befunde bei Pulmonalstenosen. 6. Colloquium vectorcardiographicum, Leipzig 1965. – 165. Dohrmann, R., Untersuchungen über das elektrische Feld des Herzens im homogenen Medium. Z. Kreislaufforschg. **43**, 699–704 (1954). – 166. Dohrmann, R. und W. Schmitt, Der Einfluß der Hypertonie auf das Vektorkardiogramm unter besonderer Berücksichtigung des Ventrikelgradienten. Arch. Kreislaufforschg. **25**, 255–275 (1957). – 167. Doliopoulos, T., Vektorkardiographische Befunde bei Mitralstenose und Cor pulmonale. Wien. Z. inn. Med. **33**, 155–164 (1952). – 168. Doll, E., Das normale Neugeborenenvektorkardiogramm und seine weitere Entwicklung in den ersten Lebensmonaten. Z. Kreislaufforschg. **45**, 99–110 (1956). – 169. Doll, E., Der obere Umschlagpunkt im Brustwandelektrokardiogramm des gesunden Neugeborenen, seine Ver-

änderungen in den ersten Lebensmonaten und seine Beziehung zum Vektorkardiogramm. Z. Kreislaufforschg. **45**, 210–217 (1956). – 170. DONOSO, E., JICK, S., BRAUNWALD, E., LAMELAS, M. and A. GRISHMAN, The spatial vectorcardiogram in mitral valve disease. Amer. Heart J. **53**, 760–766 (1957). – 171. DONOSO, E., SAPIN, S. O., BRAUNWALD, E. and A. GRISHMAN, A study of the electrocardiogram and vectorcardiogram in congenital heart disease. II. Vectorcardiographic criteria for ventricular hypertrophy. Amer. Heart J. **50**, 674–693 (1955). – 172. DONZELOT, E. et J. B. MILOVANOVICH, La boucle vectorielle T au cours de la crise d'angor coronarien. Arch. Mal. Coeur **46**, 1075–1082 (1953). – 173. DONZELOT, E., MILOVANOVICH, J. B. et H. KAUFMANN, Études pratiques de vectographie (Paris 1950). – 174. DONZELOT, E., MILOVANOVICH, J. B. and C. PLAVSIC, Vectographie spatiale frontale et horizontale du syndrome de Wolff, Parkinson et White. Arch. Mal. Coeur **42**, 781–790 (1949). – 175. DOUCET, P., WALSH, T. J. and E. MASSIE, A vectorcardiographic study of right bundle branch block with the Frank lead system. Clinical correlation in myocardial infarction. Amer. J. Cardiol. **16**, 342–351 (1965). – 176. DOWER, G. E., HORN, H. E. and W. G. ZIEGLER, The Polarcardiograph. Amer. Heart J. **69**, 355–381 (1965). – 177. DOWER, G. E. and J. A. OSBORNE, A clinical comparison of 3 VCG lead systems using resistance – combining networks. Amer. Heart J. **55**, 523–534 (1958). – 178. DRAPER, H. W., PEFFER, C. J., STALLMANN, F. W., LITTMANN, D. and H. V. PIPBERGER, The corrected orthogonal electrocardiogram and vectorcardiogram in 510 normal men (Frank lead system). Circul. **30**, 853–864 (1964). – 179. DROPMANN, K., Elektrokardiographische und vektorkardiographische Befunde bei Myopathien. Z. Kreislaufforschg. **55**, 74–82 (1966). – 180. DUCHOSAL, P. W., Vectorcardiography. Amer. Heart J. **56**, 1–7 (1958). – 180a. DUCHOSAL, P. W., Practical remarks on the McFee and Parungao VCG lead system. Amer. Heart **72**, 287–288 (1966). – 181. DUCHOSAL, P. W., CHATILLON, J. et J. GROSGURIN, Présentation d'un nouvel électrovectographe triplan. Bull. schweiz. Akad. med. Wiss. **19**, 294–299 (1963). – 182. DUCHOSAL, P. W. et L. GROSGURIN, Prévision de l'électrocardiogramme unipolaire en un point interieur du corps humain au moyen de vectorcardiogramme spatial enregistré à la peripherie, à distance du coeur. Acta med. belg. **4**, 425–438 (1949). – 183. DUCHOSAL, P. W. et L. GROSGURIN, Les modalités de l'ordre d'excitation ventriculaire du coeur normal. Cardiologia **19**, 58–61 (1951). – 184. DUCHOSAL, P. W. et J. R. GROSGURIN, The spatial vectorcardiogram obtained by use of a trihedron and its scalar comparisons. Circul. **5**, 237–248 (1952). – 185. DUCHOSAL, P. W. et J. R. GROSGURIN, Atlas d'électrocardiographie et de vectocardiographie. (Basel - New York 1959). – 186. DUCHOSAL, P. W. et P. MORET, Individualité de l'électrocardiogramme étudiée par la vectographie. Cardiologia **32**, 129–154 (1958). – 187. DUCHOSAL, P. W. and R. SULZER, La Vectocardiographie. (Basel - New York 1949). – 188. DUKE, M. and D. J. CROSBY, Clinical, hemodynamic, electrocardiographic and vectorcardiographic observations in progressive muscular dystrophy of 34 years duration. Amer. Heart J. **67**, 251–257 (1964). – 189. DURAND, M., METIANU, C. et P. VLAD, Le vectogramme chez l'enfant normal (200 tracés) et dans les cardiopathies congénitales (200 tracés). Compte rendu du Congrès de Cardiologie (Paris 1950). – 190. DURRER, D., ROOS, J. P. and R. TH. VAN DAM, The genesis of the electrocardiogram of patients with ostium primum defects (ventral atrial septal defects). Amer. Heart J. **71**, 642–650 (1966).

191. EFFERT, S., KARYTSIOTIS, J., ENGSTFELD, G. und S. N. PANAYOTOPOULOS, Die Kammerhypertrophien bei Ventrikelseptumdefekt. Arch. Kreislaufforschg. **51**, 246–262 (1966). – 192. EGGENBERG, K. E., The electrocardiogram and the frontal vectorcardiogram in ostium secundum defect and endocardial cushion defect. Acta med. Scand. **48**, 175–239 (1964). – 193. EINTHOVEN, W., Ein neues Galvanometer. Annalen Physik **4**, 1059 (1903). – 194. EINTHOVEN, W., Weiteres über das Elektrokardiogramm. Pflügers Archiv **122**, 517–584 (1908). – 195. EINTHOVEN, W., Über die Deutung des Elektrokardiogramms. Pflügers Archiv **149**, 65–86 (1913). – 196. EINTHOVEN, W., FAHR, G. und A. DE WAART, Über die Richtung und die manifeste Größe der Potentialschwankungen im menschlichen Herzen und über den Einfluß der Herzlage auf die Form des Elektrokardiogramms. Pflügers Archiv **150**, 275–315 (1913). – 197. ELEK, S. R., B. J. ALLENSTEIN and G. C. GRIFFITH, The direct spatial vectorcardiogram in the infant. Amer. Heart J. **46**, 507–518 (1953). – 198. ELEK, S. R., ALLENSTEIN, B. J., GRIFFITH, G. C., R. S. COSBY and D. C. LEVINSON, A correlation of the spatial vectorcardiogram with right ventricular

hypertrophy. Amer. Heart J. **47,** 369–382 (1954). – 199. ELEK, S. R., ALLENSTEIN, B. J., A. W. KORNBLUTH, GRIFFITH, G. C. and D. C. LEVINSON, The spatial vectorcardiogram in myocardial infarction typified by prominent R waves in leads aVR and V_1. Amer. Heart J. **47,** 477–486 (1954). – 200. ELLIOTT, L. P., RUTTENBERG, H. D., ELIOT, R. S. and R. C. ANDERSON, Vectorial analysis of the electrocardiogram in common ventricle. Brit. Heart J. **26,** 302–311 (1964). – 201. ELLIOTT, L. P., TAYLOR, W. J. and G. L. SCHIEBLER, Combined ventricular hypertrophy in infancy. Vectorcardiographic observations with special reference to the Katz-Wachtel phenomenon. Amer. J. Cardiol. **11,** 164–172 (1963). – 202. EMSLIE-SMITH, D., The spatial vectorcardiogram in hypothermia. Brit. Heart J. **20,** 175–182 (1958). – 203. ENENKEL, W., BILGER, R. und H. REINDELL, Elektrokardiographische und vektorkardiographische Untersuchungen beim chronischen Cor pulmonale. Klin. Wschr. **39,** 61–71 (1961). – 204. ESTES, E. H., MC CALL B. W. and A. G. WALLACE, Time expansion in vectorcardiography. The advantages of magnetic tape recording. Amer. Heart J. **63,** 98–100 (1962). – 205. ESTES, E. H., WHALEN, R. E., ROBERTS, S. R. and H. D. MC INTOSH, The electrocardiographic and vectorcardiographic findings in idiopathic hypertrophic subaortic stenosis. Amer. Heart J. **65,** 155–161 (1963).

206. FAHR, G., An analysis of the spread of the excitation wave in the human ventricle. Arch. Int. Med. **25,** 146–173 (1920). – 207. FEARRINGTON, E. L., GIBSON, T. C. and R. E. CHURCHILL, Vectorcardiographic and electrocardiographic findings in myotonia atrophica. A study employing the Frank lead system. Amer. Heart J. **67,** 599–609 (1964). – 208. FÉHÉR, J., PILEGGI, F., TEIXEIRA, V., TRANCHESI, J., LIMA, F. X. P., SPIRITUS, O., CHANSKY, M. and L. V. DÉCOURT, The vectorcardiogram in chronic Chagas myocarditis. An analysis of the intraventricular conduction delays associated with a superiorly oriented Â QRS. Amer. J. Cardiol. **5,** 349–357 (1960). – 209. FELDT, R. H., DUSHANE, J. W. and J. L. TITUS, The anatomy of the atrioventricular conduction system in ventricular septal defect and tetralogy of Fallot: Correlations with the electrocardiogram and vectorcardiogram. Circul. **34,** 774–782 (1966). – 210. FORKNER, C. E., HUGENHOLTZ, P. G. and H. D. LEVINE, The vectorcardiogram in normal young adults. Frank lead system. Amer. Heart J. **62,** 237–246 (1961). – 211. FRANK, E., General theory of heart-vector projection. Circul. Res. **2,** 258–270 (1954). – 212. FRANK, E., The image surface of a homogeneous torso. Amer. Heart J. **47,** 757–768 (1954). – 213. FRANK, E., A direct experimental study of 3 systems of spatial vectorcardiography. Circul. **10,** 101–113 (1954). – 214. FRANK, E., Determination of the electrical center of ventricular depolarization in the human heart. Amer. Heart J. **49,** 670–692 (1955). – 215. FRANK, E., Absolute quantitative comparison of instantaneous QRS equipotentials on a normal subject with dipole potentials on a homogeneous torso model. Circul. Res. **3,** 243–251 (1955). – 216. FRANK, E., Measurement and significance of cancellation potentials on the human subject. Circul. **11,** 937–951 (1955). – 217. FRANK, E., Analysis of R, L, F, B systems of spatial vectorcardiography. Amer. Heart J. **51,** 34–52 (1956). – 218. FRANK, E., An accurate, clinically practical system for spatial vectorcardiography. Circul. **13,** 737–749 (1956). – 219. FRANK, E., Spread of current in volume conductors of finite extent. Ann. New York Acad. Sci. **65,** 980–1002 (1957). – 220. FRANK, E., KAY, C. F., SEIDEN ,G. E. and R. A. KEISMAN, A new quantitative basis for electrocardiographic theory: The normal QRS complex. Circul. **12,** 406–417 (1955). – 221. FRANK, E. and G. E. SEIDEN, Comparison of limb and precordial vectorcardiographic systems. Circul. **14,** 83–89 (1956). – 222. FRIMPTER, G. W., SCHERR, L. and D. OGDEN, The spatial vectorcardiogram in complete left bundle branch block with special reference to the initial component. Amer. Heart J. **55,** 220–230 (1958).

223. GAMBOA, R., HUGENHOLTZ, P. G. and A. S. NADAS, Comparison of electrocardiograms and vectorcardiograms in congenital aortic stenosis. Brit. Heart J. **27,** 344–354 (1965). – 224. GAMBOA, R., HUGENHOLTZ, P. G. and A. S. NADAS, Corrected (Frank), uncorrected (cube) and standard electrocardiographic lead systems in recording augmented right ventricular forces in right ventricular hypertension. Brit. Heart J. **28,** 62–74 (1966). – 225. GARCIA-PALMIERI, M. R., RODRIGUEZ, R. C. and C. GIROD, The electrocardiogram and vectorcardiogram in congenital heart disease. Amer. Heart J. **68,** 556–568 (1964). – 226. GARCIA SAN FABIAN, A. et L. PESCADOR, Bases physiques de la vectocardiographie. Acta cardiol. **21,** 546–566 (1966). – 227. GARDBERG, M. and I. L. ROSEN, Present status of the electrocardiographic and vectorcardiographic diagnosis of right ventricular hypertrophy. Circul. **16,** 884–885 (1957). – 228. GARD-

BERG, M. and I. L. ROSEN, The electrocardiogram and vectorcardiogram in various degrees of left bundle branch block. Amer. J. Cardiol. 1, 592–596 (1958). – 229. GARDBERG, M. and I. L. ROSEN, The cube vectorcardiogram in various degrees of right bundle branch block. Amer. J. Cardiol. 2, 572–578 (1958). – 230. GARDBERG, M. and I. L. ROSEN, The electrocardiogram and vectorcardiogram in right ventricular hypertrophy and right bundle branch block. Dis. Chest 36, 407–422 (1959). – 231. GARRIDO, F., GARCIA FERNÁNDEZ, J. L., GARCIA OTERO, V., GARCIA, ALARCÓN, P. et L. PESCADOR, Estudio de la planigrafia vectorial de la auricula normal y patologica. Rev. esp. Cardiol. 14, 510–530 (1961). – 232. GARRIDO, F., GARCIA FERNÁNDEZ, J. L., GARCIA OTERO, V. and L. PESCADOR, Concerning the vectorial planigraphy of normal and pathological auricles. Acta tertii Europaei de cordis scientia conventus. Rom 1960. Pars altera B, 905–909. – 233. GELFAND, D., URBACH, J. R., BELLET, S. and W. ALLISON, Right ventricular hypertrophy: A study of the QRSsÊ loop of the spatial vectorcardiogram employing the cube and tetrahedron co-ordinates. Cardiol. 26, 228–239 (1955). – 234. GIEC, L. und W..MACHOWSKI, Vektorkardiographische, sphygmographische und phonokardiographische Differenzierungen elektrokardiographisch atypischer intraventrikulärer Leitungsstörungen. 6. Colloquium vectorcardiographicum, Leipzig 1965. – 235. GIEGLER, K., Vektorkardiographische und elektrokardiographische Untersuchungen bei Endomyokardfibrosen. 6. Colloquium vectorcardiographicum, Leipzig 1965. – 236. GILLARD, G., HENDRICKY, J. et B. TACCARDI, Contribution a l'étude des bases physiques de la vectocardiographie clinique. Acta cardiol. 6, 868–895 (1951). – 237. GILLMANN, H., Über die Möglichkeit „gezielter" elektrokardiographischer Zusatzableitungen. Cardiol. 19, 47–57 (1951). – 238. GILLMANN, H., Theoretische Grundlagen zur Beurteilung des Anwendungsbereiches der verschiedenen elektrokardiographischen Ableitungen. Arch. Kreislaufforschg. 17, 134–146 (1951). – 239. GILLMANN, H., Über den Einfluß der Nahpotentiale, der Lage des elektrischen Nullpunktes und der Begrenzung des elektrischen Feldes auf die „unipolaren" Brustwandableitungen. Arch. Kreislaufforschg. 17, 284–293 (1951). – 240. GILLMANN, H., Das „analysierte Potentialrelief" der unipolaren Brustwandableitungen. Z. Kreislaufforschung. 41, 325–331 (1952). – 241. GILLMANN, H., Einführung in die vektorielle Deutung des Elektrokardiogramms. (Kreislauf-Bücherei) (Darmstadt 1954). – 242. GILLMANN, H., Elektrokardiographische Analysen bei verschiedenen Graden und Formen der Druck- und Volumenbelastung des rechten Ventrikels mittels Sektordiagraphie. Arch. Kreislaufforschg. 28, 79–100 (1958). – 243. GILLMANN, H., Vektorielle Untersuchungen über die durch künstliche Hypothermie ausgelösten Elektrokardiogramm-Veränderungen. Cardiologia 33, 21–31 (1958).– 244. GIRAUD, G., LATOUR, H., LEVY, A., PUECH, P. et M. BONNEL, Vectocardiographie des extrasystoles. Montpellier Méd. 41-42, 640 (1952). – 245. GIRAUD, G., LATOUR, H., PUECH, P. et J. ROUJON, Les formes anatomiques et les bases du diagnostic de la persistance du canal auriculo-ventriculaire commun. Arch. Mal. Coeur 50, 909–942 (1957). – 246. GOLDEN, L. H., BURCH, G. E., HORAN, L. G., CRONVICH, J. A. and J. ZISKIND, The spatial vectorcardiogram of patients with malignant neoplasms. Amer. Heart J. 57, 751–761 (1959). – 247. GRAF, W. S. and L. GUNTHER, A pentagon of forces useful in understanding the vectorcardiographic effect of myocardial infarction. Amer. J. Cardiol. 13, 836–839 (1964). – 248. GRANT, R. P., An approach to the spatial electrocardiogram. Amer. Heart J. 39, 17–30 (1950). – 249. GRANT, R. P., The relationship of unipolar chest leads to the electrical field of the heart. Circul. 1, 878–892 (1950). – 250. GRANT, R. P., Spatial vector electrocardiography. A method for calculating the spatial electrical vectors of the heart from conventional leads. Circul. 2, 676–695 (1950). – 251. GRANT, R. P., Vector electrocardiography. Mod. Concepts cardiovasc. Disease 21, 144–146 (1952). – 252. GRANT, R. P., The relationship between the anatomic position of the heart and the electrocardiogram. A criticism of „unipolar" electrocardiography. Circul. 7, 890–902 (1953). – 253. GRANT, R. P. and H. T. DODGE, Mechanisms of QRS complex prolongation in man. Amer. J. Med. 20, 834–852 (1956). – 254. GRANT, R. P. and E. H. ESTES, Spatial vector electrocardiography. (Philadelphia - New York - Toronto 1951). – 255. GRANT, R. P., ESTES, E. H. and J. T. DOYLE, Spatial vector electrocardiography. The clinical characteristics of ST and T vectors. Circul. 3, 182–197 (1951). – 256. GRANT, R. P., TOMLINSON, F. B. and J. K. VAN BUREN, Ventricular activation in the preexcitation syndrome (Wolff-Parkinson-White). Circul. 18, 355–366 (1958). – 257. GRISHMAN, A., Spatial vectorcardiography. Adv. Int. Med. 6,

91–131 (1954). – 258. GRISHMAN, A., BORUN, E. R. and H. L. JAFFE, Spatial vectorcardiography: Technique for the simultaneous recording of the frontal, sagittal and horizontal projections. I. Amer. Heart J. **41**, 483–493 (1951). – 259. GRISHMAN, A. and E. DONOSO, Spatial vectorcardiography. Mod. Conc. Cardiovasc. Dis. **30**, 689–696 (1961). – 260. GRISHMAN, A. and E. DONOSO, Vectorcardiographic assessments of the surgical results: congenital cardiovascular malformations. Dis. Chest **42**, 322–329 (1962). – 261. GRISHMAN, A. and H. L. JAFFE, Spatial vectorcardiography: wide QRS-complexes with short P-R interval (The Wolff-Parkinson-White Syndrome). J. Mt. Sinai Hosp. **18**, 208–216 (1951). – 262. GRISHMAN, A., KROOP, J. G., JAFFE, H. L. and F. F. STEINBERG, Application of intracardiac, esophageal electrocardiography and vectorcardiography to the problem of the circus movement in man. Amer. J. Med. **8**, 395–396 (1950). – 263. GRISHMAN, A. and L. SCHERLIS, Spatial vectorcardiography. (Philadelphia-London 1952). – 264. GUNTHER, L. and W. S. GRAF, The normal adult spatial vectorcardiogram. The timed sequence of inscription of the QRSsÊ of the cube and Frank systems Amer. J. Cardiol. **15**, 656–659 (1965). – 265. GUP, A. M., FRANKLIN, R. B. and J. E. HILL, The vectorcardiogram in children with left axis deviation and no apparent heart disease. Amer. Heart J. **69**, 619–623 (1965). – 266. GUYTON, A. C. and J. W. CROWELL, A stereovectorcardiograph. J. Lab. clin. Med. **40**, 726–729 (1952). –

267. HAFKENSCHIEL, J. H., NEUMANN, A. J., KAY, C. F., FOLTZ, E. L., TALLEY, D. D. and H. F. ZINSSER, A method of studying the attenuation of alternating sinusoidal currents introduced into the heart in life and death. Amer. J. med. Sci. **219**, 583–584 (1950). – 268. HAMMER, N. A. J. and A. J. NEIL, The vectorcardiogram in atrial septal defect. Brit. Heart J. **20**, 215–223 (1958). – 269. HAMLIN, R. L. and H. K. HELLERSTEIN, Studies in differential vectorcardiography of the dog. I. QRS vectorcardiogram of the normal dog. Abstr. of papers, 29th scientif. session Amer. Heart Ass. ref. Circul. **14**, 948 (1956). – 270. HAMLIN, R. L., ROBINSON, F. R. and C. R. SMITH, Electrocardiogram and vectorcardiogram of macaca mulatta in various postures. Amer. J. Physiol. **201**, 1083–1089 (1961). – 270a. HARTHORNE, J. W. and C. A. SANDERS, Vectorcardiographic changes during intracoronary injections. In R. Wenger: Aktuelle Probleme der Vektorkardiographie. G. (Stuttgart 1968). – 271. HARTMANN, I., VEYRAT, R., WYSS, O. A. M. and P. W. DUCHOSAL, Vectorcardiography as studied on the isolated mammalian heart suspended in a homogeneous volume conductor. Cardiol. **27**, 129–134 (1955). – 272. HARUMI, K., MASHIMA, S., SATO, CH., YANAI, Y. and H. UEDA, A study on the direction of inscription of the vectorcardiographic T-loop in left and right ventricular hypertrophy. Jap. Heart J. **4**, 586–598 (1963). – 273. HAYWOOD, J. L. and R. H. SELVESTER, Analysis of right and left atrial vectorcardiograms. Timed records of 100 normal persons. Circul. **33**, 577–587 (1966). – 274. HECKERT, E. W., COOK, W. R. and S. KRAUSE, The clinical value of vectorcardiography. Amer. J. Cardiol. **7**, 657–660 (1961). – 275. HEINE, F. und H. PORTHEINE, Vektorkardiographische Untersuchungen an Hunden bei venöser Luftembolie. Z. Kreislaufforschg. **45**, 641–650 (1956). – 276. HELLERSTEIN, H. K. and R. L. HAMLIN, Studies in differential vectorcardiography of the dog: II. Early changes in QRS vectorcardiogram and electrocardiogram following experimental left circumflex coronary artery occlusion. Abstr. of papers, 29th scient. sess. Amer. Heart Ass. 1956, ref. Circul. **14**, 953 (1956). – 277. HELLERSTEIN, H. K. and R. L. HAMLIN, Studies in differential vectorcardiography of the dog. III. Effect of posture on the spatial QRS loop in the normal dog. Abstr. of papers, 31st scient. sess. Amer. Heart Ass. **1958**, ref. Circul. **18**, 734 (1958). – 278. HELLERSTEIN, H. K. and R. L. HAMLIN, QRS component of the spatial vectorcardiogram and of the spatial magnitude and velocity electrocardiograms of the normal dog. Amer. J. Cardiol. **6**, 1049–1061 (1960). – 279. HELM, R. A., Vectorcardiographic notation. Circul. **13**, 581–585 (1956). – 280. HELM, R. A., An accurate lead system for spatial vectorcardiography. Amer. Heart J. **53**, 415–424 (1957). – 281. HELM, R. A., A universal system of electrode placement for electrocardiography and spatial vectorcardiography. Amer. Heart J. **58**, 71–87 (1959). – 282. HIKITA, G., A vectorcardiographic analysis of right bundle branch block and incomplete right bundle branch block comparatively studied with rSR'– V₁ pattern in mitral valvular disease. Jap. Circulat. J. **23**, 517–538 (1959). – 283. HIRSCH, J. I., BRILLER, S. A. and C. E. KOSSMANN, The image tetrahedron in man determined by reciprocal stimulation of a tridimensional esophageal electrode. Circul. Res. **4**, 599–605 (1956). – 284. HOFFMAN, I. and R. C. TAYMOR,

Vectorcardiography 1965. Symposium held at the Long Island Jewish Hospital, New York City, 11.–13. Mai 1965 (Amsterdam 1966). – 285. HOFFMAN, I., TAYMOR, R. C. and A. GOOTNICK, Vectorcardiographic residua of inferior infarction. Seventy-eight cases studied with the Frank system. Circul. **29**, 562–576 (1964). – 286. HOFFMAN, I., TAYMOR, R. C., MORRIS, M. H. and I. KITELL, Quantitative criteria for the diagnosis of dorsal infarction using the Frank vectorcardiogram. Amer. Heart J. **70**, 295–304 (1965). – 287. HOFMANN-CREDNER, D. und R. WENGER, Beitrag zur Analyse des S_{1-3}-Typs im Elektrokardiogramm. Wien. Z. inn. Med. **34**, 15–23 (1953). – 288. HOLLMANN, W. und E. GUCKES, Das Triogramm und seine klinische Bedeutung. Arch. Kreislaufforschg. **4**, 69–104 (1939). – 289. HOLLMANN, H. E. und W. HOLLMANN, Das Einthovensche Dreieckschema als Grundlage neuer elektrokardiographischer Registriermethoden. Z. klin. Med. **134**, 732–753 (1938). – 290. HOLZMANN, M., Der neueste Stand der Brustwandelektrokardiographie. Z. Kreislaufforschung. **40**, 577–584 (1951). – 291. HOLZMANN, M., Der neueste Stand der Brustwandelektrokardiographie. II. Die vektoriellen Darstellungsmöglichkeiten. Z. Kreislaufforschung. **40**, 660–672 (1951). – 292. HOLZMANN, M., Der neueste Stand der Brustwandelektrokardiographie. Z. Kreislaufforschg. **40**, 732–736 (1951). – 293. HOLZMANN, M., Das Syndrom von Wolff, Parkinson und White. Z. Kreislaufforschg. **51**, 275–302 (1962). – 294. HOLZMANN, M., Klinische Elektrokardiographie. 5. Aufl. (Stuttgart 1965). – 295. HOPFF, L., HUBER, K. und O. A. M. WYSS, Studien zur Vektorkardiographie. III, Der Nachweis des Proximitätseffektes der vorderen Brustwandelektrode beim Menschen. Arch. Kreislaufforschg. **40**, 236–251 (1963). – 296. HOPFF, L. und O. A. M. WYSS, Studien zur Vektorkardiographie. II. Das transversale Planogramm des Menschen. Arch. Kreislaufforschg. **39**, 63–76 (1962). – 297. HORAN, L. G., BURCH, G. E., ABILDSKOV, J. A. and J. A. CRONVICH, The spatial vectorcardiogram in left ventricular hypertrophy. Circul. **10**, 728–734 (1954). – 298. HORAN, L. G., BURCH, G. E. and J. A. CRONVICH, A study of the influence upon the spatial vectorcardiogram of localized destruction of the myocardium of dog. Abstr. of papers, 29th scientif. sess. Amer. Heart Ass. ref. Circul. **14**, 955–956 (1956). – 299. HORAN, L., BURCH, G. E. and J. A. CRONVICH, Spatial vectorcardiograms in normal dogs. Circul. Res. **5**, 133–136 (1957). – 300. HORAN, L. G., BURCH, G. E. and J. A. CRONVICH, Spatial vectorcardiogram in dogs with chronic localized myocardial lesions. J. appl. Physiol. **15**, 624–628 (1960). – 301. HORAN, L. G., FLOWERS, N. C. and D. A. BRODY, The limits of information in the vectorcardiogram: comparative resynthesis of body surface potentials with different lead systems. Amer. Heart J. **68**, 362–369 (1964). – 302. HORAN, L. G., FLOWERS, N. C. and D. A. BRODY, The interchangeability of vectorcardiographic systems. Amer. Heart J. **70**, 365–376 (1965). – 303. HORAN, L. G., FLOWERS, N. C., THOMAS, J. R. and W. J. TOLLESON, The spatial vectorcardiogram in idiopathic cardiomyopathy. Progr. cardiovasc. Dis. **7**, 115–124 (1964). – 304. HOWITT, G. and T. D. V. LAWRIE, Vectorcardiography in myocardial infarction. Brit. Heart J. **22**, 61–72 (1960). – 305. HUDSON, R. E. B., Cardiovascular Pathology. (London 1965). – 306. HUGENHOLTZ, P. G., FORKNER, C. E. and H. D. LEVINE, A clinical appraisal of the vectorcardiogram in myocardial infarction. II. The Frank system. Circul. **24**, 825–850 (1961). – 307. HUGENHOLTZ, P. G., LEES, M. M. and A. S. Nadas, The scalar electrocardiogram, vectorcardiogram, and exercise electrocardiogram in the assessment of congenital aortic stenosis. Circul. **26**, 79–91 (1962). – 308. HUGENHOLTZ, P. G. and J. LIEBMAN, The orthogonal vectorcardiogram in 100 normal children (Frank system) with some comparative data recorded by the Cube system. Circul. **26**, 891–901 (1962). – 309. HUGENHOLTZ, P. G., RYAN, T. J., WOERNER, T. and H. D. LEVINE, Recognition of anterior wall infarction in patients with left ventricular hypertrophy. A study by the Frank vectorcardiogram. Circul. **27**, 386–396 (1963). – 310. HUGENHOLTZ, P. G., WHIPPLE, G. H. and H. D. LEVINE, A clinical appraisal of the vectorcardiogram in myocardial infarction. I. The Cube system. Circul. **24**, 808–824 (1961). – 311. HUPKA, K., Kurzbericht über die Ergebnisse mit der Vektorkardiogramm-Methode nach HUPKA und WENGER. Acta tertii Europaei de cordis scientia conventus. Rom 1960, Pars altera B, 913–914. – 311a. HUPKA, K., Elektro- und vektorkardiographische Untersuchungen an Patienten nach einer Pneumonektomie. In R. Wenger: Aktuelle Probleme der Vektorkardiographie. (Stuttgart 1968). – 312. HUPKA, K., KRIEHUBER, E. und R. WENGER, Die Bedeutung des Vektorkardiogramms für die Lokalisation von Kammerextrasystolen. Wien. Z. inn. Med. **37**, 58–63 (1956). – 313. HUPKA, K. und R.

WENGER, Vektorkardiographische Untersuchungen an Säuglingen mit besonderer Berücksichtigung der ersten Lebensstunden und ihre Deutung im Hinblick auf die Umstellung vom fötalen auf den kindlichen Kreislauf. Helv. paediat. Acta **12,** 524–534 (1957). – 314. HUPKA, K und R. WENGER, Ein Beitrag zur Frage der vektorkardiographischen Ableitungsmethodik. Z. Kreislaufforschg. **47,** 1030–1036 (1958). – 315. HUPKA, K. und R. WENGER, Das Vorhofvektorkardiogramm, nach einer neuen vektorkardiographischen Methode registriert. Cardiologia **33,** 259–268 (1958). – 316. HUPKA, K. und R. WENGER, Zur Frage der Ableitungsmethodik der Vektorkardiographie. Verh. Dtsch. Ges. Kreislaufforschg. **24,** 352–356 (Darmstadt 1958).

317. ILLANES, A., BARDONA, E., DOUGLAS, R., SOTOMAYOR, A., SEPULVEDA, G. and R. VALDIVIESO, Vectorcardiographic study of infarction and ischemia of myocardium. 3. Internat. Kard. Kongreß, Brüssel 1958, Abstracts of papers, 427.

318. JAZIENICKI, B. und P. OLEJNICZAK, Das Vektorkardiogramm bei Schrittmacher. 6. Colloquium vectorcardiographicum. (Leipzig 1965). – 319. JEDLIČKA, J., Bestimmung der räumlichen Richtungsänderungen der Vektoren. Z. Kreislaufforschg. **54,** 899–907 (1965). – 320. JOHNSTON, F. D., The clinical value of vectorcardiography. Circul. **23,** 297–303 (1961). – 321. JORDAN, R. C. and F. W. BESWICK, Lead field scalar and loop spatial electrocardiography. A preliminary survey on normal adult males and comparison with other methods. Circul. **18,** 256–286 (1958). – 322. JOUVE, A., BLADIER, B., SENEZ, J. et R. GERARD, La vectographie auriculaire. Atti Soc. Ital. Cardiol. **1949,** 1–6. – 323. JOUVE, A. et G. BORELLY, Controle et unification des methodes de derivation. Rapport des vectorcardiogrammes et des electrocardiogrammes conventionels. Acta tertii Europaei de cordis scientia conventus. Pars prior. Rom 1960. (Amsterdam 1960) 21–25. – 324. JOUVE, A. et P. BUISSON, La vectocardiographie en clinique. (Paris 1950). – 325. JOUVE, A., BUISSON, P. et G. BERGIER, Interpretation vectorielle et vectocardiographie. II. Difficultés afférentes à la recherche du point origine des vecteurs et aux méthodes d'enregistrement. Arch. Mal. Coeur **45,** 30–39 et 461–470 (1952). – 326. JOUVE, A., CORRIOL, J. et R. PEYTAVY, Étude experimentale, sur un modèle de coeur, des potentiels recueillis à distance en fonction de la position du modèle. J. Physiol. (Bruxelles) **52,** 129 (1960). – 327. JOUVE, A., CORRIOL, J., TORRESANI, J., BENYAMINE, R., VELASQUE, P. and R. PEYTAVY, Epicardial leads in man. Amer. Heart J. **59,** 856–868 (1960). – 327a. JUCHEMS, R., QRS- und T-Vektoren in Abhängigkeit von der Krankheitsdauer bei essentieller Hypertonie. In: R. WENGER, Aktuelle Probleme der Vektorkardiographie. (Stuttgart 1968). – 328. JUNCO, J. A., CASTELLANOS, A., AZAN, L. and N. TAZQUECHEL, A vectorcardiographical study of the T loop of malnourished children with „physiological" right ventricular hypertrophy. 3. Intern. Kardiol. Kongreß, Brüssel 1958, Abstracts of papers, 423.

329. KAHN, M., BLEIFER, S. B., GRISHMAN, A. and E. DONOSO, The vectorcardiogram and electrocardiogram before and after valvulotomy for pulmonic stenosis. Amer. Heart J. **58,** 327 bis 342 (1959). – 330. KAHN, K. A. and E. SIMONSON, Changes of mean spatial QRS and T vectors and of conventional electrocardiographic items in hard anaerobic work. Circul. Res. **5,** 629–633 (1957). – 331. KAINDL, F., POLZER, K. und F. SCHUHFRIED, Ein Beitrag zur Vektorkardiographie. Wien. Z. inn. Med. **31,** 312–315 (1950). – 332. KAINDL, F., POLZER, K. und F. SCHUHFRIED, Vektorkardiographischer Beitrag zur „Exakten Theorie des Elektrokardiogramms nach H. SCHAEFER". Wien. Z. inn. Med. **31,** 497–499 (1950). – 333. KAINDL, F., POLZER, K. und F. SCHUHFRIED, Zur Überprüfung vektorkardiographischer Ableitungen. Wien. Z. inn. Med. **33,** 95–98 (1952). – 334. KAINDL, F., POLZER, K. und F. SCHUHFRIED, Vergleichende Überprüfung der gebräuchlichen vektorkardiographischen Ableitungsmethoden im Tierversuch. Wien. Z. inn. Med. **34,** 319–322 (1953). – 335. KARIO, I., SCHERF, L. and M. SOLOMON, Familial cardiomyopathy with special consideration of electrocardiographic and vectorcardiographic findings. Amer. J. Cardiol. **13,** 734–749 (1964). – 336. KARLEN, W. S. and L. WOLFF, The vectorcardiogram in pulmonary embolism II. Amer. Heart J. **51,** 839–860 (1956). – 337. KARLEN, W. S., WOLFF, L. and E. JONG, The vectorcardiogram in anterior myocardial infarction. III. Amer. Heart J. **52,** 45–61 (1956). – 338. KARNI, H., The TsÊ loop in hypercholesterolemia. Amer. Heart J. **54,** 269–279 (1957). – 339. KARNI, H., High-frequency features in the vectorcardiogram. Amer. Heart J. **56,** 98–106 (1958). – 340. KARNI, H., TsÊ loop in left ventricular hypertrophy. Amer. Heart J. **56,** 518–536 (1958). – 341. KAROBATH, H. und R. WENGER,

Vergleichende Untersuchungen zur vektorkardiographischen Ableitungsmethodik. Z. Kreislaufforschg. **56,** 341–350 (1967). – 342. KATZ, L. N., Electrocardiography. 2. Aufl. (Philadelphia 1949). – 343. KECHKER, M. I., The vectorcardiogram of right ventricular hypertrophy in patients with rheumatic valvular disease. Cor et vasa **2,** 294–307 (1960). – 344. KHOURY, G. H., DuSHANE, J. W. and P. A. ONGLEY, The preoperative and postoperative vectorcardiogram in Tetralogy of Fallot. Circul. **31,** 85–94 (1965). – 345. KIMURA, E., Some objective methods for electrocardiographic and vectorcardiographic diagnosis. Jap. Circul. J. **27,** 68–72 (1963). – 346. KIMURA, N., The spatial orientation of the plane including the mean QRS and T vector of the normal electrocardiogram. Circul. **8,** 261–263 (1953). – 347. – KIMURA, N., Diagnostic criteria for left ventricular muscular hypertrophy on electrocardiogram. 15. general assembly, Jap. Med. Congress Tokyo 1959. – 348. KIMURA, N., Proposal for the standardization of the lead system on vectorcardiography. Jap. Heart J. **3,** 391–392 (1962). – 349. KIMURA, N. and E. SIMONSON, The effect of moderate and hard muscular work on the spatial electrocardiogram. Amer. Heart J. **45,** 676–682 (1953). – 350. KIMURA, N. and H. TOSHIMA, Essential difference between vectorcardiogram and electrocardiogram. Jap. Circul. J. **27,** 61–67 (1963). – 351. KLAJMAN, A., SHERF, L. and N. KAULI, The normal vectorcardiogram. A study of 150 normal adults. Amer. J. Cardiol. **11,** 187–193 (1963). – 352. KLEPZIG, H., DOLL, E. und H. REINDELL, Die „intrinsic deflection" oder der „obere Umschlagpunkt" im Vektorkardiogramm. Arch. Kreislaufforschg. **20,** 131–138 (1953). – 353. KLEPZIG, H., DOLL, E. und H. REINDELL, Vektorkardiogramm und Brustwand-Ekg sowie ihre Abhängigkeit von intrakardialen Druckwerten bei vermehrter Rechtsbelastung des Herzens. Z. Kreislaufforschg. **44,** 36–44 (1955). – 353a. KNEBEL, R. und G. WEICHERT, Vektorgraphische und hämodynamische Beziehungen bei linksventrikulärer Hypertrophie. In: R. WENGER, Aktuelle Probleme der Vektorkardiographie. (Stuttgart 1968). – 354. KOECHLIN, R., Procédé de vectocardiographie azimutale directe. Compt. rend. seanc. Acad. Sci. Paris **236,** 252 (1953). – 355. KOECHLIN, R., Vectocardiographic intrinséque et exploration spatiale par trièdre et axe mobiles. Compt. rend. seanc. Acad. Sci. Paris **241,** 1991 (1955). – 356. KOECHLIN, R., Conditions d'application de la vectocardiographie spatiale. Compt. rend. seanc. Acad. Sci. Paris **242,** 2402 (1956). – 357. KOECHLIN, R., L'exploration electrocardiographique et vectocardiographique spatiale par calculateur electronique. Thèse. (Paris 1957). – 358. KOECHLIN, R., Electrocardiologie. Unicité du vectocardiogramme spatial lors d'une pneumonectomie. Compt. rend. seanc. Acad. Sci. Paris **246,** 3390 (1958). – 359. KOECHLIN, R., Tentative de liaison entre les conceptions de E. Frank, H. C. Burger, A. Jouve, F. Testoni et de R. Koechlin en vectocardiographie. Acta tertii de cordis scientia conventus, Rom 1960, Acta Pars altera B, 915–923. – 360. KOECHLIN, R., Klinisch-vektorkardiographischer Beitrag zur Frage interkurrenter und konstanter Veränderungen vor und nach Pneumektomie. Schriftenreihe der Z. ges. inn. Med. Cardiologie **9,** 105–117 (1962). – 361. KOECHLIN, R., Calcul électronique et catégories de documents en électrocardiologie. Proceed. 5. Internat. Conference on Medical Electronics, Liège 1963, Seite 969–977. – 362. KOECHLIN, R., Numerical analysis of analog signals for data processing in electrocardiology. Methods inform./Inform. Med. **4,** 189–195 (1965). – 363. KOECHLIN, R. et P. LAUBRY, Exploration vectocardiographique azimutale calculée. Compt. rend. seanc. Acad. Sciences Paris **240,** 2577 (1955). – 364. KÖLLIKER, R. A. und H. MÜLLER, Nachweis der negativen Schwankung des Muskelstromes am natürlich sich kontrahierenden Muskel. Verh. phys. med. Ges., **6,** 528 (Würzburg 1856). – 365. KOFLER, W., Die Vektorkardiographie in der kardiologischen Praxis. Darstellung einer einfachen Methode zur Erziehung stereoskopischer Bilder aus allen drei Flächenprojektionen. Z. Kreislaufforschg. **46,** 360–373 (1957). – 366. KOREIN, J., TICK, L. J., WOODBURY, L. D., CADY, A. L., GOODGOLD, A. L. and C. T. RANDT, Computer processing of medical data by variable field-length format. J. Amer. Med. Ass. **186,** 132–138 (1963). – 367. KORNBLUTH, A. W. und B. J. ALLENTSTEIN, The normal direct spatial vectorcardiogram. Amer. Heart J. **54,** 396–406 (1957). – 368. KOVÁTS-HOPFF, L. and O. A. M. WYSS, Vectorcardiographic signs of biventricular hypertrophy. Cardiologia **48,** 269–288 (1966). – 369. KOWARZYK, H. and Z. KOWARZYK, New principle of vectorcardiographic lead systems. Pol. Med. J. **4,** 687–693 (1965). – 370. KOWARZYK, H., KOWARZYK, Z., DYBA, K., JAGIELSKI, J., TUBISZ, T. and P. PASZKOWSKI, A network of vectorcardiographic lead systems. A proposal. Pol. Med. J. **4,** 699–704 (1965). – 371. KOWARZYK, H.,

KOWARZYK, Z. and J. JAGIELSKI, Spatial substitutes of the lead vector triangle. Nature (London) **206**, 1365–1367 (1965). – 372. KOWARZYK, H., KOWARZYK, Z., JAGIELSKI, J., KUBISZ, T. and P. PASZKOWSKI, Regular networks of vectorcardiographic lead systems. Pol. Med. J. **4**, 694–698 (1965). – 373. KOWARZYK, H. and S. KOWARZYKOWA, Spatial Vectorcardiography. Travaux de la Société des sciences et des lettres de Wroclaw. Serie B. Nr. 101. (Wroclaw 1960). – 374. KOWARZYK, H., KOWARZYKOWA, Z., JAGIELSKI, J. und P. PASZKOWSKI, Studien über die metrischen und elektrischen Raumverhältnisse des kardioelektrischen Feldes. 6. Colloquium vectorcardiographicum. (Leipzig 1965). – 375. KOWARZYK, H., RUTTKAY-NEDECKY, I. und E. KELLEROVA, Probleme der räumlichen Vektorkardiographie. Internationales Colloquium Stary Smokovec 1961. (Bratislava 1963). – 376. KOWARZYKOWA, Z., The perspective vectocardiography and its application in the cardiosurgery and in the pediatrics. 3. Internat. Kardiol. Kongr. Brüssel 1958, Abstracts of papers 436. – 377. KWOZYNSKI, J. K., KELLER, J. J. and J. S. EKIEL, The stereoscopic method and oscilloscopic arrangement for spatial vectorcardiography. Cardiol. **24**, 276–284 (1954).

378. LAHAM, J. and T. DOLIOPOULOS, Electrocardiographic and vectorcardiographic diagnosis of right ventricular hypertrophy in presence of a right bundle branch block. Cardiologia **39**, 136–155 (1961). – 379. LAMB, L. E., The linear vectorcardiogram. Amer. J. Cardiol. **3**, 766–775 (1959). – 380. LAMB, L. E., Electrocardiography and vectorcardiography. Instrumentation, fundamentals and clinical applications. (Philadelphia-London 1965). – 381. LAMB, L. E. and E. G. DIMOND, A method for recording spatial vectorcardiograms. Amer. Heart J. **44**, 165 bis 173 (1952). – 382. LAMB, L. E. and E. G. DIMOND, The spatial vectorcardiogram during the first decade of life. Amer. Heart J. **44**, 174–183 (1952). – 383. LAMB, L. E., GROSGURIN, J. R. and P. W. DUCHOSAL, Vectorcardiographic studies of ventricular hypertrophy. Cardiologia **28**, 65–94 (1956). – 384. LAMB, L. E. and D. STOWE, The use of the analog computer in recording linear vectorcardiograms. Cardiologia **43**, 41–55 (1963). – 385. LANGNER, P. H., OKADA, R. H., MOORE, S. R. and H. L. FIES, Comparison of 4 orthogonal systems of vectorcardiography. Circul. **17**, 46–54 (1958). – 386. LASSER, R. P., BORUN, E. R. and A. GRISHMAN, A vectorcardiographic analysis of the RSR' pattern of the unipolar chest lead electrocardiogram. III. Amer. Heart J. **41**, 667–686 (1951). – 387. LASSER, R. P., BORUN, E. R. and A. GRISHMAN, Spatial Vectorcardiography: right ventricular hypertrophy as seen in congenital heart disease. VII. Amer. Heart J. **42**, 370–386 (1951). – 388. LASSER, R. P. and A. GRISHMAN, Vectorcardiograms obtained in patients with right ventricular hypertrophy whose electrocardiograms display an unusual axis deviation or left axis deviation. IV. Amer. Heart J. **41**, 901–917 (1951). – 389. LASSER, R. P. and A. GRISHMAN, Spatial vectorcardiography: right bundle branch block. VIII. Amer. Heart J. **42**, 513–529 (1951). – 390. LASSER, R. P. and A. GRISHMAN, Spatial vectorcardiography in children: An analysis of high R–waves in right sided chest leads. J. Pediat. **39**, 51–60 (1951). – 391. LAUFBERGER, V., Zentriertes orthogonales Ableitungssystem und seine Datenvoraussagen. 6. Colloquium vectorcardiographicum. (Leipzig 1965). – 392. LAUFBERGER, V., Spatiocardiography. Textbook and Atlas, 2. Aufl. (London 1965). – 392a. LEE, G. B., WILSON, W. J., AMPLATZ, K. and N. TUNA, Correlation of vectorcardiogram and electrocardiogram with the coronary arteriogram. In R. WENGER: Aktuelle Probleme der Vektorkardiographie. (Stuttgart 1968). – 393. LEE, Y. C. and L. SCHERLIS, Atrial septal defect. Electrocardiographic, vectorcardiographic and catherization data. Circul. **25**, 1024–1041 (1962). – 394. LEE, Y. C., SCHERLIS, L. and R. T. SINGLETON, Mitral stenosis. Hemodynamic, electrocardiographic, and vectorcardiographic studies. Amer. Heart J. **69**, 559–566 (1965). – 395. LENÈGRE, J., CAROUSO, G. et H. CHEVALIER, Electrocardiographie clinique. (Paris 1954). – 396. LENÈGRE, J., CHEVALIER, H. et R. JACQUOT, Étude histologique de sept cas de bloc de la branche droite. Arch. Mal. Coeur **44**, 481–511 (1951). – 397. LEPESCHKIN, E., Das Elektrokardiogramm. (Dresden und Leipzig 1957). – 398. LEVINE, R. B., SCHMITT, O. H. and E. SIMONSON, Electrocardiographic mirror pattern studies II. The statistical and individual validity of the heart dipole concept as applied in electrocardiographic analysis. Amer. Heart J. **45**, 500–516 (1953). – 399. LIAN, C. et P. DANSET, Notions cardiologiques nouvelles. (Paris 1951). – 400. LIBANOFF, A. J., Marked left axis deviation; parietal and peri-infarction block. Amer. J. Cardiol. **14**, 339–345 (1964). – 401. LIBANOFF, A. J., BOITEAU, G. M. and B. J. ALLENSTEIN, Diaphragmatic myocardial infarc-

tion with peri-infarction block. Studies of the electrocardiogram and vectorcardiogram. Amer. J. Cardiol. **12**, 772–780 (1964). – 401a. LICHTLEN, P., Zur Analyse des räumlichen QRS-Vektors bei Koronarsklerose anhand der selektiven Koronarographie (Vektorkardiographie nach Frank). In: R. WENGER, Aktuelle Probleme der Vektorkardiographie. (Stuttgart 1968). – 402. LIEBMAN, J. and A. S. NADAS, The vectorcardiogram in the differential diagnosis of atrial septal defect in children. Circul. **22**, 956–975 (1960). – 403. LIM, T. P. K., The role of spatial vectorcardiography in the diagnosis of heart disease. Geriatrics **20**, 116–135 (1965). – 404. LUKASIK, S., Spatial vectorcardiography of the Wolff-Parkinson-White syndrome. 1. Colloquium vectorcardiographicum. (Breslau 1959). – 405. LUNA, R. and A. JACKSON, The vectorcardiogram in left bundle branch block. Amer. J. Cardiol. **7**, 638–645 (1961). –

406. MANN, H., A method of analyzing the electrocardiogram. Arch. intern. Med. **25**, 283–294 (1920). – 407. MANN, H., The monocardiograph. Amer. Heart J. **15**, 681–699 (1938). – 408. MARIN, R., GARCIA-FERNANDEZ, J. L. et L. PESCADOR, Vectocardiographie du rétrécissement mitral avant et après la commissurotomie. Arch. Mal. Coeur **56**, 574–586 (1963). – 409. MARINI, A., Clinical studies of vectorcardiography in children. VI. Endocardial cushion defect. Ann. paediat. (Basel) **197**, 193–206 (1961). – 410. MARINI, A., Clinical studies of vectorcardiography in children. I. Normal quantitative values. Cardiol. **42**, 319–325 (1963). – 411. MARINI, A., Clinical studies of vectorcardiography in children. II. Quantitative values in left ventricular hypertrophy. Cardiol. **42**, 326–332 (1963). – 412. MASHIMA, S., FU, L. and K. FUKUSHIMA, A contribution to the method of analysis in the vectorcardiography. Jap. Heart J. **7**, 121–129 (1966). – 413. MASSIE, E. and T. J. WALSH, Clinical vectorcardiography and electrocardiography. (Chicago 1960). – 414. MASTER, A. M., DACK, S. and H. L. JAFFE, Bundle branch intraventricular block in acute coronary artery occlusion. Amer. Heart J. **16**, 283–308 (1938). – 415. MATSUNAMI, B., Experimental studies on the ventricular hypertrophy and enlargement by means of vectorcardiography (Ventricular hypertrophy and enlargement produced by ligation of pulmonary or abdominal artery). Jap. Circul. J. **18**, 396–405 (1955). – 416. MATTEUCCI, C., Traité des phénomènes électrophysiologiques des animaux. (Paris 1844). – 417. MAYER, J. W., CASTELLANOS, A. and L. LEMBERG, The spatial vectorcardiogram in peri-infarction block. Amer. J. Cardiol. **11**, 613–621 (1963). – 418. MAZZOLENI, A., WOLFF. R. and L. WOLFF, The vectorcardiogram in left ventricular hypertrophy. Amer. Heart J. **58**, 648–662 (1959). – 419. McCALL, B. W., WALLACE, A. G. and E. H. ESTES, Characteristics of the normal vectorcardiogram recorded with the Frank lead system. Amer. J. Cardiol. **10**, 514–524 (1962). – 420. McFEE, R, A trigonometric computer with electrocardiographic applications. Review scientif. Instrum. **21**, 420–426 (1950). – 421 McFEE, R., On the interpretation of cancellation experiments. Amer. Heart J. **58**, 582–595 (1959). – 422. McFEE, R., On the interpretation of cancellation experiments II. Amer. Heart J. **59**, 433–441 (1960). – 423. McFEE, R., An orthogonal lead system for clinical electrocardiography. Amer. Heart J. **62**, 93–100 (1961). – 424. MEYER, P. et R. HERR, Recherches cliniques et experimentales sur les dérivations précordiales comme expression des variations des champs de potential des axes momentanés du coeur (dipoles tournants ou en disposition rectiligne). Critique de la conception actuelle des doublets et de la notion des déflexions extrinsèques et intrinsèques. Remarques sur l'importance de l'étude comparative entre les axes des dérivations standard et les courbes precordiales. Arch. Mal. Coeur **41**, 325–332 (1948). – 425. MILNOR, W. R., Electrocardiogram and vectorcardiogram in right ventricular hypertrophy and right bundle branch block. Circul. **16**, 348–367 (1957). – 426. MILNOR, W. R., The normal vectorcardiogram and a system for the classification of vectorcardiographic abnormalities. Circul. **16**, 95–106 (1957). – 427. MILNOR, W. R., Vectorcardiography in the diagnosis of myocardial infarction. Progr. cardiovasc. Disease **1**, 175–186 (1958). – 428. MILNOR, W. R., GENECIN, A., TALBOT, S. A. and E. V. NEWMAN, A vectorcardiographic study of the „Q₃" deflection in cases of myocardial infarction and in normal subjects. Bull. Johns Hopk. Hosp. **89**, 281–287 (1951). – 429. MILNOR, W. R., TALBOT, S. A. and E. V. Newman, A study of the relationship between unipolar leads and spatial vectorcardiograms, using the panoramic vectorcardiograph. Circul. **7**, 545–557 (1953). – 430. MIQUEL, C., SODI-PALLARES, D., CISNEROS, F., PILEGGI, F., MEDRANO, G. A. and A. BISTENI, Right bundle branch block and right ventricular hypertrophy. Electrocardiographic and vectorcardiographic diagnosis. Amer. J. Cardiol. **1**,

57–67 (1958). – 431. MORAWSKA, Z., SKÓROWA-OSTROWSKA, J. und F. IWANCZAK, Eine vektor-kardiographische Untersuchung beim Cor triloculare biatriatum. 6. Colloquium vectorcardio-graphicum. (Leipzig 1965). – 432. MORAWSKA, Z., SKÓROWA-OSTROWSKA, J., IWANCZAK, P., RUDNICKA, J. and T. PIÉNKOWSKA, Early diagnosis of rheumatism (VCG-study). 7. Colloquium vectorcardiographicum. (Smolenice 1966). – 433. MORET, P. R., BOPP, P., GROSGURIN, J., HATAM, K., AHMADI, N. and J. ODIER, Comparative study of electrocardiogram, vectorcardio-gram, coronary circulation and myocardial metabolism in chronic cor pulmonale. Cardiologia **48,** 182–202 (1966). – 434. MORGAN, A. D., KROVETZ, L. J. and G. L. SCHIEBLER, Electrovector-cardiographic analysis of nine cases of single ventricle with the great vessel arrangement of congenitally corrected transposition. In Vectorcardiography 1965, Symposium held at the Long Island Jewish Hospital, New York City, 11.–13. Mai 1965. North Holland Publishing Co. (Amsterdam 1966). – 435. MORI, H., NAKAGOWA, K., DAHL, J. C. and O. H. SCHMITT, A quantitative study of initial and terminal QRS-vectors in a group of normal older men. Amer. Heart J. **59,** 374–383 (1960). – 436. MORTON, R. F., ROMANS, W. E. and D. A. BRODY, Cancella-tion of esophageal electrocardiograms. Circul. **16,** 897–902 (1957). – 437. MOUQUIN, M., MILOVANOVICH, J. B. and P. POURET, The large amplifications in vectorcardiography and elec-trocardiography. 3. Internat. Kardiol. Kongreß, Brüssel 1958, Abstracts of papers 429. – 438. MÜLLER, W., Die Massenverhältnisse des menschlichen Herzens. (Hamburg und Leipzig 1883). – 439. MÜLLER-BÜCHELE, S., HOPFF, L. and O. A. M. WYSS, Studien zur Vektorkardio-graphie. IV. Frontales und sagittales Planogramm des Menschen. Arch. Kreislaufforschg. **41,** 212–228 (1963). – 440. MUSTER, A. J. and M. H. PAUL, Combined ventricular hypertrophy. A vectorcardiographic study in tetralogy of Fallot with systemic-pulmonary anastomosis. Circul. **32,** 265–272 (1965). –

441. NAMIN, E. P. and I. A. D'CRUZ, The vectorcardiogram in normal children. Brit. Heart J. **24,** 689–696 (1964). – 442. NARBONE, N. B., TESTONA, F. et A. TOMMASELLI, Il vettcardio-gramma nelle turbe della conduzione intraventriculare. 17. Congresso della Soc. Ital. di Cardiol. (Chianciano 1955). – 443. NELSON, C. V. and S. MATSUCKA, The vertical component of the heart vector. Amer. Heart J. **65,** 774–788 (1963). – 444. NERI, G., SPREAFICO MAZZOLENI, G. et G. BINAGHI, Il complesso rS nelle precordiali destre quale esito tardivo di necrosi antero-settale: studio vettcardiografico. 27. Congresso della società Italiana di Cardiologia. (Sirmione 1966). – 445. NEUMAN, J., BLACKALLER, J., TOBIN, J. R., SZANTO, P. B. and R. M. GUNNAR, The spatial vectorcardiogram in left bundle branch block. Amer. J. Cardiol. **16,** 352–358 (1965). – 446. NIMURA, Y., A vectorcardiographic analysis comparatively studied with ST-T change of left bundle branch block and ventricular premature beat of right ventricular origin. Amer. Heart J. **57,** 552–577 (1959).

447. OBERWITTLER, W., PORTHEINE, H., BENDER, F. und H. D. REPLOH, Elektrokardiogra-phische und vektorkardiographische Befunde bei hypertrophischer Subaortenstenose. Z. Kreis-laufforschg. **54,** 147–156 (1965). – 448. ODIER, J., MONTOUCHET, M. et P. W. DUCHOSAL, Étude spatiale de la composante prématurée dans le syndrome de Wolff-Parkinson-White. Cardiologia **30,** 182–184 (1957). – 449. OEHLING, F., Das frontale Vektorkardiogramm und die elektrische Herzachse. Z. Kreislaufforschg. **49,** 148–155 (1960). – 450. OKADA, R. H., LANGNER, P. H. and S. A. BRILLER, Synthesis of precordial potentials from the SVEC III vectorcardio-graphic system. Circul. Res. **7,** 185–191 (1959). – 451. ONAT, T., Die Volumenbelastung des rechten Ventrikels. Röntgenologische, phonokardiographische und elektrokardiographische Korrelationsstudie. Cardiologia **39,** 191–218 (1961). – 451 a. Oberwittler W., Vergleiche zwi-schen elektrokardiographischen und vektorkardiographischen Untersuchungen in 405 Fällen mit Zustand nach Herzinfarkt. Med. Welt **18,** 607–608 (1967).–

452. PADUA, F. DE, Interpretação vectorcardiográfica das arritmias. Imprensa medica **21,** 573 (1957). – 453. PADUA, F. DE, Fundamentos da vectocardiografía. Cadernos cientificos **5,** 167–194 (1958). – 454. PADUA, F. DE, As hipertrofias auriculares e ventriculares. Cadernos cientificos **5,** 219–252 (1958). – 455. PADUA, F. DE, Contribuição vectocardiografica para estudo das hipertrofias ventriculares. (Lisboa 1959). – 456. PADUA, F. DE, Noçoes basicas de vectocar-diográfia. Gaz. Méd. Portug. **12,** 353–424 (1959). – 457. PADUA, F. DE, O vectocardiograma normal. Gaz. Méd. Portug. **13,** 425–460 (1960). – 458. PADUA, F. DE, Estudo vectocardiografico

das derivaçoes bipolares predominantemente negativas. J. Medico **54,** 251–256 (1964). – 459. PADUA, F. DE, Combined hypertrophy. Cardiologia **48,** 56–70 (1966). – 460. PANTRIDGE, F. J., ABILDSKOV, J. A., BURCH, G. E. and J. A. CRONVICH, A study of the spatial vectorcardiogram in left bundle branch block. Circul. **1,** 893–901 (1950). – 461. PAPADOPOULOS, CH., LEE, Y. CH. and L. SCHERLIS, Isolated ventricular septal defect. Electrocardiographic, vectorcardiographic and catheterization data. Amer. J. Cardiol. **16,** 359–368 (1965). – 462. PEÑALOZA, D., GAMBOA, R., DEYER, J., ECHEVARRIA, M. and E. MARTICORENA, The influence of heigh altitudes on the electrical activity of the heart. I. Electrocardiographic and vectorcardiographic observations in the newborn, infants and children. Amer. Heart J. **59,** 111–128 (1960). – 463. PEÑALOZA, D., GAMBOA, R., MARTICORENA, E., ECHEVARRIA, M., DEYER, J. and E. GUTIERREZ, The influence on the electrical activity of the heart. Electrocardiographic and vectorcardiographic observations in adolescence and adulthood. Amer. Heart J. **61,** 101–115 (1961). – 464. PEÑALOZA, D., GAMBOA, R. and F. Sime, Experimental right bundle branch block in the normal human heart. Electrocardiographic, vectorcardiographic and hemodynamic observations. Amer. J. Cardiol. **8,** 767–779 (1961). – 465. PEÑALOZA, D. and J. TRANCHESI, The three main vectors of the ventricular activation process in the normal human heart. Amer. Heart J. **49,** 51–67 (1955). – 466. PESCADOR, L. und J. L. GARCIA-FERNANDEZ, Vektorkardiographische Untersuchungen des Herzens bei implantiertem Schrittmacher (pacemaker). Verh. Dtsch. Ges. Kreislaufforschg. **30,** 239–244 (Darmstadt 1964). – 467. PESCADOR, L., GARCIA-FERNANDEZ, J. L. and R. MARIN, The vectorcardiogram at the transposition of the great vessels. Cardiologia **49,** 33–44 (1966). – 468. PESCADOR, L., GARCIA-OTERO, V., GARCIA-ALARCON, P. et J. E. GARCAI-FERNANDEZ, Valeur de la planigraphie vectorielle dans les lesions myocardiales aigues d'origine coronaire et dans d'anciens infarctus dans lesques l'ECG a perdu toute signification diagnostique. Acta tertii Europaei de cordis scientia conventus. Rom 1960. Pars altera B, 929–931. – 469. PESCADOR, L., GARRIDO, F. et P. GARCIA-ALARCON, Étude vectorcardiographique du ryhtm du sinus coronaire. Arch. Mal. Coeur **54,** 1293–1309 (1962). – 470. PESCADOR, L., DE PRADOS, B. M., GARCIA-OTERO, V. and V. SAINZ, Tomovectocardiography. Arch. Mal. Coeur **50,** 266–271 (1957). – 471. PICCOLO, E., BATTAGLIA, G., FURLANELLO, F., CREPÁLDI, V., ARENA, C. and S. DALLA VOLTA, Terminal vectors of the QRS loop in the systolic overloading of left ventricle. 4. Internat. Congress of Cardiology, Mexico City 1962, Abstracts of papers 274–275. – 472. PIERI, J., JOUVE, A., CASALONGA, J., NICOLAI, P. et C. AMBROSI, Étude comparée des derivations de surface et des derivations intrathoraciques chez l'homme. Acta Cardiol. **13,** 327–337 (1958). – 473. PILEGGI, F., BOCCALADRO, G., EBAID, M., MALLETA, C. A., TRANCHESI, J., MACRUZ, R. and L. V. DÉCOURT, The vectorcardiogram in interatrial septal defect and persistent atrioventricular canal. Amer. Heart J. **62,** 447–452 (1961). – 474. PILEGGI, F., EBAID, M., TRANCHESI, J., MACRUZ, R. and L. V. DÉCOURT, The vectorcardiogram in ventricular septal defect associated with pulmonary stenosis. A study of 60 cases. Amer. Heart J. **63,** 25–33 (1962). – 475. PIMENTA, A. L., BRAGANÇA-TENDER, M. J. et L. S. MAGALHAES, Etude vectorcardiographique de la morphologie de la boucle P dans les valvulopathies mitrales. Arch. Mal. Coeur **58,** 497–511 (1965). – 476. PIPBERGER, H. V., The normal orthogonal electrocardiogram and vectorcardiogram with a critique of some commonly used analytic criteria. Circul. **17,** 1102–1111 (1958). – 477. PIPBERGER, H. V., Die Bedeutung der orthogonalen Elektrokardiographie und Vektorkardiographie für die klinische Kardiologie. Z. Kreislaufforschg. **49,** 58–76 (1958). – 478. PIPBERGER, H. V., Current status and persistent problems of electrode placement and lead systems for vectorcardiography and electrocardiography. Progr. cardiovasc. Dis. **2,** 248–262 (1959). – 479. PIPBERGER, H. V., Advantages of three-lead cardiographic recordings. Ann. New York Acad. Science **126,** 873–881 (1965). – 480. PIPBERGER, H. V. and T. N. CARTER, Analysis of the normal and abnormal vectorcardiogram in its own reference frame. Circul. **25,** 827–840 (1962). – 481. PIPBERGER, H. V., KÄLIN, R. und P. H. ROSSIER, Vektorkardiographische Untersuchungen an Hypertonikern bei massiven Blutdrucksenkungen durch Hexamethonium. Ein Beitrag zur Theorie des Ventrikelgradienten. Cardiol. **27,** 166–179 (1955). – 482. PIPBERGER, H. V. and L. S. LILIENFELD, Application of corrected electrocardiographic lead systems in man. Amer. J. Med. **25,** 539–548 (1958). – 483. PIPBERGER, H. V., LUCHSINGER, P., KÄLIN, R. und F. SCHAUB, Das räumliche Vektorkardiogramm bei der Hypertrophie des rechten Ventrikels und seine Relationen mit den hämodynamischen Größen des Lungenkreislaufs. Cardiologia **27,** 65–86 (1955). – 484. PODIO, R. B., Le vectorcardiogramme unipolaire dans l'hypertrophie et le bloc de branche gauche. Arch. Mal. Coeur **46,** 728–745 (1953). – 485. POLZER, K. und F. SCHUHFRIED, Ein Beitrag zur Ableitung des Vektorkardiogramms. Wien. med. Wschr. **101,** 406–409 (1951). – 486. POLZER, K. und F. SCHUHFRIED, Zur Methodik des Vektordiogramms. Wien, klin. Wschr. **64,** 51–52 (1952). – 487. PÓR, F., TAKÁČ, M., ORČO, J., GOMBOŠ, B., ROZLOŽNIK, J., TAKÁČOVÁ, M. und L. BENICKÝ, Elektrokardiogramm, Kammergradient und Vektorkardiogramm bei Silikotikern. Z. Kreislaufforschg. **53,** 1201–1208 (1964). – 487 a. PORTHEINE, H., Das Vektordiagramm bei Hypertrophie und Dilatation des linken Ventrikels. Verh. Dtsch. Ges. Kreislaufforschg. **18,** 196–200 (Darmstadt 1952). – 488. PORTHEINE, H., Über das vektorkardiographische Verhalten des Erregungsrückganges bei linksüberlastetem Herzen. Z. Kreislaufforschg. **44,** 368–378 (1955). – 489. PORTHEINE, H., Das vektorkardiographische Bild der kleinen und großen Vorderwandinfarkte des Herzens. Arch. Kreislaufforschg. **28,** 56–78 (1958). – 490. PORTHEINE, H., Vektorkardiographische Untersuchungen bei Myokardinfarkten an der Hinterwand des Herzens. Arch. Kreislaufforschg. **29,** 31–44 (1959). – 491. PORTHEINE, H., Fortschritte in der kardiologischen Diagnostik durch vektorkardiographische Analyse der elektrischen Tätigkeit des Herzens. Arch. Kreislaufforschg. **37,** 237–298 (1962). – 492. PORTHEINE, H., Vektorkardiographische Infarktdiagnostik im subelektrischen Bereich. 6. Colloquium vectorcardiographicum. (Leipzig 1965). – 492 a. PORTHEINE, H., Die Bedeutung der Vektorkardiographie für die Diagnostik von Myokardinfarkten. In: R. WENGER, Aktuelle Probleme der Vektorkardiographie. (Stuttgart 1968). – 493. PORTHEINE, H., BENDER, F. und G. MENKHAUS. Die Struktureigenschaften des Vektorkardiogramms bei Mitralstenose. Z. Kreislaufforschg. **48,** 856–865 (1959). – 494. PORTHEINE, H. und G. HESSE, Zur elektrokardiographischen Diagnostik der Posterolateral-Infarkte unter Berücksichtigung der vektorkardiographischen Befunde. Med. Welt **17,** 925–931 (1963). – 495. PRINZMETAL, M., The mechanism of spontaneous auricular flutter and fibrillation in man. Circulat. **7,** 607–611 (1953). – 496. PRINZMETAL, M., CORDAY, E., BRILL, J. C., OBLATH, R. W. and H. E. KRUGER, The auricular arrythmias. (Springfield, Ill. 1952). – 497. PRYOR, R., WOODWARK, G. M. and S. G. BLOUNT, Electrocardiographic changes in atrial septal defects. Ostium secundum defect versus ostium prium (endocardial cushion) defect. Amer. Heart J. **58,** 689–700 (1959). – 498. PURI, P. S., ROWE, R. D. and C. A. NEILL, Varying vectorcardiographic patterns in anomalous left coronary artery arising from pulmonary artery. Amer. Heart J. **71,** 616–626 (1966). –

499. REGNIER, M. et B. TACCARDI, La variation du vectorcardiogramme frontal en fonction des derivations utilisées. Acta cardiol. **7,** 20–37 (1952). – 499a. REICHERTZ, P., Möglichkeiten und Probleme der Gewinnung und Verarbeitung elektrovektorkardiographischer Daten in der Klinik. In: R. WENGER, Aktuelle Probleme der Vektorkardiographie. (Stuttgart 1968). – 500. RICHMAN, J. L. and L. WOLFF, Left bundle branch block masquerading as right bundle branch block. Amer. Heart J. **47,** 383–393 (1954). – 501. RICHMAN, J. L. and L. WOLFF, The spatial vectorcardiogram in congenital heart disease and right ventricular hypertrophy. Amer. Heart J. **50,** 85–99 (1955). – 502. RICHTER, M., Transistor-Praxis. 8. Aufl. (Stuttgart 1963). – 503. RIJLANT, M. P., Bases d'une vectographie cardiaque. Bull. Acad. Roy. Med. Belg. **6,** Serie 21, 1–31 (1956). – 504. RIJLANT, P., Les électrocardiogrammes vectoriels vertical, transverse et antéropostérieur chez l'homme. Bull. Acad. Roy. Med. Belg. **6.** Serie 22, 464–483 (1957). – 505. RIJLANT, P., Contribution à la definition d'une vectocardiographie spatiale. Schweiz. med. Wschr. **87,** 363–365 (1957). – 506. RIJLANT, P., Electrocardiogrammes vectoriels et vectocardiogrammes normaux et pathologiques chez l'homme. Acta cardiol. **13,** 10–56 (1958). – 507. RIJLANT, P., L'electrogenese globale du coeur chez l'homme. Electrocardiographie. Acta cardiol. **13,** 349–402 (1958). – 508. RIJLANT, P., La variation des composantes rapides et lentes de l'electrocardiogramme vectoriel chez l'homme, le chien et le lapin. Arch. int. Physiol. Biochem. **68,** 391–392 (1960). – 509. RIJLANT, P., Comparative study of the spatial vectorcardiogram and of the images of Lissajou which are generally confused with this. J. Physiol. (Paris) **54,** 407–408 (1962). – 510. RIJLANT, P., Present status of the analysis of the electrocardiogram by an analog computer. 6. Colloquium vectorcardiographicum. (Leipzig 1965). – 511. RIO, R. DEL, MEDRANO, G., RUBIO, V., OLEA, J. P., SOIN, J. and D. SODI-PALLARES, Right bundle

branch block with right ventricular hypertrophy. Amer. J. Cardiol. **4,** 294–301 (1959). – 512. RODRIGUEZ-ALVAREZ, A., MARTINEZ DE RODRIGUEZ, G., GOGGANS, A. M., HOLSAPPLE, C. K., ETIER, E. L., MARIETTA, J. S., WILSON, S. W. and G. B. KELLY, The vectorcardiographic equivalent of the „crochetage" of the QRS of the electrocardiogram in atrial septal defect of the ostium secundum type. Preliminary report. Amer. Heart J. **58,** 388–394 (1959). – 513. RODRIGUEZ, M. J. and D. SODI-PALLARES, The mechanism of complete and incomplete bundle branch block. Amer. Heart J. **44,** 715–748 (1952). – 514. ROSENBAUM, F. F., HECHT, H. H., WILSON, F. N. and F. D. JOHNSTON, The potential variations of the thorax and the esophagus in anomalous atrioventricular excitation (Wolff-Parkinson-White syndrome). Amer. Heart J. **29,** 281–326 (1945). – 515. ROTHFELD, E. L., BERNSTEIN, A., WACHTEL, F. W. and W. S. KARLEN, The vectorcardiogram in direct posterior wall myocardial infarction. Amer. J. Cardiol. **7,** 496–504 (1961). – 516. ROTHFELD, E. L., WACHTEL, F. W., CREWS, A. H., ZUCKER, J. R. and A. BERNSTEIN, Vector analysis of electrocardiograms characterized by tall R waves in right precordial leads. Amer. J. Cardiol. **15,** 143 (1965). – 517. ROTHFELD, E. L., WACHTEL, F. W., KARLEN, W. S. and A. BERNSTEIN, The evolution of the vectorcardiogram and electrocardiogram of the normal infant. I. The normal newborn. Amer. J. Cardiol. **5,** 439–456 (1960). – 518. ROTHSCHUH, K. E., Elektrophysiologie des Herzens. (Darmstadt 1952). – 519. ROTHSCHUH, K. E. und P. BRANDENBURG, Modellversuche über die Bedingungen, die zur Verlagerung des Hauptvektors im Hypertrophie-Ekg führen. Z. Kreislaufforschg. **39,** 321–333 (1950). – 520. ROUJON, M. J., Le syndrome de Wolff-Parkinson-White. Med. Montpellier, Suppl. 101–143 (1956). – 521. ROZWADOWSKA-DOWZENKOWA, M., GLADYSZ, B., WOJTOWICZ, J., OLEJNICZAK, P. and W. SUWALSKI, Comparison of spatial vectorcardiogram with the heart site determined by means of x-ray. 1. Colloquium vectorcardiographicum. (Breslau 1959). – 522. RUTTENBERG, H. D., ELLIOTT, L. R., ANDERSON, R. C., ADAMS, P. and N. TUNA, Congenital corrected transposition of the great vessels. Correlation of electrocardiograms and vectorcardiograms with associated cardiac malformations and hemodynamic states. Amer. J. Cardiol. **17,** 339–354 (1966). – 523. RUTTKAY-NEDECKÝ, I. and R. MAYER, Diagnostic value of spatial vectorcardiograms taken at the height of deep inspiration and during the Valsalva test in combined ventricular hypertrophy due to mitral valvular disease. 4. Europ. Kard. Kongreß, Prag 1964, Abstracta 284. – 524. RYTAND, D. A., BRUNS, D. L. and S. J. ONESTI, Evidence for circus movement in atrial flutter in man. J. clin. Invest. **34,** 960–961 (1955). –

525. SALTZMAN, P., LINN, H. and A. PICK, Right bundle branch block with left axis deviation. Brit. Heart J. **28,** 702–708 (1966). – 526. SANCHEZ, C., WALSH, TH, J. and E. MASSIE, The vectorcardiogram in complete left bundle branch block. Amer. J. Cardiol. **7,** 629–637 (1961). – 527. SANGIORGI, M., Prime ricerche sulla importanza della utilizzazione in vettocardiografia di derivazioni bipolari allo scopo di ovviare alla eccentricità del dipolo cardiaco in un piano. Influenza della decentrazione di un cuore isolato sulle derivazioni bipolari registrate su due assi ortogonali passanti per il suo centro elettrico e sulle corrispondenti unipolari. 17. Congresso della società Ital. di Cardiol. (Chianciano 1955) 195–198. – 528. SANGIORGI, M., CORSI, V., COFANO, L., AGRISANI, P. et D. CAMATA, Derivazioni vettocardiografiche bipolari con asse passante per il centro elettrico del cuore. Studio in un gruppo di soggetti normali. Bull. Soc. Ital. Cardiol. **4,** 52–57 (1959). – 529. SANGIORGI, M., CORSI, V., COFANO, L. and E. SALVO, Contribution to the knowledge of the spatial vectorcardiogram in dextrocardia, dextroversion and dextroposition of the heart. Acta Cardiol. **18,** 143–164 (1963). – 530. SANGIORGI, M., CORSI, V., Cofano L.,SALVO, E. and L. COPPOLINO, A comparative study of some vectorcardiographic methods based on the use of unipolar leads, bipolar leads between electrically symmetrical points and bipolar leads with multiple electrodes. Acta Cardiol. **15,** 101–119 (1960). – 531. SANO, T., Vectorcardiograms of ventricular premature beats with a study of their U loops. 7. Colloquium vectorcardiographicum. (Smolenice 1966). – 532. SANO, T., HELLERSTEIN, H. K. and E. VAYDA, P vector loop in health and disease as studied by the technic of electric dissection of the vectorcardiogram (differential vectorcardiography). 28th Scient. Sess. Amer. Heart Ass., ref. Circul. **12,** 768 (1955). – 533. SANO, T., HIROKI, T. and S. SATO, The vector U loop of ventricular premature beats. Jap. Heart J. **7,** 597–605 (1966). – 534. SANO, T., OHSHIMA, H., FUJITA, T., TSUCHIHASHI, H. and T. SHIMAMOTO, Correlation of electrocardiogram, vectorcardiogram and pathologic findings in

subendocardial infarct and infarct-like lesions experimentally produced by administration of substances of high molecular weight. Amer. Heart J. **62,** 167–179 (1961). – 535. SANO, T., OHSHIMA, H. and T. SHIMAMOTO, Clinical value of Burger's concept as applied in Frank's lead system. Amer. Heart J. **57,** 606–615 (1959). – 536. SANO, T., OHSHIMA, H., TSUCHIHASHI, H. and T. SHIMAMOTO, The quantitative analysis of vectorcardiograms of normal hearts and left ventricular hypertrophy. Jap. Heart J. **1,** 226–236 (1960). – 537. SANO, T., TAKIGAWA, S. and H. TSUCHIHASHI, U vector loop in patients with right ventricular hypertrophy, right bundle branch block and myocardial infarction. Jap. Heart J. **5,** 347–358 (1964). – 538. SANO, T., TSUCHIHASHI, H., TAKIGAWA, S. and T. SHIMAMOTO, U vector loop or arc in normal subjects and in those with left ventricular hypertrophy. Amer. Heart. J. **61,** 802–810 (1961). – 539. SCHAEFER, H., Das Elektrokardiogramm. (Berlin-Göttingen-Heidelberg 1951). – 540. SCHAEFER, H., Die Entstehung des Vektorkardiogramms (VCG) im normalen Herzen. Acta tertii Europaei de cordis scientia conventus. Pars prior. Rom 1960. (Amsterdam 1960) 9–20. - 541. SCHAEFER, H. und W. TRAUTWEIN, Über die elementaren elektrischen Prozesse im Herzmuskel und ihre Rolle für eine neue Theorie des Elektrokardiogramms. Pflügers Arch. ges. Physiol. **251,** 417–448 (1949). – 542. SCHAEFER, H. und W. TRAUTWEIN, Weitere Versuche über die Natur der Erregungswelle im Myokard des Hundes. Pflügers Arch. ges. Physiol. **253,** 152–164 (1951). – 543. SCHAFFER, A. J., The body as a volume conductor in electrocardiography. Amer. Heart J. **51,** 588–608 (1956). – 544. SCHAFFER, A. J. and W. H. BEINFIELD, The vectorcardiogram of the newborn infant. Amer. Heart J. **44,** 89–94 (1952). – 545. SCHAFFER, A. J., BERGMANN, P. G., BOYD, L. J., MIRKINSON, A. and W. H. BEINFIELD, Eccentricity as a cause for the difference between the vectorcardiograms registered by the cube and tetrahedral systems. Amer. Heart J. **45,** 448–469 (1953). – 546. SCHAFFER, A. J., DIX, J. H. and P. BERGMANN, The effect of eccentricity on spatial vector analysis of the electrocardiogram of the newborn infant and in the correlation between the electrocardiogram and the vectorcardiogram. Amer. Heart J. **43,** 735–742 (1952). – 547. SCHAUB, F., Zur klinischen Anwendung des korrigierten orthogonalen Vkg-Ableitungssystems nach Frank. Untersuchungen bei Normalen Cardiologia **40,** 1–16 (1962). – 548. SCHAUB, F., Zur klinischen Anwendung des korrigierten orthogonalen Ableitungssystems nach Frank. Untersuchungen bei Kammerhypertrophie. Cardiologia **40,** 323–345 (1962). – 549. SCHELLONG, F., Elektrographische Diagnostik der Herzmuskelerkrankungen. Verh. Dtsch. Ges. inn. Med. **48,** 288–310 (1936). – 550. SCHELLONG, F., Vektordiagraphie des Herzens als klinische Methode. Klin. Wschr. **17,** 453–457 (1938). – 551. SCHELLONG, F., Grundzüge einer klinischen Vektorkardiographie des Herzens. Ergebn. inn. Med. **56,** 657–745 (1939). – 552. SCHELLONG, F., HELLER, S. und E. SCHWINGEL, Das Vektorkardiogramm; eine Untersuchungsmethode des Herzens. Z. Kreislaufforschg. **29,** 497–509 (1937). – 553. SCHELLONG, F. und E. SCHWINGEL, Das Vektorkardiogramm; eine Untersuchungsmethode des Herzens. II. Mitt. Über die Bedeutung von Knotungen und Aufsplitterungen im QRS des Elektrokardiogramms. Z. Kreislaufforschg. **29,** 596–607 (1937). – 554. SCHELLONG, F., SCHWINGEL, E. und G. HERMANN, Die praktisch-klinische Methode der Vektordiagraphie und das normale Vektorkardiogramm. III. Mitt. Arch. Kreislaufforschg. **2,** 1–17 (1937). – 555. SCHERF, D. and S. BLUMENFELD, Variations of forms of T waves in auricular flutter and auricular fibrillation, associated with changes of rate. Amer. Heart J. **46,** 543–556 (1953). – 556. SCHERF, D. and R. TERRANOVA, Mechanism of auricular flutter and fibrillation. Amer. J. Physiol. **159,** 137–142 (1951). – 557. SCHERLIS, L. and A. GRISHMAN, Spatial vectorcardiography: left bundle branch block and left ventricular hypertrophy. Amer. Heart J. **41,** 494–511 (1951). – 558. SCHERLIS, L. and A. GRISHMAN, Spatial vectorcardiography: myocardial infarction. V. Amer. Heart J. **42,** 24–56 (1951). – 559. SCHERLIS, L. and A. GRISHMAN, The correlations of spatial vectorcardiography with intracardiac and esophageal leads. J. Mt. Sinai Hosp. **18,** 149–165 (1952). – 560. SCHERLIS, L., LASSER, R. P. and A. GRISHMAN, Spatial vectorcardiography: the normal vectorcardiogram VI. Amer. Heart J. **42,** 235–265 (1951). – 561. SCHERLIS, L. and YU-CHEN LEE, Transient right bundle branch block. An electrocardiographic and vectorcardiographic study. Amer. J. Cardiol. **11,** 173–186 (1963). – 562. SCHEUER, J., KAHN, M., BLEIFER, S., DONOSO, E. and A. GRISHMAN, The atrial vectorcardiogram in health and disease. Amer. Heart J. **60,** 33–50 (1960). – 563. SCHMIDT, J., Die Bedeutung der P-Zacke in der klinischen Elektrokardiographie. Z. Kreislaufforschg. **44,**

837–857 (1955). – 564. SCHMIDT, J. und W. HILMER, Untersuchungen über die P-Zacke des Elektrokardiogramms. I. Das P-sinistro cardiale. Z. Kreislaufforschg. **40**, 275–292 (1951). – 565. SCHMIDT, J. und H. MITTWEG, Untersuchungen über die P-Zacke des Elektrokardiogramms. II. Das P-dextro-cardiale. Z. Kreislaufforschg. **40**, 463–478 (1951). – 566. SCHMITT, O. H., Stereovectorelectrocardiography. A demonstration at meeting of the Amer. Physiol. Soc. New Orleans, La. 1952. zit. nach H. Burch und Mitarb., Circul. **8**, 605–613 (1953). – 567. SCHMITT, O. H., Averaging techniques employing several simultaneous variables. Ann. New York, Acad. Science **115**, 952–975 (1964). – 568. SCHMITT, O. H., LEVINE, R. B. and E. SIMONSON, Electrocardiographic mirror pattern Studies I. Experimental validity test of the dipole hypothesis and of the central terminal theory. Amer. Heart J. **45**, 416–428 (1953). – 568a. SCHMITT, O. H. and E. SIMONSON, The present status of vectorcardiography. Arch. int. Med. **96**, 574–590 (1955). – 569. SCHUBERT, E., Zur Beeinflussung an der Körperoberfläche abgegriffener elektrokardiographischer Kurvenverläufe durch Impedanzeigenschaften extrakardialer Gewebe, zugleich ein Beitrag zur Theorie der extrakardialen Ableitung des Elektro- und Vektorkardiogrammes. Habilitationsschrift an d. Med. Fak. (Leipzig 1963). – 570. SCHUBERT, E., Zur Frage des kardio-elektrischen Feldes im menschlichen Körper. Z. inn. Med. (Leipzig) **19**, 17–22 (1964). – 571. SCHUBERT, E., Neue Ergebnisse der Elektrokardiologie. 6. Internat. Colloquium vectorcardiographicum Leipzig 1965. (Jena 1966). – 572. SCHUBERT, E., Neue Ergebnisse der Elektrokardiologie. Verhandlungen des 6. Internationalen Colloquium vectorcardiographicum vom 27. 9. bis 29. 9. 1966. (Leipzig -Jena 1967). – 573. SCHUBERT, E. und CH. PFEIFFER, Vergleichende Untersuchungen an Brustwandelektrokardiogramm und horizontalem Vektorkardiogramm bei direkter Abnahme an verschiedenen Bereichen der Brustwand. Pflügers Arch. ges. Physiol. **272**, 72 (1960–1961). – 574. SCHUBERT, E., SCHWARTZE, H. und P. SCHWARTZE, Vergleichende Untersuchungen zu Vektorkardiogramm sowie Lage und Aufbau am menschlichen fötalen Herzen. Arch. Kreislaufforschg. **49**, 266–276 (1966). – 575. SCHUBERT, R. und F. THOSS, Vektorkardiographische Untersuchungen zum Einfluß der Abnahmestelle auf den Zeitverlauf des Brustwandelektrokardiogrammes. Pflügers Arch. ges. Physiol. **274**, 46 (1961). – 576. SCHUBERT, E. und F. THOSS, Zur Problematik des kardioelektrischen Feldes als Grundlage der Elektro- und Vektorkardiographie. I. Mitt. Arch. Kreislaufforschg. **45**, 162–171 (1965). – 577. SCHUHFRIED, F., Physikalische Überprüfung der vektorkardiographischen Abnahmetechnik. Verh. Dtsch. Ges. Kreislaufforschg. **18**, 94–96 (Darmstadt 1952). – 578. SCHWARTZE, H. und E. SCHUBERT, Untersuchungen zur morphologischen und vektorkardiographischen Entwicklung des Säugetierherzens. 6. Colloquium vectorcardiographicum. (Leipzig 1965). – 579. SCHWARTZE, H., SCHWARTZE, P. and E. SCHUBERT, Investigation of foetal vectorcardiogram in regard to the pathophysiology of cardiac malformations associated with hypoxia. 4. Europ. Kardiol. Kongreß Prag 1964, Abstracta 296. – 580. SCHWEITZER, P., Vector analysis of the rS pattern in lead V_5. Brit. Heart J. **23**, 659–668 (1961). – 581. SCHWEITZER, P., Vektorkardiographische Analyse des rechtsseitigen Schenkelblocks mit Deviation der elektrischen Achse nach links. Cardiologia **38**, 223–238 (1961). – 582. SEIDEN, G. E., The electric heart center for the QRS complex in cardiac patients. Circul. Res. **4**, 313–318 (1956). – 583. SELVESTER, R. H., COLLIER, C. R. and R. B. PEARSON, Analog computer model of the vectorcardiogram. Circul. **31**, 45–53 (1965). – 584. SELVESTER, R. H., GRIGGS, D. E. and P. SMITH, Timed vectorcardiogram in rheumatic heart disease. 31st Scient. Sess. Amer. Heart Ass., ref. Circul. **18**, 779 (1958). – 585. SELVESTER, R. H. and J. HAYWOOD, The r Sr' in V_1 of the electrocardiogram: analysis of 58 cases by spatial vectorcardiography. 32nd Scient. Sess. Amer. Heart Ass. ref. Circul. **19**, 767 (1959). – 586. SELVINI, A., Analisi vettoriale delle tensioni bioelettriche prodotte dal cuore di rana con punta lesa. Folia Cardiol. **6**, 181–192 (1947). – 587. SHILLINGFORD, J. and W. BRIGDEN, The vectorcardiogram in hundred healthy subjects using a new drawing instrument. Brit. Heart J. **13**, 233–241 (1951). – 588. SHILLINGFORD, J. and W. BRIGDEN, The vectorcardiogram of mitral stenosis. Brit. Heart J. **16**, 13–20 (1954). – 589. SHUBIN, H. and D. C. LEVINSON, The deep S wave in leads V_1, V_2 and V_3 in right ventricular hypertrophy. Circul. **18**, 410–417 (1958). – 590. SICKINGER, K., BILGER, R. und H. REINDELL, Das Elektrokardiogramm und Vektorkardiogramm beim Ventrikelseptumdefekt. In: W. KEIDERLING, Beiträge z. inn. Medizin. (Stuttgart 1964). – 591. SILVERBERG, S. M., A quantitative study of the Frank vectorcardiogram. A comparison of younger and older normal populations. Amer. J. Cardiol. **18**, 672–681 (1966). – 592. SILVER-BLATT, M. L., ROSENFELD, I., GRISHMAN, A. and E. DONOSO, The vectorcardiogram and elec-trocardiogram in interatrial septal defect. Amer. Heart. J. **53**, 380–392 (1957). – 593. SIMONSON, E., The distribution of cardiac potentials around the chest in one hundred and three normal men. Circul. **6**, 201–211 (1952). – 594. SIMONSON, E. and A. KEYS, The spatial QRS and T vector in 178 normal middle-aged men. Body weight, height, relationship of QRS and T and preliminary standards. Circul. **9**, 105–114 (1954). – 595. SIMONSON, E. and A. KEYS, Repeat variability of spatial QRS and T vectors. Circul. **10**, 850–854 (1954). – 596. SIMONSON, E. and A. KEYS, The effect of age on mean spatial QRS and T vectors. Circul. **14**, 100–104 (1956). – 597. SIMONSON, E., NAKAGAWA, K. and O. H. SCHMITT, Respiratory changes of the spatial vectorcardiogram recorded with different lead systems. Amer. Heart J. **54**, 319–399 (1957). – 598. SIMONSON, E. and J. ROSS, A spatial vector analyzer for the conventional electrocardiogram. Circul. **7**, 403–412 (1953). – 599. SIMONSON, E., SCHMITT, O. H. and H. W. BLACKBURN, The effect of leads utilized upon discrepancies between spatial vectors recorded by SVEC and by mean vector methods. Circul. Res. **3**, 532–534 (1955). – 600. SIMONSON, E., SCHMITT, O. H., BLACKBURN, H. W. and R. B. LEVINE, The speed of ventricular activation measured in the spatial vectorcardiograms. Circul. Res. **3**, 409–414 (1955). – 601. SIMONSON, E., SCHMITT, O. H. and R. B. LEVINE, Comparison of spatial instantaneous ECG vectors, measured with the SVEC, with mean vectors derived from conventional ECG leads. Circul. Res. **3**, 320–329 (1955). – 602. SIMONSON, E., SCHMITT, O. H., LEVINE, R. B. and J. DAHL, Electrocardiographic mirror pattern studies. III. Mirror pattern cancellation in normal and abnormal subjects. Amer. Heart J. **45**, 655–664 (1953). – 603. SIMONSON, E., SCHMITT, O. H. and H. NAKAGAWA, Quantitative com-parison of eight vectorcardiographic lead systems. Circul. Res. **7**, 296–302 (1959). – 604. SIMONSON, E., TUNA, N., OKAMOTO, N. und H. TOSHIMA, Diagnostic accuracy of the vectorcardio-gram and electrocardiogram. A cooperative study. Amer. J. Cardiol. **17**, 829–878 (1966). – 605. SMIRK, F. H., NOLLA-PANADES, J. and T. WALLIS, Experimental ventricular flutter and ventricular paroxysmal tachycardia. Amer. J. Cardiol. **14**, 79–88 (1964). – 606. SNELLEN, H. A., HARTMAN, H. and H. G. VERDONK, Phonocardiography and vectorcardiography in the dia-gnosis of heart diseases. Ned. T. Geneesk. **106**, 328–331 (1962). – 607. SO, C. S., KLEPZIG, H. und R. BILGER, Untersuchungen und vektorielle Betrachtungen über den Wert zusätzlicher Brustwandableitungen. Z. Kreislaufforschg. **47**, 429–440 (1958). – 608. SODI-PALLARES, D., BISTENI, A., TESTELLI, M. R. and G. A. MEDRANO, Ventricular activation and the vectorcardio-gram in bundle branch blocks. Clinical and experimental studies of Frank and Grishman. Circul. Res. **9**, 1098–1108 (1961). – 609. SODI-PALLARES, D., BRANCATO, R. W., PILEGGI, F., MEDRANO, G. A., BISTENI, A. and E. BARBATO, The ventricular activation and the vectorcardio-graphic curve. Amer. Heart J. **54**, 498–510 (1957). – 610. SODI-PALLARES, D., MEDRANO, G., BISTENI, A. and M. R. TESTELLI, Deductive electrocardiography and vectorcardiography. Amer. J. Cardiol. **12**, 139–141 (1963). – 611. SPACH, M. S., BARR, R. C., WITTAVSTAD, J. and E. C. LONG, Skin electrode impedance and its effect on recording cardiac potentials, Circul. **34**, 649–656 (1966). – 612. SPACH, M. S., BOINEAU, J. P., BARR, R. C., FLABERTY, J. T., CROFT LONG, E. and T. M. GALLIE, Digital computer isopotential surface mapping studies in children. 8. Colloquium vectorcardiographicum. (Smolenice 1966). – 613. SPACH, M. S., SILBERBERG, W. P., BOINEAU, J. P., BARR, R. C., CROFT LONG, E., GALLIE, T. M., GABOR, J. B. and A. G. WALLACE, Body surface isopotential maps in normal children, ages 4 to 14 years. Amer. Heart J. **72**, 640–652 (1966). – 614. SPAHR-HARTMANN, I. und O. A. M. WYSS, Studien zur Vektorkardio-graphie. Vektorkardiographische Darstellung des Partialabgriffes am freischlagenden, im homogenen Volumleiter suspendierten Säugetierherzen. Arch. Kreislaufforschg. **37**, 299–314 (1962). – 615. SPANG, K., Zur Vektor-Theorie des Brustwand-Elektrokardiogramms. Bemer-kungen zu den theoretischen Grundlagen der Thorax Elektrokardiographie. Z. Kreislauffor-schg. **38**, 405–415 (1949). – 616. SPANG, K. und A. WELSCH, Die elektrokardiographische Feststellung einer Rechtshypertrophie. Dtsch. Arch. klin. Med. **197**, 197–230 (1950). – 617. SPANG, K. und A. WELSCH, Die elektrokardiographische Diagnose einer Links- und Rechts-hypertrophie bei sogenannten „unipolaren" Ableitungen von der Brustwand und den Extremi-täten. Dtsch. med. Wschr. **75**, 849–853 (1950). – 617a. SPREAFICO MAZZOLENI, G., BINAGHI, G.

and G. Neri, Recognition of anteroseptal myocardial infarction in patients with rs complex in the right precordial leads. In R. Wenger: Aktuelle Probleme der Vektorkardiographie. (Stuttgart 1968). – 618. Spritz, N., Cohen, B. D., Frimpter, G. D. and A. L. Rubin, Electrocardiographic interrelationship of the preexcitation (Wolff-Parkinson-White) syndrome and myocardial infarction. Amer. Heart J. 56, 715–721 (1958). – 619. Stasinski, T., Das Kardiogramm nach operativer Behandlung kongenitaler Herzfehler. Z. Kreislaufforschg. 49, 700–708 (1960). – 620. Stasinski, T., Vektorkardiographische Veränderungen nach Korrekturen von Fallot-Syndromen. 6. Colloquium vectorcardiographicum. (Leipzig 1965). – 621. Stasinski, T. und P. Olejniczak, Vergleichende Analyse der Herzkammerüberlastung durch vektor- und elektrokardiographische Untersuchungen bei Herzklappenfehlern. Z. ges. inn. Med. 19, 74–77 (1964). – 622. Stasinski, T. und P. Olejniczak, Gemischte Überlastungen der Herzkammern. 6. Colloquium vectorcardiographicum, Leipzig, 1965. – 623. Steinfeld, L., Grishman, A. and E. Donoso, Electrocardiographic and vectorcardiographic changes following surgery in persistent common atrioventricular canal. Amer. J. Cardiol. 10, 643–649 (1962). – 624. Stern, E. A. and S. M. Tenney, Correlation of the spatial vectorcardiogram and the electrocardiogram in right ventricular hypertrophy. Amer. Heart J. 51, 53–69 (1956). – 625. Sterz, H., Die rechtsthorakalen Brustwandableitungen in der Diagnose isolierter und kombinierter Hypertrophien. Z. Kreislaufforschg. 46, 577–587 (1957). – 626. Stoermer, J., Apitz, J. und A. J. Beuren, Kombinierte Ventrikelhypertrophie im Säuglings- und Kindesalter. Elektrokardiographische und vektorkardiographische Untersuchungen unter besonderer Berücksichtigung des QRS-Komplexes. Arch. Kreislaufforschg. 48, 131–152 (1965). – 627. Strang, R. H., Hugenholtz, P. G., Liebman, J. and A. S. Nadas, The vectorcardiogram in pulmonary stenosis. Correlation with the hemodynamic state in patients with and without ventricular septal defect. Amer. J. Cardiologia 12, 758–766 (1964). – 628. Surawicz, B., Van Horne, R. G., Urbach, J. R. and S. Bellet, QS- and QR-pattern in leads V_3 and V_4 in absence of myocardial infarction: electrocardiographic and vectorcardiographic study. Circul. 12, 391–405 (1955).

629. Taccardi, B., La mesure des erreurs de la vectocardiographie en fonction des dérivations utilisées. Acta Cardiol. 6, 219–242 (1951). – 630. Taccardi, B., Body surface distribution of equipotential lines during atrial depolarization and ventricular repolarization. Circul. Res. 19, 865–878 (1966). – 631. Taymor, R. C., Hoffman, I. and E. Henry, The Frank vectorcardiogram in mitral stenosis. Circul. 30, 865–871 (1964). – 632. Testoni, F., Il vettocardiogramma spaziale nell'infarto del miocardio. Acta tertii Europaei de cordis scientia conventus. Rom 1960. (Amsterdam 1960) 35–44. – 633. Testoni, F. and N. B. Narbone, Vectorcardiographic studies on the symmetry of the cardiac electric field in normal subjects and in patients with heart disease. Cardiologia 35, 1–24 (1959). – 634. Testoni, F., Narbone, N. B., de Bonis, P. et R. Koechlin, Étude vectocardiographique de la symétrie du champ électrique cardiaque chez des sujets normaux et pathologiques. Arch. Mal. Coeur 52, 897–914 (1959). – 635. Testoni, F., Tommaselli, A. et P. de Bonis, Ricerche sulla validità della rappresentazione vettoriale del campo elettrico cardiaco. Cuore e Circol. 41, 151–172 (1957). – 636. Testoni, F., Tommaselli, A., de Bonis, P. and A. Dagianti, Validity of the vectorial interpretation of the electrical field produced by isolated perfused mammalian hearts immersed in a homogenous conducting medium. 2. Europ. Kardiol. Kongreß, Stockholm 1956, Abstracts of papers 251. – 637. Testoni, F., Tommaselli, A. and R. Koechlin, Vectorcardiographic studies on the electrical field produced by isolated and perfused mammalian hearts immersed in a homogenous conducting medium. 3. Internat. Kardiol. Kongreß, Brüssel 1958, Abstracts of papers 436. – 638. Thulesius, O. and L. Aström, Comparison of the cube and tetrahedral lead systems for vectorcardiography. Scand. J. clin. Lab. Invest. 14, 235–240 (1962). – 639. Tobien, H. H., Vektorielle Untersuchungen über das Elektrokardiogramm nach Aufstehen. Z. Kreislaufforschg. 50, 1214–1220 (1961). – 640. Tommaselli, A., de Bonis, P. et F. Testoni, Analisi comparativa dei vettocardiogrammi registrati prima e dopo infarto miocardico. Atti XIX. Congr. Soc. Ital. di Cardiol. 2, 260–264 (1957). – 641. Toole, J. G., von der Groeben, I. and A. P. Spivack, The calculated temperospatial heart vector in proved isolated left ventricular overwork. Amer. Heart J. 63, 537–544 (1962). – 642. Toole, J. G., von der Groeben, I. and A. P. Spivack, The periodic abnormalities of the temperospatial QRS vector in isolated right ventricular overwork. Amer. Heart J.

65, 77–86 (1963). – 643. Toscano-Barbosa, E., Brandenburg, R. O. and H. B. Burchell, Electrocardiographic studies of cases with intracardiac malformations of the atrioventricular canal. Proc. Mayo Clin. **31,** 513–523 (1956). – 644. Toshima, H. and F. Mori, Studies on the abnormal T-waves. Left ventricular dilatation and T-changes. Jap. Circul. J. **25,** 307–317 (1961). – 645. Toyoshima, H., Studies on electrocardiograms and vectorcardiograms by means of reconstruction method. Jap. Circul. J. **27,** 73–82 (1963). – 646. Tranchesi, J., Guimarães, A. C., Teixeira, V. and F. Pileggi, Vectorial interpretation of the ventricular complex in Wolff-Parkinson-White syndrome. Amer. J. Cardiol. **4,** 334–340 (1959). – 647. Tranchesi, J., Teixeira, V., Ebaid, M., Boccalandro, I., Bocanegra, J. and F. Pileggi, The vectorcardiogram in dorsal or posterior myocardial infarction. Amer. J. Cardiol. **7,** 505–510 (1961).

648. Unghvary, L. und A. Szendey, Über die Entwicklung der elektrischen Achsenstellung des Herzens. Z. Kreislaufforschg. **34,** 158–165 (1942).

649. Varriale, P., Alfenito, J. C. and R. J. Kennedy, The vectorcardiogram of left ventricular hypertrophy. Analysis and criteria (Frank lead system) Circul. **33,** 569–576 (1966). – 650. Vastesaeger, M. M. et J. Rochet, La stereovectocardiographie et la stereovectocardioscopie, methodes cliniques d'étude de la répartition spatiale des potentiels cardiaques. Trav. Lab. Inst. Solvay Phys. **29,** 40 (1944). – 651. Vastesaeger, M. M. et M. Segers, Le syndrome de Wolff-Parkinson-White. Étude vectographique de l'onde Δ. Acta Cardiol. **1,** 256–265 (1946). – 652. Verdonk, H. G., The vectorcardiogram and the determination of the primum or secundum type of auricular septal defect. 3. Internat. Kardiol. Kongreß, Brüssel 1958, Abstracts of papers 426.

653. Wachtel, W., Rothfeld, E. L., Karlen, W. S. and A. Bernstein, The evolution of the vectorcardiogram and electrocardiogram of the normal infant. II. Transition toward adult pattern. Amer. J. Cardiol. **5,** 450–456 (1960). – 654. Wajszcuk, W. J. and G. E. Burch, Analysis of the TsE loop in normal subjects of different ages. Amer. J. Cardiol. **10,** 507–513 (1962). – 655. Wallace, A. G., Estes, E. H. and B. W. Mc Call, The vectorcardiographic findings in left bundle branch block. A study using the Frank lead system. Amer. Heart J. **63,** 508–515 (1962). – 656. Wallace, A. G., Mc Call, B. W. and E. H. Estes, The vectorcardiogram in left ventricular hypertrophy. A study using the Frank lead system. Amer. Heart J. **63,** 466–476 (1962). – 657. Waller, A. D., On the electromotive changes connected with the beat of the mammalian heart and of the human heart in particular. Philos. Trans. roy. Soc. Serie **180,** 169 (1889). – 658. Walsh, T. J., Roman, G. T. and E. Massie, The vectorcardiographic QRSsE-loop findings in chronic cor pulmonale. Amer. Heart J. **60,** 592–606 (1960). – 659. Walsh, T. J., Tiongson, P. M., Stoddard, E. A. and E. Massie, The vectorcardiographic QRSsE-loop findings in inferoposterior myocardial infarction. Amer. Heart J. **63,** 516–527 (1962). – 660. Weiner, S. M., Levinson, D. C. and S. R. Elek, Ventricular septal defect and pulmonary hypertension. Electrocardiographic, spatial vectorcardiographic and cardiac catherization findings. Amer. J. Cardiol. **1,** 191–198 (1960). – 661. Wenger, R., Die diagnostische Bedeutung des Ösophagus-Elektrokardiogramms. Wien. Z. inn. Med. **28,** 490–516 (1947). – 662. Wenger, R., Zur Frage der kreisenden Erregung bei Vorhofflattern. Verh. Dtsch. Ges. Kreislaufforschg. **16,** 212–218 (1950). – 663. Wenger, R., Vektorkardiographische Untersuchungen zur Analyse des Elektrokardiogramms. Wien. klin. Wschr. **64,** 80–83 (1952). – 664. Wenger, R., Über das sagittale Vektorkardiogramm mit besonderer Berücksichtigung der vektoriellen Deutung des Ösophaguselektrokardiogramms. Z. Kreislaufforschg. **41,** 298–310 (1952). – 665. Wenger, R., Vektorkardiographische Untersuchungen zur Differentialdiagnose des Rechtsschenkelblocks. Verh. Dtsch. Ges. Kreislaufforschg. **18,** 112–116 (Darmstadt 1952). – 666. Wenger, R., Die Bedeutung der Vektorkardiographie für die Diagnostik von Herzmuskelinfarkten. Verh. Dtsch. Ges. inn. Med. **59,** 260–265 (München 1953). – 667. Wenger, R., Das Elektro- und Vektorkardiogramm bei Lungenerkrankungen. Wien. klin. Wschr. **68,** 982–985 (1956). – 668. Wenger, R., Inwieweit bietet die Vektorkardiographie gegenüber der Elektrokardiographie neue Erkenntnismöglichkeiten? Wien. klin. Wschr. **68,** 181–182 (1956). – 669. Wenger, R., Fortschritte und Möglichkeiten der Vektorkardiographie. Z. Kreislaufforschg. **47,** 1037–1051 (1958). – 670. Wenger, R., Das Vektorkardiogramm bei Hypertrophie bzw. Überlastung der Ventrikel. Acta tertii Europaei de cordis scientia conventus. Pars prior. Rom 1960. (Amster-

dam 1960) 29–34. – 671. WENGER, R., Die Vektorkardiographie in der klinischen Diagnostik. Dtsch. med. Wschr. **87**, 2574–2579 (1962). – 672. WENGER, R., Endokardfibrosen. (Stuttgart 1964). – 672 a. WENGER, R., Zur elektro- und vektorkardiographischen Differentialdiagnose der Hypertrophie des rechten Ventrikels. In SCHUBERT, E.: Neue Ergebnisse der Elektrokardiologie. Verhandlungen des 6. Internationalen Colloquium vectorcardiographicum vom 27. 9. bis 29. 9. 1965 in Leipzig. (Jena 1966). – 672 b. WENGER, R., Aktuelle Probleme der Vektorkardiographie. Verhandlungen des 8. Internat. Kolloquiums für Vektorkardiographie in Wien, September 1967. (Stuttgart 1968). – 673. WENGER, R., DELIUS, W. und H. KAROBATH, Zur Analyse von Elektrokardiogrammen mit tiefen S-Zacken in linksthorakalen Ableitungen. Z. Kreislaufforschg. **55**, 98–109 (1966). – 674. WENGER, R., und D. DONEFF, Vektorkardiographische Untersuchungen bei Herzmuskelinfarkt. Cardiologia **22**, 303–314 (1953). – 675. WENGER, R., DONEFF, D. und K. HUPKA, Vektorkardiographische Untersuchungen vor und nach Operationen wegen Mitralstenose. Verh. Dtsch. Ges. Kreislaufforschg. **20**, 149–152 (Darmstadt 1954). – 676. WENGER, R., DONEFF, D. und K. MOSER, Die diagnostische Bedeutung des Vektorkardiogramms für die Erkennung „unvollständiger Rechts- und Linksschenkelblockformen“. Z. Kreislaufforschg. **42**, 161–173 (1953). – 677. WENGER, R., ENGELHART, H. und K. HUPKA, Zur Frage der Bedeutung der Vektorkardiographie für die Diagnostik von Rhythmusstörungen. Verh. Dtsch. Ges. inn. Med. **65**, 813–817 (München 1959). – 678. WENGER, R., ENGELHART, H. und H. MÖSSLACHER, Die verschiedene Bedeutung von Kammerextrasystolen. Z. Kreislaufforschg. **48**, 665–677 (1959). – 679. WENGER, R. and D. HOFMANN-CREDNER, Observations on the auricles of the human heart by direct and semidirect electrocardiography. Circul. **5**, 870–877 (1952). – 680. WENGER, R., HOFMANN-CREDNER, D. und W. HÖRTNAGL, Über die Reizleitungsverhältnisse in den Vorhöfen. Direkte und halbdirekte elektrokardiographische Ableitungen am menschlichen Herzen. I. Mitt. Z. Kreislaufforschg. **39**, 653–664 (1950). – 681. WENGER, R. und K. HUPKA, Vektorkardiographische Untersuchungen bei Patienten mit Schenkelblock und Herzmuskelinfarkt. Cardiologia **29**, 196–213 (1956). – 682. WENGER, R. und K. HUPKA, Ein Beitrag zur Frage der hämodynamischen Veränderungen nach dem Schluß des foramen ovale bei Neugeborenen. Verh. Dtsch. Ges. Kreislaufforschg. **23**, 323–327 (Darmstadt 1957). – 683. WENGER, R. and K. HUPKA, A new vectorcardiographic lead system. Amer. Heart J. **57**, 340–347 (1959). – 684. WENGER, R. und K. HUPKA, Die klinische Anwendung der Vektorkardiographie. Wien. Z. inn. Med. **40**, 291–303 (1959). – 685. WENGER, R., HUPKA, K. and E. WICK, Vectorcardiographic investigations on the auricles. Circul. **12**, 426–431 (1955). – 686. WENGER, R. and H. KAROBATH, Comparative VCG-investigations in the clinic. 7. Colloquium vectorcardiographicum. (Smolenice 1966). – 687. WENGER, R., MÖSSLACHER, H., BANKL, H. und L. KUCSKO, Das „Holmes Heart“ und seine Abgrenzung gegenüber dem Cor triloculare biatriatum. Wien. klin. Wschr. **78**, 795–805 (1966). – 687 a. WENGER, R., MÖSSLACHER, H. und E. KRIEHUBER, Zur vektorkardiographischen Darstellung der Kammerhypertrophie. Cardiol. **38**, 37–52 (1961). – 688. WENGER, R. und E. WICK, Vektorkardiographische Untersuchungen bei angeborenen Anomalien des Herzens und der großen Gefäße. Cardiologia **20**, 1–26 (1952). – 689. WENGER, R. and E. WICK, Auricular conduction in a case of wandering auricular pacemaker. Amer. Heart J. **49**, 116–123 (1955). – 690. WENGER, R., WICK, E. und W. SWOBODA, Das Vektorkardiogramm bei Kindern und Jugendlichen. Arch. Kinderheilk. **146**, 99–109 (1953). – 691. WHIPPLE, G. H., A simple technique for registering the direction of rotation of vectorcardiographic loops. Amer. Heart J. **44**, 384–389 (1952). – 692. WIPPLE, G. H., Techniques for facilitating the quantitative analysis of spatial vectorcardiograms. Amer. Heart J. **45**, 823–834 (1953). – 693. WHIPPLE, G. H., COSIO, G. and H. D. LEVINE, Vectorcardiographic patterns in rheumatic heart disease; results in 56 autopsied cases. 28th Scient. Sess. Amer. Haert Ass. (New Orleans 1955) 122. – 694. WILLIAMS, C., The usefulness of vectorcardiography in the diagnosis of atrial myocardial infarction. 4. Europ. Kardiol. Kongreß, Prag 1964, Abstracta 348. – 695. WILLIAMS, H. B., On the cause of the phase difference frequently observed between homonymous peaks of the electrocardiogram. Amer. J. Physiol. **35**, 292–300 (1914). – 696. WILSON, F. N. and F. D. JOHNSTON, The vectorcardiogram. Amer. Heart J. **16**, 14–28 (1938). – 697. WILSON, F. N., JOHNSTON, F. D. and P. S. BARKER, Use of cathode ray oscillograph in study of monocardiogram. J. clin. Invest. **16**, 664 (1937). – 698. WILSON, F. N., JOHNSTON, F. D.

and CH. E. KOSSMANN, The substitution of a tetrahedron for the Einthoven triangle. Amer. Heart J. **33**, 594–603 (1947). – 699. WINSOR, T., FISHER, E. K. and A. E. SIBLEY, The rectilinear vectorcardiogram in coronary insufficiency. Angiology **13**, 474–480 (1962). – 700. WOLFF, L., The vectorcardiographic diagnosis of myocardial infarction. Dis. Chest **27**, 1–19 (1955). – 701. WOLFF, L., Vectorcardiographic diagnosis of coronary artery disease. J. Amer. Med. Ass. **165**, 1784–1787 (1957). – 702. WOLFF, L., Diagnostic clues in the Wolff-Parkinson-White syndrome. New. Engl. J. Med. **261**, 637–661 (1959). – 703. WOLFF, L., Anomalous atrioventricular excitation (Wolff-Parkinson-White syndrome). Circul. **19**, 14–27 (1959). – 704. WOLFF, L., MATHUR, K. S. and J. L. RICHMAN, The diagnosis of posterior myocardial infarction. Amer. Heart J. **46**, 21–37 (1953). – 705. WOLFF, L., RICHMAN, J. L. and A. M. SOFFE, The effect of heart position and rotation on the cardiac vector: an experimental study. Amer. Heart J. **47**, 161–173 (1954). – 706. WOLFF, L., SAMARTZIS, M. D. and R. WOLFF, The vectorcardiogram before and after myocardial infarction. Superimposition of serial loops. Amer. Heart J. **62**, 22–30 (1961). – 707. WOLFF, L., WOLFF, R., SAMARTZIS, M. D., MAZZOLENI, A., SOFFE, A. M., REINER, L. and S. MATSUOKA, Vectorcardiographic diagnosis. A correlation with autopsy findings in 167 cases. Circul. **23**, 861–880 (1961). – 708. WYSS, O. A. M., Beiträge zur elektrophysiologischen Methodik. IV. Ein vierfacher Vektorkardiograph. Helv. physiol. pharmacol. Acta **20**, 273–281 (1962). – 709. WYSS, O. A. M., Zur Deutung der Q-Schwankung des Elektrokardiogramms. Schweiz. med. Wschr. **93**, 1020–1024 (1963). –

710. YANO, K. and H. V. PIPBERGER, Correlations between radiologic heart size and orthogonal electrocardiograms in patients with left ventricular overload. Amer. Heart J. **67**, 44–52 (1964). – 711. YOUNG, E., LIEBMAN, J. and A. S. NADAS, The normal vectorcardiogram of children. Amer. J. Cardiol. **5**, 457–463 (1960). – 712. YOUNG, E., WOLFF, L. and J. CHATFIELD, The normal vectorcardiogram. I. Amer. Heart J. **51**, 713–735 (1956). – 713. YOUNG, E., WOLFF, L. and W. KARLEN, The vectorcardiogram in inferior myocardial infarction. IV. Amer. Heart J. **52**, 232–248 (1956).

714. ZÁK, J., STEJFZ, M., DOSTAL, J., POSPISIL, J. und L. SKALNIK, Die vektorkardiographischen Befunde beim chronischen Cor pulmonale. 6. Colloquium vectorcardiographicum, Leipzig, 1965. – 715. ZAO, Z. Z., On the possibility of completing an image Wilson-Burch tetrahedron for a cardiac patient. Cardiologia **39**, 233–244 (1961). – 716. ZAO, Z. Z., Horizontal plane electrocardiographic vectors. A study in conjunction with frontal projections. Cardiologia **45**, 333–346 (1964). – 717. ZAO, Z. Z., HERRMANN, G. R. and M. R. HEJTMANCIK, A vector study of the delta wave in „non delayed" conduction. Amer. Heart J. **56**, 920–925 (1958). – 718. ZAO, Z. Z., HERRMANN, G. R. and M. R. HEJTMANCIK, A further study of cardiac vectors in the frontal plane. Amer. Heart **57**, 66–76 (1959). – 719. ZAO, Z. Z. and M. E. ZAO, The spatial ventricular vector. Its definition, determination, and clinical significances. Arch. Kreislaufforschg. **50**, 87–107 (1966). – 720. ZARDAY, I. V., Bedeutung der elektrischen Momentanachsen des Herzens. Arch. Kreislaufforschg. **7**, 223–259 (1940).

Sachverzeichnis

KREISLAUF-BÜCHEREI

Herausgegeben
in Verbindung mit der Deutschen Gesellschaft für Kreislaufforschung

Seit 1945 erschienene Bände:

Mitglieder der Deutschen Gesellschaft für Kreislaufforschung (bei Bd. 21 auch die Mitglieder des International College of Angiology) erhalten 20% Nachlaß.

DR. DIETRICH STEINKOPFF VERLAG   **DARMSTADT**

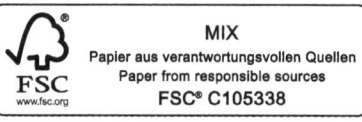

MIX
Papier aus verantwortungsvollen Quellen
Paper from responsible sources
FSC® C105338

If you have any concerns about our products,
you can contact us on
ProductSafety@springernature.com

In case Publisher is established outside the EU,
the EU authorized representative is:
Springer Nature Customer Service Center GmbH
Europaplatz 3, 69115 Heidelberg, Germany

Printed by Libri Plureos GmbH
in Hamburg, Germany